普通高等教育“十一五”国家级规划教材
高等职业教育制药/生物制药类专业系列教材

中药学概论

主　编　凌沛学
副主编　张　玲　尚立霞　吴维群
主　审　张天民

中国轻工业出版社

图书在版编目（CIP）数据

中药学概论/凌沛学主编. —北京：中国轻工业出版社，2018. 5

普通高等教育“十一五”国家级规划教材

ISBN 978 - 7 - 5019 - 5970 - 9

Ⅰ. 中…　Ⅱ. 凌…　Ⅲ. 中药学 - 高等学校 - 教材　Ⅳ. R28

中国版本图书馆 CIP 数据核字（2007）第 068022 号

责任编辑：江　娟　李亦兵　　责任终审：孟寿萱　　封面设计：王超男
版式设计：马金路　　责任校对：郎静瀛　　责任监印：张　可

出版发行：中国轻工业出版社（北京东长安街 6 号，邮编：100740）
印　　刷：三河市万龙印装有限公司
经　　销：各地新华书店
版　　次：2018 年 5 月第 1 版第 6 次印刷
开　　本：720 × 1000　1/16　　印张：19
字　　数：361 千字
书　　号：ISBN 978 - 7 - 5019 - 5970 - 9
定　　价：30. 00 元
邮购电话：010 - 65241695
发行电话：010 - 85119835　　传真：85113293
网　　址：http://www. chlip. com. cn
Email：club@ chlip. com. cn

180452J1C106ZBW

《中药学概论》编委会名单

主　编　凌沛学

副主编　张　玲　尚立霞　吴维群

主　审　张天民

编　者　（按姓氏笔画排序）

于光明（山东明仁福瑞达制药有限公司）
王　欢（山东省生物药物研究院）
王　妮（山东省生物药物研究院）
王国强（山东省生物药物研究院）
史国玉（山东省生物药物研究院）
曲延伟（山东省生物药物研究院）
朱红霞（山东明仁福瑞达制药有限公司）
刘方升（山东明仁福瑞达制药有限公司）
刘园华（山东省生物药物研究院）
刘妍妍（山东省生物药物研究院）
孙君辉（山东商业职业技术学院生物工程学院）
孙英法（山东省生物药物研究院）
吴维群（山东明仁福瑞达制药有限公司）
况成裕（山东省生物药物研究院）
张　玲（山东省生物药物研究院）
张　颖（山东明仁福瑞达制药有限公司）
张天民（山东大学药学院）
张海立（山东明仁福瑞达制药有限公司）
邵成雷（山东省生物药物研究院）
尚立霞（山东省生物药物研究院）
赵春荣（山东省生物药物研究院）
贾美春（山东明仁福瑞达制药有限公司）
殷成强（山东明仁福瑞达制药有限公司）
凌沛学（山东商业职业技术学院生物工程学院）

前　言

中医中药是我国宝贵的文化遗产和医药宝库，千百年来，应用中草药防治疾病，对中华民族的繁衍生息发挥了重要作用。目前各种中药科研院所及企业在改革开放及加入世界贸易组织形势的推动下，突飞猛进的发展，带来了人才的缺乏，其中不仅包括高学历要求的顶尖人才，同样需要大批有一定基础知识、实践经验较强的中等技术人才，他们会成为企业的中坚力量，并有继续深造的潜力和能力；同时我国对中药现代化越来越重视，国内的中药研发趋势和现状也对国内的中医药教育提出了更高的要求。现有的高等中医药类规划教材，其内容侧重于理论，不适应当今高职院校的侧重于实际的教学发展需要，亟需改进。针对高职院校学生的特点，从高职教学的实际情况出发，为培养一批具有必要的理论知识和较强的实践能力，生产、管理第一线急需的专门人才，有较强的职业能力的技术蓝领，保持高效人才培养与社会需要的相对平衡，我们特编写本教材。

全书共分三部分，分别是第一部分中药分类及其概况，第二部分中药化学成分分类及其概况，第三部分中成药的制剂技术。本书参考目前所有中药专业的教材，包括本科、大专以及中专的教材，并紧密结合《中华人民共和国药典》2005年版的规范要求，所属药味及中药制剂均为药典收载品种。除阐述基本的中药综合知识外，本书多处列举编者多年的实际工作经验，更加注重实用性。与以往教材相比，本书是以中药、中药化学成分为理论基础，重点讲解中成药常用制剂，使学生能在课堂上了解中药企业实际生产中一些具体实例。同时也兼顾当今中药现代研究最新进展，将中药现代化的思想融入其中，教学目的明确，教材内容深度与广度都符合目前专科专业的教学需求。全书设计着重在循序渐进，论述新颖、全面，注意系统性、逻辑性和相关性，力求叙述深入浅出。参编者中包括了基础研究、中药研发、企业生产等专业人员，做到了理论与实践相结合，同时融入编者的见解，使本书既有较高的理论指导意义，又有较大的实用价值。

本书主要供高职院校药学、中药学专业（大专）学生使用，也可作为专升本学生的参考书，还可作为从事中药种植、中药生产第一线人员的参考书。

随着中医药教育工作的不断改革与深化，本教材不可避免地会存在一些不足之处，殷切希望各地中医药教学人员和广大读者在使用过程中，不吝指正，提出宝贵意见，以促进本教材更臻完善，更符合现代中医药教学的需要。

编者

2007 年 6 月

目　录

第一部分　中药分类及其概况

第二部分　中药化学成分分类及其概况

第三部分　中成药的制剂技术

第一部分

中药分类及其概况

第一章　绪　论

［教学目标］

1. 掌握中药、中药学等基本概念及中药炮制的方法和目的。
2. 熟悉中药的性能、配伍禁忌及用法、用量。
3. 了解中药的产地、采集。

第一节　概　　述

在我国的辽阔大地和海域中，分布着种类繁多，产量丰富的天然植物、动物和矿物资源，其中可供药用的植物 11 000 余种，动物 1 500 余种，矿物 80 余种，总数已达到 12 000 余种。这些宝贵资源的开发与有效利用，已有悠久的历史，也是我国医药学发展的物质基础。几千年来，中药一直是我国劳动人民用来防病治病的主要武器，对于保障人民健康和民族繁衍起着不可忽视的作用。由于其来源以植物药材居多，使用也最普遍，所以古来相沿把中药称为"本草"。

植物是能进行光合作用、将无机物转化为有机物、独立生活的一类自养型生物。植物学是一门研究植物形态解剖、生长发育、生理生态、系统进化、分类以及与人类的关系的综合性科学，是生物学的分支学科。药用植物是指某些全部、部分或其分泌物可以入药的植物。

中药是我国传统药物的总称，它是在中医药理论指导下认识和使用的药物，充分反映了我国历史、文化、哲学和自然资源等方面的若干特点。中药学是研究中药基本理论和各种中药的来源、采制、性能、功效、临床应用及其他有关知识的一门学科，是我国传统医学的重要组成部分。

第二节　中药的起源和中药学的发展

一、先 秦 时 期

原始时代，由于生产力水平低下，先民只能以采食植物和狩猎维持生存。在觅食活动中，不可避免地会误食一些有毒甚至剧毒的植物和动物，以致发生呕吐、腹泻、昏迷等中毒现象。同时，也因偶然吃了某些植物或动物，使原有的中毒症状得到了缓解甚至消除。因此，先民们逐渐认识到了这些植物和动物有的可以充饥果腹，有的可以减缓病痛，有的则引起中毒，甚至造成死亡，从而懂得在觅食时有所辨别和选择。先民们经过无数次有意识的观察、试验、积累，逐步形成了最初的医药知识。

中药学的起源，其文字记载可追溯到公元前1 000多年。如商代金文中已有“药”字出现，《说文解字》将其训释为：“治病草，从草，乐声。”《诗经》中涉及的植物和动物共330多种，其中不少是后世本草著作中收载的药物。《山海经》中载有120余种植物药和动物药，并介绍了它们的用途。20世纪70年代出土的帛书《五十二病方》载方约300首，涉及药物247种，且对炮制、制剂、用法、禁忌等均有记述。所有这些药学知识的积累，为本草学专著的产生和中药学的发展奠定了坚实的基础。

二、秦汉时期

秦汉时期，我国的药学已初具规模。东汉末年，出现了我国现存最早的药学专著《神农本草经》，该书共3卷，载药365种，按照药物功效的不同分为上、中、下三品，即“三品分类法”。部分总结了药物的四气五味、有毒无毒、配伍法度、服药方法、剂型选择等基本原则，并简要介绍了中药的产地、采集、加工、贮藏、真伪鉴别等，初步奠定了药学的理论基础。

三、魏晋南北朝时期

魏晋南北朝时期，其重要的本草著作首推梁·陶弘景所辑《本草经集注》，该书共7卷，载药730种。书中首创按药物的自然属性分类法，将所载药物分为玉石、草木、虫兽、果、菜、米食及有名未用七类，各类中又结合三品分类法排列了药物的顺序。该书系统、全面地整理和补充了《神农本草经》内容，反映了魏晋南北朝时期的主要药学成就，标志着综合本草模式的初步确立。

南朝刘宋时期雷敩著《雷公炮炙论》，收录了300种药物的炮制方法，提出了药物经过炮制可以提高疗效，减轻毒烈性，便于贮存、调剂、制剂等，是我国第一部炮制专著，也标志着本草学分支学科的产生。

四、隋唐时期

隋唐时期，中外交流频繁，海外输入药材品种日益增多，促进了中药学的发展。唐显庆四年（公元659年），朝廷颁行了由李勣、苏敬等人主持编写的《新修本草》（又称《唐本草》）。全书收载药物达844种，增加了药物图谱，并附以文字说明，这种图文对照的方法，开创了世界药学著作的先例。此书的修订和推行，比公元1542年欧洲的纽伦堡药典要早883年，因此它既是我国历史上第一部官修本草和药典性本草，也是世界上公开颁布的最早的药典，对世界医药学的发展有深远的影响。

开元年间(公元713~741年),陈藏器编成《本草拾遗》。该书增补了大量民间药物,并将各种药物功用概括为十类,即宣、通、补、泻、轻、重、滑、涩、燥、湿,从而提出了著名的"十剂",为中药临床分类最早的设想。

唐代后期开始使用动物的组织、器官及激素制剂。如《唐本草》用羊肝治疗夜盲症;《本草拾遗》以人细胞作为强壮剂;《千金方》则用羊靥(羊的甲状腺)和鹿靥(鹿的甲状腺)治疗甲状腺病;酵母制剂在公元前即有记载,到了唐代已普遍地用于医疗,《千金方》和甄权的《药性论》都对神曲的性质功用作了明确的论述。

唐至五代时期,医家对某些食物药和外来药都有了专门研究。孟诜编著的《食疗本草》,全面总结了唐以前的食疗经验,是这一时期具有代表性的食疗专著。李珣编撰的《海药本草》,则主要介绍了海外输入的药物。这些都扩充了中药学的内容,扩大了药物研究的范围。

五、宋朝时期

宋代由于经济、文化、科学技术、商业和交通的发展,尤其是雕版印刷的应用,为中药学的发展提供了有利条件。这一时期中药学的代表作首推唐慎微撰著的《经史证类备急本草》(简称《证类本草》)。该书约成书于公元1082年,共33卷,载药1 558种,附方3 000余首,这种方药兼收,图文并重的编写体例,较前代本草著作又有所进步。本书收载了许多医学和民间的单方验方,广泛引证历代药学文献资料,为后世保存了大量古代方药文献资料。

设立国家药局是北宋的一大创举,也是我国乃至世界药学史上的重大事件。药局的产生促进了药材检验、成药生产的发展,带动了炮制、制剂技术的提高,并制定了制剂规范,《太平惠民和剂局方》即是这方面的重要文献。

六、金元时期

金元时期,药物研究的方向发生了较大变化,医家们改变了研究本草的方法,注重临床疗效,积极探求药物奏效的原理,推动了药学理论研究的发展。这一时期的著作,其内容具有明显的临床药物学的特征。如刘完素的《素问要注》、《本草论》,张元素的《珍珠囊》,李东垣的《药类法象》、《用药心法》,王好古的《汤液本草》,朱丹溪的《本草衍义补遗》等。

元代忽思慧所著的《饮膳正要》是饮食疗法的专门著作,记录了许多回、蒙民族的食疗方法,首次记载了用蒸馏法酿酒的工艺,至今仍有较高的参考价值。

七、明朝时期

明代是中药学发展史上最辉煌的时期。伟大的医药学家李时珍,对古代本草学进行了全面整理、总结和提高，并吸取了大量的民间药和外来药，写成了伟大的医学巨著《本草纲目》。该书共52卷，载药1 892种，附图1 100多幅，附方11 000余首，新增药物374种。按药物的自然属性，分为16纲、60类。这种科学的分类法，是中国古代本草学最完备的自然分类系统。该书是16世纪以前本草学成就的全面总结，在植物、动物、矿物、农学、气象等自然科学许多方面均有重要贡献，是我国医学史上极其辉煌的硕果。本书17世纪初即传播海外，先后译成朝、日、拉丁、英、法、德、俄等多种文字，成为不朽的科学巨著，在世界科技史中占据了举足轻重的地位。

明代的专题本草也取得了瞩目成就。15世纪中期，兰茂实地调查和搜寻云南地区药物400多种，编成《滇南本草》，是我国现存内容最丰富的古代地方本草。缪希雍的《炮制大法》则是明代影响最大的炮制专著，书中所述“雷公炮制十七法”对后世影响很大。

八、清朝时期

清代的本草著作多达400种左右，具有代表性的著作当属赵学敏的《本草纲目拾遗》。该书共10卷，载药921种，新增药物716种，其关于药物形态的描述和功效用法的记载，都较详实可靠，是继《本草纲目》之后的又一科学巨著。

九、民国时期

辛亥革命以后，我国的传统医药事业受到西方医药学的严重挑战，但本草学以其顽强的生命力，在继承和发扬两个方面，均有新的发展。建立了中医学校，出现了许多优秀的中药学讲义。例如，浙江兰溪中医学校张寿颐的《本草正义》、浙江中医专门学校何廉臣的《实验药物学》、上海中医专门学校秦伯未的《药物学》、天津国医函授学校张锡纯的《药物讲义》等；编纂了大型的药学辞书，如陈存仁主编的《中国药学大辞典》，该书收录词目4 300条，汇集古今有关论述和研究成果，资料繁博，方便查阅，为近代具有重要影响的大型药学辞书；另外，还初步建立了以中药为主要研究对象的药用动物学、药用植物学、生物学、中药鉴定学和中药药理学等新学科。

十、新中国成立以来

新中国成立50多年来，我国社会主义建设事业取得了伟大成就，政治稳定，经济繁荣，重大科学技术研究成果层出不穷。许多先进的科学技术被引进到医药学中，大大促进了中药学的发展。我国党和政府高度重视中医药事业的继承和发扬，制定了一系列相应的政策和措施，使中医药事业走上了健康发展的轨道。

从1954年起,各地有关部门陆续影印、重刊或校点评注了《神农本草经》、《新修本草》(残卷)、《证类本草》、《滇南本草》、《本草品汇精要》、《本草纲目》等数十种重要的古代本草专著。20世纪60年代以来,对亡佚本草的缉复也取得了突出的成绩,其中有些已正式出版发行,对本草学的研究、发展做出了较大贡献。

1970～1975年掀起了群众性的中草药运动,各地医药卫生人员上山下乡,调查采集中草药,为农民防治疾病。在此过程中,编写了数以百计的地方性中草药手册,并经整理研究,编写出版了《全国中草药汇编》及彩色图谱(1975～1977)、《中药大辞典》(1977)、《中药志》第二版Ⅰ～Ⅵ册(1979、1982、1984、1988、1994、1998)。

由中医研究院中药研究所、中国医学科学院药物研究所、北京药品生物制品检定所会同全国九省二市及北京的有关单位的代表组成编写组,负责编写整理及绘图工作,于1975年9月和1986年7月先后两次由人民卫生出版社出版了《全国中草药汇编》。全书分文字与图谱两部分。文字部分分上、下两册,正文收载中草药2 202种,附录1 723种,连同附注中记载的中草药,总数在4 000种以上,并附墨线图近3 000幅。为配合正文而编绘的《全国中草药汇编彩色图谱》选收中草药彩图1 156幅。本书是在大量征集资料和调查研究的基础上,比较系统地、全面地整理了全国中草药关于认、采、种、养、制、用等方面的经验与有关国内外科研技术资料,内容正确可靠、重点突出、便于应用,其实质相当于一部20世纪70年代的《现代实用本草》,是对新中国成立20多年中药研究和应用的一次大总结。

《中药大辞典》(1977)由江苏新医学院编写,分上、下册及附编三部分,共收载中药5 767种,包括植物药4 773种,动物药740种,矿物药82种,传统作单味使用的加工制成品172种,如升药、神曲等。每一药物分药名、性味、归经、功能主治、选方、临床报道、各家论述等19项加以记述。主要原植(动)物药材均附以墨线图。全书内容丰富,资料齐全、系统,引文直接标注最早出处,或始载文献,有重要的文献价值,是中药最全面的巨型工具书之一。

《中药志》由中国医学科学院药物研究所等编写,其特点是在广泛调查研究的基础上,采用现代的科学方法和手段,对中草药质量的真伪优劣进行鉴别和比较,以保证用药的准确性;另一特点是增加了本草考证等方面的内容。原书分四册,修订后全书分六册,其中一、二册为根与根茎类,收载药物206种;三册为种子果实类,收载药物138种;四册为全草类,收载药物135种;五册为叶、花、皮、藤木、树脂、藻菌、其他类,收载药物148种;六册为动物、矿物类。每册药物均附有墨线图、照片及彩色图照。每一药物介绍了历史、原植(动)物、采制、药材及产销、化学成分、药材鉴别、性味及功效、药理作用及临床应用、附注等内容。

由卫生部药品生物制品检定所、云南省药品检验所等编纂的《中国民族药志》首次介绍了中国多民族药物1 200多种。每一药物分民族药名、来源、民族药用经验、药材检验、科研资料等项,具体介绍了药物的基原、学名、药用部分、形态及附图、历史现状、功用,以及成分、药理、临床应用等。此外,徐国钧《生药学》、谢宗万《中药材品种论述》、刘寿山《中药研究文献摘要》等均从不同角度反映了中药研究成果,在国内外有较大影响。

药材(药品)标准分国家和地方两级,《中华人民共和国药典》(简称:中国药典)和《国家药品标准》是国家监督管理药品质量的法定技术标准。全国各省、自治区、直辖市的药材(药品)标准,供作各地方药材生产、经营、使用、管理和检验部门监督检查药材质量的技术依据。《药材标准品种大全》(国标、部标及全国各省、市、自治区药材标准)反映了我国药材标准收载品种的历史和现状,全面展现近代药材(药品)标准起草研究方面的巨大成就。

中国药典是我国标准的法典,具有法律的约束力。药典收载功效确切、副作用小、质量稳定的常用药物和制剂,并规定了质量标准、制备要求、检验方法等,作为药品生产、供应、检验和使用的依据,在一定程度上反映了我国的科技水平。迄今,药典已颁布了1953年版、1963年版、1977年版、1985年版、1990年版、1995年版、2000年版、2005年版。从1963年版开始,药典分"一部"、"二部"编写;2005年版则为"一部"、"二部"和"三部"。"一部"为中药部分,主要收载中药材、中药成方制剂,另有凡例与附录的制剂通则、中药检定方法等。随着研究工作的开展,中国药典收载品种的数量续有增加,2005年版一部收载的品种有1 146种,其中新增154种、修订453种。有关中药内容,根据品种和剂型的不同分别依次列有:品名(包括中文名、汉语拼音与拉丁名)、来源、处方、制法、性状、鉴别、检查、浸出物、含量测定、性味与归经、功能与主治、用法与用量、注意、规格、贮藏、制剂等。

当代中药教育事业的振兴,结束了中医药没有正规大学的历史,使中医中药由家传师授的培养方式转入了国家高等教育的轨道,造就了一大批高质量的专业人才。1956年起,在北京、上海、广州、成都、济南和南京等地相继建立了中医学院,使中医教育纳入了现代正规高等教育行列。1958年河南中医学院首先创办了中药专业。之后,成都、北京、南京、湖南、云南等中医学院也相继增设了中药专业。自1978年恢复培养研究生制度后,全国不少高等院校及药学科研机构开始招收中药学硕士学位和博士学位研究生。我国的中药教育形成了从中专、大专、本科到硕士、博士研究生多层次培养的完整体系。为了适应中药教育的需要,各种中药教材也多次编写修订,质量不断提高。

目前,中药学的发展取得了很大的成就,特别是在公共卫生事业中发挥着越来越重要的作用,得到了更多的认可,但面临的问题尚多,困难也很大,如何总结经验,搞好中药学的继承、发展和创新,任重而道远。

第三节　中药的产地、采集与炮制

一、中药的产地和采集

中药的来源,除部分人工制品外,主要是天然的植物、动物和矿物。中药的产地、采收与贮存是否适宜,直接影响药材的质量。现代研究表明,中药质量和疗效的优劣,与其含有的有效成分有很大关系,而有效成分的含量又与中药的产地、采收与贮存密切相关。历代医药家都十分重视中药的产地、采集与贮存,并在长期的实践中,积累了丰富的经验和知识。目前,人们利用现代科学技术,在这一方面取得了较多成果,如中药的规范化种植、药材的异地引种、药用动物的驯养等。因此,对药物产地、采收与贮存方法的研究,对于保证药材质量、保护药源和生态环境及保证中药应用可持续发展具有十分重要的意义。

1. 中药的产地

天然药材的分布和生产离不开一定的自然条件。我国地域辽阔,地貌复杂,水土、气候、日照、生物分布等生态环境各地也不尽相同,甚至差别很大。因而天然中药材的生产,无论产量和质量,都有一定的地域性,即使分布较广的中药材,由于产地的不同,质量也优劣不一。古代医药家经过长期使用、观察和比较,逐渐形成了“道地药材”的概念。

所谓“道地药材”,是指一定的药用生物品种,在特定的环境和气候等因素的综合作用下,形成的产地适宜、品种优良、产量高、炮制考究、疗效突出、带有地域性特色的中药材。临床疗效是确定道地药材的关键因素,如四川的黄连、川芎,江苏的薄荷、苍术,广东的陈皮、砂仁,东北的人参、五味子,云南的茯苓,河南的地黄、牛膝、山药,山东的阿胶、瓜蒌等,都是著名的道地药材,因品质和疗效俱佳而受到人们的称道。

医疗事业的发展,使得中药材需求量日益增加,而很多药材的生产周期较长,产量有限,单靠强调道地药材产区扩大生产,已经无法满足药材需求。因此,进行药材的引种栽培以及药用动物的驯养,成为解决道地药材不足的重要途径。在现代技术条件下,我国已能对不少名贵或短缺药材进行异地引种,以及药用动物的人工驯养,并不断取得成效。如原依靠进口的西洋参在国内引种成功;天麻原产贵州,而今在陕西大面积引种;人工培育牛黄,人工养鹿取茸,人工养麝及活麝取香,人工虫草的培养等。当然,在药材的引种或驯养工作中,必须确保该品种原有的性能和疗效。目前,国家有关部门联合制定了中药材生产质量管理规范(GAP),大力推进中药种植示范基地的建设,这对促进中药资源的开发利用,提高中药材品质及生态环境的保护都有重要意义。

2. 中药的采集

中药材采集是确保药物质量的重要环节，是影响药物性能和疗效好坏的重要因素。动植物在其生长发育的不同时期，其药用部位所含的有效成分各不相同，中药材所含有效成分的质和量与中药材的采收季节、时间和方法有着十分密切的关系。因此，采收药材必须掌握其各药用部位的采收标准、适收标志、采收期、收获年限和采收方法。一般植物药材以入药部分有效成分含量及质量最高、产量最大时采收为原则。

不同的生长发育阶段，植物中化学成分的积累是不相同的，甚至会有很大区别。首先，植物生长年限的长短与药物中所含化学成分的质和量有着密切关系。据研究资料报道，甘草中的甘草酸为其主要有效成分，生长3、4年者含量较之生长1年者几乎高出一倍；人参总皂苷的含量，以6～7年采收者最高。其次，植物在生长过程中随月份的变化，有效成分的含量也各不相同。如黄连中小檗碱含量大幅度增高的趋势可延续到第6年，而一年内又以7月份含量最高，因而黄连的最佳采收期是第6年的7月份。再者，时辰的变更与中药有效化学成分含量亦有密切关系。如金银花一天之内以早晨9时采摘最好，否则因花蕾开放而降低质量。

全草类药材多数在植物充分生长、枝叶茂盛的花前期或初开花时采收。叶类药材采集通常在花蕾将开放，或正在盛开而果实种子未成熟时候进行。花的采收，一般在花正开放时进行，由于花朵次第开放，所以要分次采摘，采摘时间很重要。多数果实类药材，在成熟后或将成熟时采收。容易变质的浆果，如枸杞子、女贞子，在略熟时于清晨或傍晚采收为好。根和根茎类古人经验以农历二、八月为佳，早春二月，新芽未萌；深秋时节，多数植物的地上部分停止生长，其营养物质多贮存于地下部分，有效成分含量高，此时采收质量好，产量高。树皮类药物通常在清明至夏至间剥取树皮，此时植物生长旺盛，不仅质量较佳，而且树木枝干内浆汁丰富，形成层细胞分裂迅速，树皮易于剥离，有些木本植物生长周期长，应尽量避免伐树取皮或环剥树皮等简单方法，以保护药源。至于根皮，则与根和根茎相类似，应于秋后苗枯，或早春萌芽前采集。菌核、藻类、孢子类药材，按其各自的特点采收，如茯苓在立秋后采收质量较好，马勃在子实体刚成熟时采收，过迟则孢子飞散。

动物类药材因品种不同，采收各异。其具体时间以保证药效及容易获得为原则。如桑螵蛸应在3月中旬以前采收，过时则虫卵已孵化；鹿茸应在清明后45～60天截取，过时则角化；驴皮应在冬至后剥取，其皮厚质佳；一般有翅小昆虫，应于数量较多的夏、秋季清晨露水未干时捕捉，如斑蝥、虻虫等。

矿物类药材的采收，应注意保护药源，应用多少采多少，不要贮存过多，造成积压，导致变质浪费。

采集时亦要注意合理，如采大留小，采密保稀、合理轮采、封山育药、引种繁殖等，使药材资源取之不尽、用之不竭。

二、中药的炮制

炮制，古代又称炮炙、修治、修事等，是药物在应用前或制成各种剂型以前必要的加工处理过程，包括对原药材进行一般修治整理和部分药材的特殊处理。由于中药材大都是生药，在制备各种剂型之前，一般应根据医疗、配方、制剂的不同要求，并结合药材的自身特点，进行一定的加工处理，才能使之既充分发挥疗效又避免或减轻不良反应，在最大限度上符合临床用药的目的。因此，按照不同的药性和治疗要求，中药有多种炮制方法，有些药材的炮制还要加用适宜的辅料，并注意操作技术和火候。炮制是否得当，直接关系药效，而少数毒性和烈性药物的合理炮制，更是确保用药安全的重要措施。

1. 炮制的目的

不同的药物，有不同的炮制目的；某一具体药物炮制时，又往往有几方面的目的。一般来说，炮制目的大致可以归纳为以下几个方面：

（1）降低或消除药物的毒副作用，保证用药安全　川乌、草乌、附子、半夏、马钱子、天南星等生用内服易中毒，炮制后能降低其毒性。巴豆、续随子去油取霜用，可降低其泻下作用。常山用酒炒，可减轻其催吐的副作用。有些有毒药物，其有效成分的有效量和中毒量非常接近，炮制应当适度，太过则无效，不及则中毒。如巴豆制霜，应保留脂肪油在18%～20%左右，马钱子砂烫，其士的宁生物碱含量应在0.8%左右。

（2）增强药物的作用，提高临床疗效　中药在炮制过程中，常常加入一些辅料，提高临床疗效。辅料就是炮制过程中加入的一些辅助用料，分为液体和固体两大类。用于这一目的的辅料，多是液体辅料，如蜂蜜、酒、醋、盐水、姜汁、胆汁、童便等。这些辅料本身就具有重要的医疗作用，用于炮制药物，可与药物产生协同作用。如蜜炙枇杷叶、紫菀，能增强润肺止咳作用；酒制川芎、当归，能增强活血祛瘀作用；醋制元胡、香附，能增强止痛作用等。不加辅料的炮制，也能增强药物的作用，如石膏煅用，可增强收敛生肌作用；荆芥炒制，能增强止血作用。

（3）改变药物的性能或功效，使之更能适合病情的需要　有些药物有多种性能，可以发挥多种医疗作用，产生不同的医疗目的。通过炮制可以增加或减弱某一方面的性能和功效，以适应不同的病情和体质的需要。如生地黄本为甘苦寒之品，长于清热凉血，兼能养阴生津，但经黄酒反复蒸晒后药性微温而以补血见长的熟地黄，适宜于血虚症。

（4）改变药物的某些性状，便于调剂、贮存和制剂　一般的中药材在采集以后,均可直接使用鲜品。由于产地、季节等因素的影响,无法直接使用鲜品的,则需干燥处理,才可贮存、运输。一般以日光暴晒或人工烘烤进行干燥。但有少数动物药及富含汁液的植物药,需经特殊处理。如肉苁蓉之肉质茎富含汁液,春季采者所含水分较少,可半埋于沙中晒干,而秋季采者,茎中水分较多,需投入盐水湖中,加工为盐苁蓉,方可避免腐烂变质。矿物、动物甲壳、贝壳及某些种子类药物需经粉碎处理,使有效成分易于溶出和便于制剂。

(5) 纯净药材,保证药材品质和用量准确　天然药物在采集、运输、保管过程中常混有泥沙、霉变品及残留的非药用部位等,必须进行严格的分离和洗涮,使其达到规定的净度,保证药材品质和用量准确。

(6) 矫臭、矫味,以便于服用　某些具有特殊臭味的药物,经过漂洗、麸炒、酒制、醋制等方法处理,能起到矫臭、矫味的作用,便于服用。如酒制乌梢蛇,麸炒僵蚕,醋制乳香、没药,用水漂去海藻、昆布的腥咸味等。

(7) 引药入经,便于定向给药　某些药物经炮制后,可在特定脏腑经络中发挥治疗作用,便于临床定向原则用药。如知母、黄柏、杜仲,经盐炒后可增强入肾的作用;柴胡、香附,醋炒后可增强入肝经的作用。

2. 炮制的方法

炮制方法是自汉朝以来历代逐渐发展和充实起来的,其内容丰富,方法多样。现代的炮制方法在古代炮制经验的基础上有了很大的发展和改进,根据目前的实际应用情况,可分为五大类型。

(1) 修治　包括纯净处理、粉碎处理及切制处理。

① 纯净处理:采用挑、拣、簸、筛、刮、刷等方法,去掉灰屑、杂质及非药用部分,使药物清洁纯净。

② 粉碎处理:采用捣、碾、镑、挫等方法,使药物粉碎,以符合制剂和其他炮制法的要求,如牡蛎捣碎便于煎煮;川贝母捣粉便于吞服;水牛角镑成薄片或挫成粉末便于制剂和服用。

③ 切制处理:采用切、铡的方法,把药物切制成片、段、丝、块等一定的规格,便于进行其他炮制,也利于干燥、贮藏和调剂时称量。根据药材的性质和医疗需要,切片有很多规格。如天麻、槟榔宜切薄片,泽泻、白术宜切厚片,黄芪、鸡血藤宜切斜片,桑白皮、枇杷叶宜切丝,白茅根、麻黄宜铡成段,茯苓、葛根宜切成块等。

(2) 水制　用水或其他液体辅料处理药物的方法。水制的目的主要是清洁药材,软化药材以便于切制和调整药性。常用的有洗、淋、泡、漂、浸、润、水飞等,这里介绍三种常用的方法:

① 润:又称闷或伏。根据药材质地的软硬,加工时使用的工具和气温的不同,用淋润、洗润、泡润、晾润、浸润、盖润、伏润、露润、包润、复润、双润等多种方

法,使清水或其他液体辅料徐徐入内,在不损失或少损失药效的前提下,使药材软化,便于切制饮片,如淋润荆芥,泡润槟榔,酒洗润当归,姜汁浸润厚朴,伏润天麻,盖润大黄等。

② 漂:将药物置宽水或长流水中浸渍一段时间,并反复换水,以去掉腥味、盐分及毒性成分的方法。如将昆布、海藻、盐附子漂去盐分,紫河车漂去腥味等。

③ 水飞:系借药物在水中的沉降性质分取药材极细粉末的方法。将不溶于水的药材粉碎后置乳钵或碾槽内加水共研,大量生产则用球磨机研磨,再加入大量的水,搅拌,较粗的粉粒则下沉,细粒混悬于水中,倾出,粗粒再飞再研,倾出的混悬液沉淀后,分出,干燥即成极细粉末。此法所制粉末既细,又减少了研磨中粉末的飞扬损失。常用于矿物类,贝甲类药的制粉。如飞朱砂、飞炉甘石、飞雄黄。

(3) 火制　用火加热处理药物的方法。本法是使用最为广泛的炮制方法,常用的火制法有炒、炙、煅、煨、烘焙等,其主要内容如下:

① 炒:炒有清炒法和加固体辅料炒法。清炒法按程度不同分为炒黄、炒焦、炒炭等。用文火炒至药物表面微黄称炒黄;用武火炒至药材表面焦黄或焦褐色,内部颜色加深,有焦香气者称炒焦;用武火炒至药材表面焦黑,部分炭化,内部焦黄,但仍保留有药材固有气味(即存性)者称炒炭。炒黄、炒焦使药物易于粉碎加工,并缓和药性。种子类药物炒后则煎煮时有效成分易于溶出。炒炭能缓和药物的烈性、副作用,或增强其收敛止血的功效。加固体辅料如土、麸、米炒,可减少药物的刺激性,增强疗效,如土炒白术、麸炒枳壳、米炒斑蝥等。与砂或滑石、蛤粉同炒的方法习称烫,药物受热均匀酥脆,易于煎出有效成分或便于服用,如砂炒穿山甲,蛤粉炒阿胶等。

② 炙:是用液体辅料拌炒药材,使辅料逐渐渗入药材内部,以改变药性,增强疗效或减少副作用的炮制方法。通常使用的液体辅料有蜜、酒、醋、姜汁、盐水、童便等。不同的液体辅料可产生不同的炮制效果。如蜜炙甘草可增强补中益气作用;酒炙川芎可增强活血作用;醋炙香附可增强舒肝止痛作用;盐水炙杜仲可增强补肾功能等。

③ 煅:将药材用猛火直接或间接煅烧,使质地松脆,易于粉碎,充分发挥疗效。分明煅和暗煅两种。明煅是将药材直接放炉火上或容器内而不密闭加热,多用于坚硬的矿物药或动物甲壳类药,如煅牡蛎、煅石膏等。暗煅是将药材置于密闭容器内加热煅烧者,又称为闷煅,多用于质地轻松、可炭化的药材,如煅血余炭,煅棕榈炭。

④ 煨:是将药材包裹于湿面粉、湿纸中,放入热火灰中加热,或用草纸与饮片隔层分放加热的方法。其中以面糊包裹者,称为面裹煨;以湿草纸包裹者,称

纸裹煨,以草纸分层隔开者,称隔纸煨;将药材直接埋入火灰中,使其高热发泡者,称为直接煨。煨可以缓和药性,降低药物的毒副作用。如煨生姜、煨甘遂、煨豆蔻等。

⑤ 烘焙:将药材用微火加热,使之干燥的方法称为烘焙。烘焙后可降低毒性和腥臭气味,便于粉碎。如焙蜈蚣。

(4) 水火共制　用水或液体辅料与火共同加热药材的方法。常用的水火共制法有煮、蒸、潬、淬等。

① 煮:是用清水或液体辅料与药物共同加热的方法,如醋煮芫花可减低毒性,酒煮黄芩可增强清肺热的功效。

② 蒸:是利用水蒸气或隔水加热药物的方法。具有改变药性、提高疗效或降低毒烈性的作用。不加辅料者,称为清蒸;加辅料者,称为辅料蒸。如酒蒸大黄可缓和泻下作用;何首乌经反复蒸、晒后,不再有泻下之功,而具有补肝肾、益精血之力。

③ 潬:是将药物快速放入沸水中短暂潦过,立即取出的方法。常用于种子类药物的去皮和肉质多汁药物的干燥处理,如潬杏仁、桃仁以去皮,潬马齿苋、天门冬以便于晒干贮存。

④ 淬:是将药物煅烧红后,迅速投入冷水或液体辅料中,使其酥脆的方法。淬后不仅易于粉碎,且辅料被其吸收,可发挥预期疗效。如醋淬自然铜,黄连煮汁淬炉甘石等。

(5) 其他制法　除上述四类制法外,还有一些特殊制法。常用的有制霜、发酵、发芽等。

① 制霜:种子类药材压榨去油或矿物药材重结晶后的制品,称为霜。其相应的炮制方法称为制霜。如巴豆霜,西瓜霜。

② 发酵:将药材与辅料拌和,置一定的条件(温度和湿度)下,利用真菌使其发泡、生霉,并改变原药的药性,以生产新药的方法,称为发酵法。如神曲、淡豆豉等。

③ 发芽:将具有发芽能力的种子药材用水浸泡后,经常保持一定的湿度和温度,使其萌发幼芽的方法,称为发芽。如谷芽、麦芽、大豆黄卷等。

第四节　中药的性能

中药的性能,是指药物的性质和功能,也就是中药的药性。它是对中药作用的基本性质和特征的高度概括,是中药基本理论的核心。其内容主要包括四气、五味、升降浮沉、归经及毒性等。

一、四　气

四气，即指药物的寒、热、温、凉四种药性。其中，寒凉和温热是对立的两种药性，寒凉属阴，温热属阳；寒和凉之间、温和热之间，是程度上的不同，温次于热、凉次于寒。

药性的寒热温凉，是从药物作用于机体后所产生的疗效反应中概括出来的，是相对于疾病的寒热性质而言的。一般来说，寒凉性药具有清热泻火、凉血解毒、凉肝息风等作用；温热性药具有温里散寒、补火助阳、温通经脉等作用。临床对药性寒热的应用，必须遵循“寒者热之，热者寒之”、“疗寒以热药，疗热以寒药”的用药原则，即寒证、阴证、阳虚证用温热药；温病、热证、阳证用寒凉药。至于寒热错杂之证，当寒药热药并用。对于真寒假热、真热假寒证，当审证求因，从本而治。

此外，还有一些平性药，是指寒热之性不甚显著、药性平和、作用比较缓和的药物，但仍有偏凉、偏温的差别，仍属四气的范围。其性平是相对而言的。四气从本质上讲，寒热两性而已。

二、五　味

五味，即辛、甘、酸、苦、咸五种药味。此外，还包括涩味和淡味。但长期以来，一直将涩附于酸，淡附于甘，以合五行配属关系，故仍称五味。其中辛、甘、淡属阳，酸、苦、咸、涩属阴。

五味的实际意义，一是标示药物的真实滋味，二是提示药物作用的基本特征。现将五味的作用及主治病证分述如下：

1. 辛

能散、能行，具有发散、行气、行血、开窍、化湿的作用，多用于表证、气滞、血瘀、窍闭、湿阻之证。如治疗表证的麻黄、薄荷，治疗气滞证的木香、香附等，都有辛味。

2. 甘

能补、能和、能缓，具有补益、和中、缓急止痛、调和药性的作用，多用于虚证、脾胃不和、拘急疼痛等证。如人参大补元气，熟地补益精血，谷芽消食和中，甘草缓急止痛。某些甘味药还能解毒，如甘草、大枣、绿豆等能解某些食物和药物中毒。

3. 酸

能收、能涩，具有收敛固涩作用，多用于体虚滑脱证。如山茱萸、五味子涩精、敛汗，五倍子涩肠止泻，乌梅敛肺止咳，涩肠止泻等。

4. 涩

能收敛固涩，与酸味作用相似，如龙骨、赤石脂、禹余粮等。

5. 苦

能泻,能燥。泻有通泄、清泄、降泄三种含义,分别用于热结便秘、火热上炎及肺气上逆之咳喘,如大黄、黄芩、杏仁等苦味药。燥即燥湿,用于湿证。苦而温者如苍术、厚朴,能苦温燥湿而用于寒湿证;苦而寒者如黄连、黄柏,能清热燥湿而用于湿热证;此外,还有苦能坚阴之说,又称为"泻火存阴",用于相火亢盛的痿证,如黄柏、知母。

6. 咸

能软、能下,有软坚散结和泻下的作用,多用于瘰疬、痰核、痞块及热结便秘等证。如海藻、昆布治瘿瘤,玄参、牡蛎治瘰疬,鳖甲软坚消癥,芒硝泻下通便等。

7. 淡

能渗、能利,具有渗湿、利水的作用。多用于水肿、小便不利等证。如猪苓、茯苓等。

每一味药物都同时具有性和味,是性和味的统一体、复合体。一般来讲,性味相近,作用相近;性味不同,作用相异;性同味异,味同性异作用各不相同。性和味分别从不同角度说明药物的作用,只有两者合参才能较全面地认识药物的作用和性能。

三、升降浮沉

升降浮沉,就是药物作用于机体的四种趋向。

升是上升、升提,趋向于上;降是下降、降逆,趋向于下;浮是发散、开泄,趋向于外;沉是重沉、下行泻利,趋向于里。升与降、浮与沉都是相对的,升浮同属于阳,降沉同属于阴。

药物的升降浮沉,是根据药物自身具有的功效决定的,是与疾病所表现的病势趋向相对而言的。一般来说,具有祛风散寒、升阳解表、涌吐、开窍等功效的药物,都能上行向外,药性都是升浮的;具有泻下、清热、利水渗湿、重镇安神、潜阳息风、消导积滞、降逆止呕、收敛固涩、止咳平喘等功效的药物,都能下行向内,药性都是沉降的。有些药物则存在二向性,如麻黄既能发汗解表,又能平喘、利水。有些则升降浮沉的特性不明显,如南瓜子的杀虫功效。

掌握升降浮沉的性能,可更好地指导临床用药,以纠正机体功能的失调,使之恢复正常,或因势利导,有助于驱邪外出。一般来说,病变在上、在表宜用升浮而不宜沉降;在下、在里宜用沉降,而不宜用升浮。病势上逆者,宜降不宜升;病势下陷者,宜升而不宜降。

决定药物升降浮沉的主要因素有:

1. 性味

一般而言,能升浮的药物大多具有辛、甘之味和温、热之性;能沉降的药物大多具有酸苦咸涩味和寒凉之性。

2. 质地

一般花、叶、皮、枝等质轻药物大多是升浮的;种子、果实、矿物、贝壳等质重者大多是沉降的。但也有特殊性,如旋复花降气消痰、降逆止呕,药性沉降;苍耳子通窍发汗、散风除湿,药性升浮。

3. 炮制

能改变药物升降浮沉的性能,如药物经酒炒则升,姜炒则散,醋炒收敛,盐炒下行。

4. 配伍

药性的升降浮沉可通过配伍发生转化。一般来讲,升浮药与大量沉降药配伍可降低其升浮性;反之,沉降药与大量升浮药配伍可降低其沉降性。

可见,各种药物所具有的升降浮沉的性能,在一定条件下,是可以通过人为控制而转化,如李时珍言:"升降在物,亦在人也。"

四、归　经

归经,是指药物对机体某些脏腑、经络的选择性医疗作用,是关于药物作用部位的理论。

归是药物作用的归属,经是脏腑经络的概称。实践表明,一种药物往往对某一经或几经发生明显的作用,而对其他经作用较小,甚至没有作用。说明药物在机体产生作用的部位各有侧重。将药物对机体各部分的治疗作用加以归纳,使之系统化,便形成了归经理论。

归经是以脏腑经络理论为基础,以所治病证为依据确定的。根据药物的疗效,在脏腑经络理论的指导下,就可以说明药物的作用部位,确定药物的归经。简单地说,能治疗某经病变的药物就归某经。

在应用药物的时候,不能只掌握药物的归经,而忽略了四气、五味、升降浮沉等药性。因为某一脏腑经络的病变,也有寒、热、虚、实之分,不能只重视归经,而将能归该经的药物不加区分地应用。同归一经的药物,也有温、清、补、泻的不同,如肺病咳嗽,虽然黄芩、干姜、百合、葶苈子都能归肺经,在应用时却不一样,黄芩主要清肺热,干姜主要能温肺,百合主要补肺虚,葶苈子主要泻肺实。

五、毒　性

药物的毒性,是指药物对机体的损害性。毒性反应与副作用不同,它对人体的危害性较大,甚至可危及生命。为了确保用药的安全,必须认识中药的毒性,了解毒性反应产生的原因,掌握中药中毒的解救方法和措施。现代中药学中对有毒性的药物,常根据其毒性强弱程度,标明有毒,或小毒,甚至大毒。

有毒药物的中毒反应与剂量有关,在安全范围内,一般不会中毒,但对于毒性较强的药物,因有效剂量与中毒剂量非常接近或相当,即使在治疗剂量的范围内,也可能中毒。

中药毒性反应产生的原因,除与药物本身毒性大小和剂量有关外,还与药物的贮存、加工炮制、配伍、剂型、给药途径、使用时间的长短及病人的体质、年龄、证候性质等有密切关系。因此,临床使用毒性药物时,应从上述各个环节控制,避免中毒发生。

第五节 中药的配伍与禁忌

一、中药的配伍

配伍是指根据病情需要和药性特点,有选择地将两味以上药物配合同用的方法。

前人把单味药的应用同药与药之间的配伍关系概括为七种情况,称为"七情"。其中首先谈到"单行"。单行即指用单味药治病即能获得疗效,适合于病情比较单纯的病证。如独参汤,单用一味人参治疗虚脱证,现代单用鹤草芽驱杀绦虫,以及许多行之有效的"单方"等。但若病情较重,或病情比较复杂,单味药力量有限,且难全面兼顾治疗要求;有的药物具有毒副作用,单味应用难以避免不良反应,因此往往需要同时使用两味以上的药物。药物配合使用,药与药之间会发生某些相互作用,如有的能增强或降低原有药效,有的能抑制或消除毒副作用,有的则能产生或增强毒副反应。因此,在使用两味以上药物时,必须有所选择,讲究一定的原则,这就提出了药物配伍关系问题。"七情"之中,除"单行"外,其余六个方面都是讲配伍关系。现分述如下:

1. 相须

即性能功效相类似的药物配合应用,以增强原有疗效。如麻黄与桂枝均为辛温之品,都能发汗,两者配伍,可以增强发汗解表的功效;石膏与知母配伍,能明显增强清热泻火的功效。

2. 相使

即在性能功效方面有某些共性,或性能功效虽不相同,但是治疗目的一致的药物配合应用,而以一种药为主,另一种药为辅,能提高主药疗效。如黄连与木香配伍治疗湿热泻痢,腹痛里急后重,黄连清热燥湿、解毒止痢为主药,木香调中宣滞、行气止痛为辅药,可增强黄连清热燥湿止痢的功效。

3. 相畏

即一种药物的毒性反应或副作用,能被另一种药物减轻或消除。如生半夏和生南星的毒性能被生姜减轻或消除，所以说生半夏和生南星畏生姜。

4. 相杀

即一种药物能减轻或消除另一种药物的毒性或副作用。如生姜能减轻或消除生半夏和生南星的毒性或副作用，所以说生姜杀生半夏和生南星的毒。由此可知，相畏、相杀实际上是同一配伍关系的两种提法，是药物间相互对待而言的。

5. 相恶

即两药合用，一种药物能使另一种药物原有功效降低，甚至丧失。如莱菔子能削弱人参的补气作用，就说人参恶莱菔子。

相恶，只是两药的某方面或某几方面的功效减弱或丧失，并非二药的各种功效全部相恶。如生姜恶黄芩，只是生姜的温肺、温胃功效与黄芩的清肺、清胃功效互相牵制而疗效降低，但生姜还能和中开胃，治不欲饮食并喜呕之证，黄芩尚可清泄少阳以除热邪，在这些方面，两药并不一定相恶。

6. 相反

即两种药物合用，能产生或增强毒性反应或副作用。如“十八反”、“十九畏”中的若干药物(见“用药禁忌”)。

上述七情除单行外，都是说明药物配伍需要加以注意的，即在配伍应用的情况下：

(1) 有些药物因产生协同作用而增进疗效，是临床用药时要充分利用的。

(2) 有些药物可能相互拮抗而抵消、削弱原有功效，用药时应加以注意。

(3) 有些药物则由于相互作用，而能减轻或消除原有的毒性或副作用，在应用毒性药或烈性药时必须考虑选用。

(4) 有些药物因相互作用而产生或增强毒副作用，属于配伍禁忌，原则上应避免使用。

基于上述，可知从单味药到配伍应用，是通过很长的实践与认识过程逐渐积累丰富起来的。药物的配伍应用是中医用药的主要形式。药物按一定法度加以组合，并确定一定的分量比例，制成适当剂型，即为方剂。方剂是药物配伍的发展，也是药物配伍应用的较高形式。

二、用 药 禁 忌

用药禁忌是指在治疗疾病的过程中，避免配伍和应用的药物和食物。

1. 配伍禁忌

配伍禁忌是指某些药物配合使用会产生剧烈的毒副作用或降低和破坏疗效，因而在用药过程中应避免配合应用。《神农本草经》指出：“勿用相恶、相反者”。不过相恶配伍是可使药物某些方面的功效减弱，但又是在一定情况下可以利用的配伍关系，并非绝对禁忌。而相反配伍可能危害患者的健康，甚至危及生命,故相反的药物原则上禁止配伍应用。目前医药界共同认可的配伍禁忌,有“十八反”和“十九畏”。

十八反: 甘草反甘遂、大戟、海藻、芫花;乌头反贝母、瓜蒌、半夏、白蔹、白芨;藜芦反人参、沙参、丹参、玄参、细辛、芍药。

十九畏: 硫黄畏朴硝,水银畏砒霜,狼毒畏密陀僧,巴豆畏牵牛,丁香畏郁金,川乌、草乌畏犀角,牙硝畏三棱,官桂畏石脂,人参畏五灵脂。

必须明确,十九畏中的“畏”与药物“七情”中相畏的“畏”含义截然不同,十九畏中的药物并不是相畏的配伍关系,而主要是相恶和相反。

2. 妊娠用药禁忌

妊娠禁忌药专指妇女妊娠期除中断妊娠、引产外,禁忌使用或须慎重使用的药物。

在为数众多的妊娠禁忌药中,不同的药对妊娠的危害程度是有所不同的,因而在临床上也应区别对待。近代多根据临床实际,将妊娠禁忌药分为禁用与慎用两大类。

禁用药多系剧毒药或药性作用峻猛之品,及堕胎作用较强的药。如水银、砒霜、雄黄、轻粉、斑蝥、马钱子、蟾酥、川乌、草乌、藜芦、胆矾、瓜蒂、巴豆、甘遂、大戟、芫花、牵牛子、商陆、麝香、干漆、水蛭、虻虫、三棱、莪术等。

慎用药则主要是活血祛瘀药、行气药、攻下药、温里药中的部分药。如牛膝、川芎、红花、桃仁、姜黄、牡丹皮、枳实、枳壳、大黄、番泻叶、芦荟、芒硝、附子、肉桂等。

在众多的妊娠禁忌药中,能引起堕胎是早期妊娠禁忌的主要理由。随着对妊娠禁忌药的认识逐渐深入,对妊娠禁忌理由的认识也逐步加深。归纳起来,主要包括对母体不利、对胎儿不利及对产程不利。今天,无论从用药安全的角度,还是从优生优育的角度来说,都是应当给予高度重视的。

三、服药时的饮食禁忌

服药饮食禁忌是指服药期间对某些食物的禁忌,又简称食忌,俗称忌口。一般而言应忌食生冷、辛热、油腻、腥膻、有刺激性的食物,此外,根据病情的不同,饮食禁忌也有区别。如热性病应忌食辛辣、油腻、煎炸类食物;寒性病应忌食生冷;胸痹患者应忌食肥肉、脂肪、动物内脏及烟、酒;肝阳上亢,头晕目眩、烦躁易怒等应忌食胡椒、辣椒、大蒜、白酒等辛热助阳之品;脾胃虚弱者应忌食油炸黏腻、寒冷固硬、不易消化的食物;疮疡、皮肤病患者,应忌食鱼、虾、蟹等腥膻发物及辛辣刺激性食品。

第六节　中药的用量与用法

一、中药的用量

用量,也称剂量,就是中草药在临床上应用时的分量。主要包含三方面的内容:①单味药的成人一日服用量; ②方剂中各药之间的比例分量,即相对剂量; ③制剂的实际服用量。

1. 古今计量单位及换算

中药的计量单位,古今有别。古代有重量(铢、两、钱、斤等)、度量(尺、寸等)及容量(斗、升、合等)多种计量方法。明清以来,普遍采用16进位制,即1斤=16两=160钱。现在我国对中药生药计量采用千克制,即1千克(kg)=1 000克(g)。为了处方和调剂制剂方便,通常按规定以近似值进行换算,即1两(16进位制)=30g,1钱=3g,1分=0.3g,1厘=0.03g。

2. 确定剂量的依据

剂量是确保用药安全、有效的重要因素之一。临床上主要依据所用药物的性质、临床运用的需要以及病人的具体情况来确定中药的具体用量。

(1) 药物的性质、性能　包括药材质量、药材质地、药物性味。

① 药材质量:质优力强者,用量宜小些,质次力弱者,用量宜大些。

② 药材质地:花叶类质轻的药,用量宜轻;金石、贝壳类质重的药物用量宜重;鲜品用量宜大,干品用量宜小些。

③ 药物性味:气味平淡,作用缓和的药物,用量宜大些;气味浓厚,作用强烈的药物,用量则宜小。

④ 有毒无毒:无毒者用量范围可稍大,有毒者应严格控制在安全剂量范围内。

(2) 用药方法　包括方药配伍、剂型、用药目的。

① 方药配伍:单味药使用时,剂量宜大;入复方应用时剂量宜小。同一药在复方中作主药时,一般较之作辅药时用量大。

② 剂型:入汤剂时用量宜大;入丸、散剂时用量宜小。

③ 用药目的:同一药物的用量不同,可产生不同的功效;药物的同一功效,也因用药目的不同而使用不同剂量。如槟榔,用以消积、行气、利水,用量一般为6~15g;而用以驱杀绦虫时,用量须到60~120g。泻下药牵牛子,用以通便导滞,用量宜小;若用以峻下逐水,则用量宜大。

(3) 患者方面　包括体质、年龄、性别、病程、病势等。

① 体质:体质强壮者用量宜大些;体质虚弱者用量宜小。

② 年龄:青壮年用量宜大些;老人、小孩用量宜小。小儿五岁以下通常用

成人量的四分之一,五六岁以上可按成人量减半用。

③ 性别：对于一般药物,男女用量区别不大,但妇女在月经期、妊娠期使用活血祛瘀通经药宜减少用量。

④ 病程：一般来说,新病患者正气损伤较小,用量可稍大;久病多体虚,用量宜小。

⑤ 病势：一般来说,病急病重者用量宜大;病缓病轻者用量宜小。

⑥ 其他：如患者在职业、生活习惯等方面的差异。

(4) 在确定药物剂量时,除应注意上述因素外,还应考虑到季节、气候及居处的自然环境等方面的因素,做到"因时制宜"、"因地制宜"。

二、中药的用法

用法,指中药的应用方法,内容十分广泛。主要介绍中药的煎煮方法和服药方法。

1. 煎煮方法

汤剂是临床应用中药最常采用的剂型。中药煎煮方法的正确与否,关系着疗效的好坏,在煎煮中药时要特别注意下列问题:

(1) 煎药器具　煎药器具以砂锅或瓷罐为佳,其次可用白色搪瓷器皿或不锈钢锅,切忌用铁、铜等金属器具,因为大多数药材与金属接触后,会发生化学变化,影响药物的治疗效果,甚至产生毒副作用。

(2) 煎药用水　煎药用水必须无异味、洁净澄清,含矿物质及杂质少。一般来说,凡人们在生活上可作饮用的水都可用来煎煮中药。

(3) 加水多少　应根据饮片质地疏密、吸水性能及煎煮时间长短确定加水多少。一般用水量为将饮片适当加压后,液面淹没过饮片约2cm为宜。

(4) 煎前浸泡　中药饮片煎前浸泡既有利于有效成分的充分溶出,又可缩短煎煮时间,避免因煎煮时间过长,导致部分有效成分耗损、破坏过多。一般药物可用冷水浸泡20~30min,以种子、果实为主的药可浸泡1h。夏天气温高,浸泡时间不宜过长,以免腐败变质。

(5) 煎煮火候及时间　一般药宜先武火后文火,即大火煮沸后,用小火保持微沸状态,以免药汁溢出或过快熬干。解表药及其他芳香性药物,一般用武火迅速煮沸,改用文火维持10~15min左右即可。有效成分不易煎出的矿物类、骨角类、贝壳类、甲壳类药及补益药,一般宜文火久煎,使有效成分充分溶出。

(6) 煎煮次数　一般来说,一剂药可煎三次,最少应煎两次。因为煎药时药物有效成分首先会溶解在进入药材组织的水液中,然后再扩散到药材外部的水液中。至药材内外溶液的浓度达到平衡时,有效成分就不再溶出了。这时,只有将药液滤出,重新加水煎煮,有效成分才能继续溶出。

（7）入药方法　一般药物可以同时入煎，但部分药物因其性质、性能及临床用途不同，煎煮方法也区别于一般的药物。

① 先煎：即将一种或几种药物先煎煮一段时间，再加入其他药物同煎。需先煎的药物主要包括一些有效成分不易煎出的矿物药和动物的贝壳、甲壳、骨角类药物及毒副作用较强的药物，如磁石、牡蛎、附子等。

② 后下：即在其他药物即将煎好时，再将留出的一种或几种药物加入同煎。需后下的药物主要包括一些有效成分易挥发或破坏的药物。如薄荷、白豆蔻、大黄、番泻叶等。

③ 包煎：即用洁净的纱布将药物包裹起来，与其他药物同煎。需包煎的药物主要包括药材质地过轻，煎煮时易漂浮在药液面上，或成糊状，不便于煎煮及服用，如蒲黄、海金砂等；药材较细，又含淀粉、黏液质较多，煎煮时容易粘锅、糊化、焦化，如车前子、葶苈子等；药材有毛，对咽喉有刺激性，如辛夷、旋覆花等。

④ 另煎：即将复方中的某些药物，单独加水煎煮，再与其他药液混合后服用或单独服用。大多是一些贵重药物，如人参、西洋参等。

⑤ 烊化：即将某种药物用开水浸泡或稍加热使其完全溶化成液体状态，再与其他药液混合后服用。主要是一些易溶于水的胶类药及药膏。如阿胶、鹿角胶、蜂蜜、饴糖等。

⑥ 冲服：即将某些药物研末用水或其他药液送服。

2. 服药方法

口服是中药临床应用的主要给药途径。口服给药的效果，除受到剂型等因素的影响外，还与服药的时间、次数及服药的冷热等有关。

（1）服药时间　适时服药也是合理用药的重要方面，具体服药时间应根据胃肠的状况、病情需要及药物特性来确定。

① 清晨空腹服：适用于峻下逐水药、攻积导滞药及驱虫药。

② 饭前服：适用于多数药，特别是补虚药和治疗胃肠道疾病的药物。

③ 饭后服：消食药或对胃肠道有刺激性的药宜饭后服。

④ 睡前服：为了使药物能充分发挥作用，有的药宜睡前服用。如安神药宜在睡前30min至1h服药，缓下剂亦宜睡前服用，以便翌日清晨排便；涩精止遗药宜在临睡时服。

⑤ 定时服：截疟药应在疟疾发作前2h服药。

⑥ 不拘时服：急性病、重病则不拘时服。

（2）服药次数　一般疾病服药，多采用每日一剂，每剂分二服或三服。病情急重者，每隔4h左右服药一次，昼夜不停，使药力持续，利于顿挫病势。呕吐病人服药宜小量频服。应用发汗药、泻下药时，如药力较强，服药应适可而止。

（3）服药冷热　一般汤药多宜温服。如治寒证用热药，宜于热服。特别是辛温发汗解表药用于外感风寒表实证，不仅药宜热服，服药后需温覆取汗。至于热病用寒药，如热在胃肠，患者欲冷饮者可凉服，如热在其他脏腑，患者不欲冷饮者仍以温服为宜。此外，用从治法时，也有热药凉服，或凉药热服者。

此外，对于丸、散等固体药剂，除特别规定外，一般都宜用温开水送服。

3. 给药途径

给药途径亦是影响药物疗效的因素之一。不同的药剂有不同的给药途径，有的药甚至必须以某种特定途径给药，才能发挥某种作用。中药的传统给药途径，除口服和皮肤给药两种主要途径外，还有吸入、舌下给药、黏膜表面给药、直肠给药等多种途径。现代中药的给药途径还有皮下注射、肌肉注射、穴位注射和静脉注射等。具体选择何种途径给药，应根据药物性能，药剂特点及病情不同来确定。

4. 应用形式

无论采用什么形式给药，都需要将药物加工制成适合医疗、预防应用的一定剂型。中国药典 2005 年版载入的剂型有丸剂、散剂、颗粒剂、片剂、胶囊剂、滴丸剂、合剂、糖浆剂、流浸膏剂与浸膏剂、酒剂、酊剂、茶剂、软膏剂、凝胶剂、膏药、锭剂、煎膏剂、胶剂、贴膏剂、露剂、搽剂、洗剂、涂膜剂、栓剂、鼻用制剂、眼用制剂、气雾剂、喷雾剂等。

思 考 题

1. 简述中药的定义。
2. 简述中药学的定义。
3. 何为道地药材？
4. 简述中药炮制的目的。
5. 简述中药炮制的方法。
6. 简述中药的性能。

参 考 文 献

1. 雷载权，陈松育，高胜敏. 中药学（第一版）. 上海：上海科学技术出版社，1995
2. 国家药典委员会. 中华人民共和国药典（2005 年版）. 北京：化学工业出版社，2005

第二章　解　表　药

［教学目标］

1. 掌握解表药的含义、分类及临床应用。
2. 熟悉各类解表药的应用特点。
3. 了解各类解表药的现代研究进展。

第一节　概　述

一、解表药的定义

凡能疏肌解表、促使发汗,用以发散表邪、解除表证的药物,称为解表药。

解表药多属辛散之品,可使外邪从汗而解,适用于邪在肌表的病证。解表药除具有发汗解表的作用外,部分药物还具有利尿退肿、止咳平喘、透疹、止痛、消疮等作用。根据解表药的性能,可以分为发散风寒药和发散风热药两类。

二、解表药的临床应用

解表药主要用于治疗恶寒发热、头痛、身痛、无汗或汗出不畅、脉浮,或有鼻塞流涕、咽痒、咳喘之外感表证。部分解表药尚可用于水肿、麻疹、风疹、风湿痹痛、疮疡初起等证而兼有表证者。

使用解表药,首先应区分表证的寒热,相应选择长于发散风寒或风热的药物。其次,必须依据四时气候变化以及患者体质不同,恰当选择,配伍用药。冬多风寒,春多风热,夏多夹暑湿,秋多兼燥,应注意解表药与祛暑、化湿、润燥药的不同配伍。若虚人外感,正虚邪实,难以祛散表邪者,又应根据体质不同,分别与补气、助阳、滋阴、养血等补养药配伍用药,以扶正祛邪。温病初起,邪在卫分,除选用发散风热药物外,应同时配伍清热解毒药。

使用发汗作用较强的解表药时,用量不要过大,以免发汗太过,耗伤阳气,损及津液。因此,凡自汗、盗汗、热病伤津以及阴虚发热等证,虽有表证,也应慎用。另外使用解表药还要注意因时因地而异,凡寒冷之时或阴凉之地,用量宜重;温暖之时或炎热之地,用量宜轻。

解表药多为辛散之品,入汤剂不宜久煎,以免有效成分挥发而降低药效。

第二节 发散风寒药

一、发散风寒药的应用特点

本类药物性味多为辛温，发汗作用较强。适用于感冒风寒，呈现恶寒发热、无汗或汗出不畅、头痛身痛、鼻塞或流清涕、舌苔薄白、口不渴、脉浮等寒象比较突出的表证。对于咳嗽气喘、脚气水肿及风湿痹痛等初起兼有上述表证者，部分药物也可应用。

二、发散风寒药的现代研究

本类药物主要有麻黄、桂枝、荆芥、防风、羌活等。

麻黄性温，味辛、微苦，归肺、膀胱经。用于风寒感冒及麻疹透发不畅，风疹身痒，咳嗽气喘等证。本品主要含盐酸麻黄碱（$C_{10}H_{15}NO \cdot HCl$）和少量伪麻黄碱、挥发油等。麻黄碱能兴奋心脏，收缩血管，升高血压；对中枢神经系统有明显的兴奋作用，可引起兴奋、失眠、不安；亦能使处于高温环境中的人汗腺分泌增多增快。伪麻黄碱有明显的利尿作用。麻黄碱和伪麻黄碱均有缓解支气管平滑肌痉挛的作用。麻黄挥发油具有发汗作用，且对流感病毒有抑制作用。中国药典2005年版一部收载的含有麻黄的成方制剂有儿童清肺丸、小青龙合剂、止咳定喘口服液等。

桂枝性温，味辛、甘，归心、肺、膀胱经。主要用于风寒感冒，寒湿痹痛与经闭腹痛，心悸，水湿停滞所致的痰饮喘咳，以及小便不利等证。本品主要含桂皮油，具有健胃、缓解胃肠痉挛及利尿、强心等作用。桂皮油主要成分为桂皮醛、桂皮酸等。桂皮醛有镇痛、镇静、抗惊厥及抑制结核杆菌的作用。本品煎剂有降温解热作用，对金黄色葡萄球菌、白色葡萄球菌、伤寒杆菌、常见致病皮肤真菌、流感病毒均有抑制作用。中国药典2005年版一部收载的含有桂枝的成方制剂有小青龙合剂、桂龙咳喘宁胶囊、辛芩颗粒等。

荆芥性微温，味辛，归肺、肝经。用于感冒风寒、感冒风热、麻疹透发不畅、疮疡初起、发热恶寒等证。本品含挥发油、荆芥苷、荆芥醇、黄酮类等。具有解热、抗菌等作用；水煎剂可增强皮肤血液循环，增加汗腺分泌，有微弱解热作用；对金黄色葡萄球菌、白喉杆菌有较强的抑菌作用，对伤寒杆菌、痢疾杆菌、绿脓杆菌和人型结核杆菌均有一定抑制作用。荆芥炭有止血作用。中国药典2005年版一部收载的含有荆芥的成方制剂有川芎茶调丸、小儿解表颗粒、感冒舒颗粒等。

防风性温，味辛、甘，归膀胱、肝、脾经。用于感冒风寒，风湿痹痛等证。此外，本品又用于腹痛泄泻，便血、崩漏，一般炒炭应用。本品主要含挥发油、甘露醇、酚类、多糖类及有机酸等。具有解热、抗炎等作用，煎剂对痢疾杆菌、溶血性链球菌等有不同程度的抑制作用。中国药典 2005 年版一部收载的含有防风的成方制剂有九味羌活颗粒、再造丸、消银片等。

羌活性温,味辛、苦,归膀胱、肾经。用于感冒风寒,发热恶寒,风湿痹痛、头痛等证。此外本品祛风湿的作用也甚为显著,为祛风胜湿常用之品,但一般认为本品以风湿痹痛在身半以上者为宜。本品主要含挥发油、呋喃香豆素、氨基酸等。其水溶部分有抗实验性心律失常作用。挥发油亦有抗炎、镇痛、解热作用,并能对抗脑垂体后叶素引起的心肌缺血和增加心肌营养性血流量。中国药典 2005 年版一部收载的含有羌活的成方制剂有九味羌活颗粒、天麻丸、午时茶颗粒等。

第三节　发散风热药

一、发散风热药的应用特点

本类药物性味多为辛凉,发汗解表作用较为缓和,适用于外感风热初起,发热恶寒,而以口渴、咽喉肿痛、舌苔薄白而干或薄黄、脉浮数等热象比较突出的表证为主。至于风热所致的咳嗽与麻疹不透,或疮疡初起具有表证者,也可选用。

二、发散风热药的现代研究

本类药物主要有薄荷、桑叶、菊花、柴胡、葛根等。

薄荷性凉,味辛,归肺、肝经。用于风热感冒、温病初起有表证者,咽喉肿痛,麻疹不透、风疹瘙痒,肝郁气滞、胸闷胁痛等证。本品主要含挥发油,油中主要成分为薄荷醇、薄荷酮、异薄荷酮、薄荷脑等。薄荷油内服可兴奋中枢神经系统,使皮肤毛细血管扩张,促进汗腺分泌,增加散热,而起到发汗解热作用;亦能抑制胃肠平滑肌收缩,具有解痉作用;还能促进呼吸道腺体分泌,对呼吸道炎症有治疗作用。薄荷油外用,能刺激神经末梢的冷感受器而产生冷感,具有消炎、止痛、止痒作用。中国药典 2005 年版一部收载的含有薄荷的成方制剂有小儿清热片、牛黄上清丸、逍遥丸(大蜜丸)等。

桑叶性寒,味甘、苦,归肺、肝经。用于风热感冒、头痛咳嗽,肺热燥咳,肝阳眩晕、目赤昏花等证。此外,本品尚能凉血止血,可用于治疗血热妄行吐血、衄血之证。本品主要含脱皮固酮、芸香苷、桑苷、槲皮素、东莨菪素、东莨菪苷等。煎剂有抑制钩端螺旋体的作用;对多种原因引起的动物高血糖症均有降糖作用。另外,鲜桑叶煎剂对金黄色葡萄球菌、乙型溶血性链球菌等多种致病菌有抑制作用。中国药典 2005 年版一部收载的含有桑叶的成方制剂有天麻首乌片、宝咳宁颗粒、桑菊感冒片等。

菊花性微寒,味甘、苦,归肺、肝经。用于外感风热、发热、恶寒、头痛、目赤肿痛等证。本品主要含挥发油、菊苷、腺嘌呤、黄酮等。其制剂有扩张冠状动脉,增加冠脉血流量，提高心肌耗氧量的作用，并具有降压作用，还能抑制毛细血管通透性而有抗炎作用。其水浸剂或煎剂对金黄色葡萄球菌、多种致病性杆菌及皮肤真菌均有一定抗菌作用，高浓度时，对流感病毒和钩端螺旋体也有抑制作用。中国药典 2005 年版一部收载的含有菊花的成方制剂有杞菊地黄丸、桑菊感冒片、明目地黄丸等。

柴胡性微寒，味苦，归肝、胆经。用于感冒发热，肝气郁结、胁肋疼痛、月经不调，气虚下陷、久泻脱肛等证。此外，本品还可用于治疗疟疾寒热。本品主要含多种柴胡皂苷、槲皮素、柴胡多糖以及挥发油等，具有镇静、安定、镇痛、解热、镇咳等广泛的中枢抑制作用。柴胡皂苷有抗炎作用，并可降低血浆胆固醇，有较好的抗脂肪肝、抗肝损伤、利胆、降转氨酶作用；煎剂对结核杆菌有抑制作用；挥发油还有抗感冒病毒，增强机体免疫的作用。中国药典 2005 年版一部收载的含有柴胡的成方制剂有小儿热速清口服液、柴胡口服液、舒肝和胃丸等。

葛根性凉，味甘、辛，归脾、胃经。用于感冒发热、恶寒，麻疹不透，热病口渴，阴虚消渴，热泻热痢、脾虚泄泻等证。本品主要含黄酮类物质、淀粉等。有明显降压作用，能较好地缓解高血压病人的“项紧”症状；葛根总黄酮能降低心肌耗氧量，增加氧供应；葛根素能抑制血小板凝集。另外，本品还具有明显的解热作用，并有轻微的降血糖作用。中国药典 2005 年版一部收载的含有葛根的成方制剂有葛根芩连片、感冒清热颗粒、脑得生片等。

［**典型方剂**］小青龙合剂：本品由麻黄、桂枝、白芍、干姜、细辛、炙甘草、法半夏、五味子 8 味中药组方而成，具有解表化饮，止咳平喘之功效。临床上多用于风寒水饮，恶寒发热，无汗，喘咳痰稀。

思 考 题

1. 简述解表药的定义及分类。
2. 临床上应如何选用解表药？
3. 解表药临床应用应注意什么问题？
4. 发散风寒药与发散风热药在临床应用上有什么区别？
5. 试举出几味发散风寒药及发散风热药。
6. 中国药典 2005 年版一部收载的含有麻黄的成方制剂有哪些？
7. 中国药典 2005 年版一部收载的含有柴胡的成方制剂有哪些？

参 考 文 献

1. 高学敏. 中药学(第一版). 北京：人民卫生出版社，2000
2. 国家药典委员会. 中华人民共和国药典(2005 年版). 北京：化学工业出版社，2005

第三章 清　热　药

[教学目标]

1. 掌握清热药的含义、分类及临床应用。
2. 熟悉各类清热药的应用特点。
3. 了解各类清热药的现代研究进展。

第一节 概　述

一、清热药的定义

凡以清解里热为主要作用的药物,称为清热药。

本类药物药性寒凉,具有清热泻火、燥湿、凉血、解毒及清虚热等功效。根据清热药主要的作用特点及主治病证方面的差异,将其分为以下五类:清热泻火药、清热燥湿药、清热解毒药、清热凉血药及清虚热药。

二、清热药的临床应用

清热药的药性都属寒凉,按照"热者寒之"的治病法则,本类药物主要用于各种热证.

所谓热证是一个很广泛的概念,它不仅指体温升高的发热,而且也泛指体温虽正常或接近正常,患者常具有某些热证症状,如口干、咽燥、面红、目赤、大便干结、小便短赤、五心烦热、舌红苔黄、脉数等,都属于热证的范畴。热证根据其发病的部位、性质和病情的轻重可分为表热证和里热证两型。表热证的特点是虽有发热,但时有恶寒。有表热证者当用解表药治之。里热证则不同,它是由于外邪内传入里化热,或因内郁化热所致的一类症候群,临床主要表现为发热,不恶寒反恶热,口渴,心烦口苦,呼吸迫促,小便短赤,大便干结或兼有便秘,腹胀,苔黄脉洪,甚至神昏,谵语,发狂等。

使用清热药,首先应辨清热证的阶段、部位及虚实,选择相宜的药物。如热在气分用清热泻火药,热在营血用清热凉血药;胃热用清胃热药,肺热用清肺热药,心热用清心热药,肝热用清肝热药;阴虚内热证用清虚热药。

本类药物药性寒凉,易伤脾胃,凡脾胃气虚,食少便溏、阴虚当慎用,真寒假热之证,禁用清热药。对脾胃虚弱又须清泄者,可适当辅以健脾益胃的药物。里热而有表邪者,须与解表药同用。里热而兼瘀滞、痰湿或证见便秘、咳喘、失血、痉挛、失眠等，则应分别配伍活血、化痰、泻下、止咳平喘、凉血止血、息风止痉、宁心安神的药物。

第二节　清热泻火药

一、清热泻火药的应用特点

本类药物多为甘寒或苦寒之品，主归肺、胃二经，少数药归心经或肝经。能清解气分实热，清热作用较强，适用于高热烦渴、神昏、脉洪实有力、苔黄或燥等里热炽盛的症候。对于体质虚弱的患者使用本类药物时，当考虑照顾正气，勿令伐太过，必要时可与补虚药配伍应用。

二、清热泻火药的现代研究

本类药物主要有石膏、知母、栀子等。均可用于实热证。

石膏性大寒，味辛、甘，入肺、胃经。用于壮热烦渴，肺热咳喘，胃火牙痛等证，外用治疗疮疡不敛。本品主要成分为含水硫酸钙（$CaSO_4 \cdot 2H_2O$），尚含有机物、硫化物及多种微量元素，具有解热，缩短凝血时间，促进胆汁排泄，利尿和抗病毒等作用。中国药典 2005 年版一部收载的含有石膏的成方制剂有小儿感冒茶、小儿清热止咳口服液、牛黄解毒丸等。

知母性寒，味苦，入肺、胃、肾经。用于热病烦渴，肺热咳嗽、阴虚燥咳，骨蒸潮热，阴虚消渴、肠燥便秘等证。本品含多种知母皂苷、知母多糖、芒果苷等，有明显的解热、祛痰、利尿、降血糖作用。煎剂对痢疾杆菌、肺炎双球菌等多种致病菌均有不同程度的抑制作用。中国药典 2005 年版一部收载的含有知母的成方制剂有止嗽化痰丸、分清五淋丸等。

栀子性寒，味苦，入心、肝、肺、胃经。用于热病烦闷，湿热黄疸，血热吐衄等证，外用于疮疡肿毒、跌打损伤。本品含栀子苷、栀子素、去羟栀子苷和藏红花素、藏红花酸、熊果酸等。煎剂及醇提取液有利胆作用，能促进胆汁分泌，并能降低血中胆红素，可促进血液中胆红素迅速排泄，对溶血性链球菌和皮肤真菌有抑制作用，有解热、镇痛、镇静、降压及止血作用。中国药典 2005 年版一部收载的含有栀子的成方制剂有小儿肝炎颗粒、牛黄上清丸、龙胆泻肝丸。

第三节　清热燥湿药

一、清热燥湿药的应用特点

本类药物味多苦寒，归经较广，有清热燥湿之功效。用于湿热内证及火热证，如心烦口苦、小便短赤、泄泻、痢疾、黄疸、关节肿痛、耳肿疼痛流脓等病证。

本类药物一般不适用于津液亏耗或脾胃虚弱等证，如须使用，亦应分别配伍养阴药或益胃药同用。此外，本类药物多兼泻火、解毒作用，可用治热证、火证及痈肿疮毒。

二、清热燥湿药的现代研究

本类药物主要有黄芩、黄连、黄柏、苦参等。

黄芩性寒，味苦，归肺、胃、胆、大肠经。用于湿温暑湿、湿热痞闷、黄疸泻痢，肺热咳嗽、热病烦渴，痈肿疮毒、咽喉肿痛，血热吐衄，胎热不安等证。本品主要含黄芩苷、黄芩素、汉黄芩苷、汉黄芩素等。煎剂在体外有较广的抗菌谱，对多种致病菌均有抑制作用。此外，还有解热、降压、利尿、镇静、利胆、保肝、降低毛细血管通透性，以及抑制肠道蠕动等功能。中国药典2005年版一部收载的含有黄芩的成方制剂有牛黄上清丸、牛黄解毒丸、双黄连口服液、龙胆泻肝丸。

黄连性寒，味苦，归心、脾、胃、肝、胆、大肠经。用于胃肠湿热、泻痢呕吐，热盛火炽、高热烦躁，痈肿疔毒、皮肤湿疮、耳目肿痛等证。本品主要含小檗碱、黄连碱、巴马亭、药根碱、木兰碱等多种生物碱。本品抗菌谱广，对痢疾杆菌、伤寒杆菌、绿脓杆菌、大肠杆菌、白喉杆菌、百日咳杆菌、结核杆菌、葡萄球菌、脑膜炎双球菌、溶血性链球菌、肺炎双球菌等均有较显著的抑制作用，对钩端螺旋体、阿米巴原虫、滴虫、流感病毒及多种致病性皮肤真菌也有抑制作用，其中对痢疾杆菌的抑制作用最强。本品亦有降压、利胆、解热、镇静、镇痛、抗利尿、局部麻痹等作用。此外，对血管平滑肌有松弛作用，对子宫、膀胱、肠胃道平滑肌都呈兴奋作用。中国药典2005年版一部收载的含有黄连的成方制剂有双黄连口服液、小儿化毒散、石斛夜光丸等。

黄柏性寒，味苦，归肾、膀胱经。用于湿热带下、热淋脚气、泻痢黄疸，疮疡肿痛、湿疹湿疮，阴虚发热、盗汗遗精等证。本品含小檗碱、黄柏碱等多种生物碱。本品抗菌谱广，对痢疾杆菌、伤寒杆菌、结核杆菌、金黄色葡萄球菌、溶血性链球菌等多种致病细菌均有抑制作用，对某些皮肤真菌、钩端螺旋体、乙肝表面抗原也有抑制作用。另外，还有利胆、利尿、降压、解热等作用。中国药典2005年版一部收载的含有黄柏的成方制剂有小儿肝炎颗粒、牛黄上清丸、分清五淋丸等。

苦参性寒，味苦，归心、肝、胃、大肠、膀胱经。用于湿热泻痢、黄疸尿赤，带下阴痒、湿疹疥癣、小便不利等证。本品活性成分为苦参碱、羟基苦参碱、苦参烯碱、别苦参碱、甲基野靛碱等多种生物碱，另含黄酮类化合物。本品具有抗心律失常作用，可增加冠脉流量，保护心肌缺血及降血脂。煎剂对结核杆菌、痢疾杆菌、金黄色葡萄球菌、大肠杆菌均有抑制作用，对多种皮肤真菌也有抑制作用。此外，还有利尿、抗炎、抗过敏、镇痛及平喘、祛痰作用。中国药典2005年版一部收载的含有苦参的成方制剂有四味土木香散、消银片、清肺抑火丸等。

第四节　清热解毒药

一、清热解毒药的应用特点

本类药物于清热泻火之中更长于解毒作用，主要适用于痈肿疔疮、丹毒、瘟毒发斑、痄腮、咽喉肿痛、热毒下痢、虫蛇咬伤、癌肿、水火烫伤以及其他急性热病。

由于各药性能不同，临床应用时，应根据各种证候的不同表现及兼证，结合具体药物的特点，有针对性地选择应用，并进行适当配伍。若热毒在血分，可与凉血药配合应用；火热炽盛，可与泻火药配合应用；挟湿者，可与燥湿药配合应用。此外，痢疾里急后重，宜配行气药；疮痈属虚者，宜配补益药等。但发斑、疮疡、喉痹、痢疾等疾患，而属于阴证、寒证者，则不宜使用清热解毒药。

本类药物药性寒凉，中病即止，不可连服，以免伤及脾胃。

二、清热解毒药的现代研究

本类药物主要有金银花、连翘、大青叶、板蓝根等。

金银花性寒，味甘，归肺、心、胃经。用于痈肿疔疮，外感风热，温病初起，热毒血痢等证。本品除含有绿原酸和异绿原酸外，还含有裂环马钱素、獐牙菜苷、马钱素、马钱酸、新环烯醚萜苷等 30 多种成分。本品具有广谱抗菌作用以及明显的抗炎、解热作用。另外，本品还有一定的降低胆固醇作用。中国药典 2005 年版一部收载的含有金银花的成方制剂有小儿热速清口服液、小儿解表颗粒、双黄连口服液。

连翘性微寒，味苦，归肺、心、小肠经。用于痈肿疮毒、瘰疬痰核，外感风热、温病初起，热淋涩痛等证。本品含三萜皂苷，果皮含甾醇、酚性成分、生物碱、皂苷、齐墩果酸、香豆精类，还有丰富的维生素 P 及少量挥发油。本品有广谱抗菌作用，抗炎作用明显。本品所含齐墩果酸有强心、利尿及降血压作用；维生素 P 可降低血管通透性及脆性，防止溶血。煎剂有镇吐、抗肝损伤作用。中国药典 2005 年版一部收载的含有连翘的成方制剂有小儿解表颗粒、双黄连口服液、感冒退热颗粒等。

大青叶性寒，味苦，归心、胃经。用于热入营血、温毒发斑，喉痹口疮、丹毒痈肿等证。本品主要含菘蓝苷，并含芥苷、新芥苷、游离吲哚醇及氧化酶等。有抗菌、抗病毒、解热、抗炎等作用。中国药典 2005 年版一部收载的含有大青叶的成方制剂有小儿金丹片、利咽解毒颗粒、感冒退热颗粒等。

板蓝根性寒，味苦，归心、胃经。用于温热病发热、头痛、喉痛，或温毒发斑、痄腮、痈肿疮毒、丹毒、大头瘟疫等多种热毒炽盛之证。本品含靛蓝、靛玉红、β-谷甾醇、棕榈酸、尿苷、次黄嘌呤、尿嘧啶、青黛酮和胡萝卜苷等。本品对多种革兰氏阳性菌、革兰氏阴性菌及病毒均有抑制作用，可增强免疫功能。中国药典2005年版一部收载的含有板蓝根的成方制剂有小儿热速清口服液、小儿清热止咳口服液、板蓝根颗粒等。

第五节　清热凉血药

一、清热凉血药的应用特点

本类药物多为苦甘咸寒之品，具有清解营分、血分热邪的作用，主要用于温热病热入营血，症见舌绛、烦躁、神昏谵语，或血热妄行的吐血、衄血及血热发斑发疸等。热入营血，易伤阴耗液，故热病伤阴时，可与滋阴药配伍应用。本类药一般用于热在血分的病证，如果气血两燔，可与清热泻火药同用。

二、清热凉血药的现代研究

本类药物主要有地黄、牡丹皮、赤芍等。

地黄性寒，味甘、苦，归心、肝、肾经。用于热入营血、口干舌绛，血热妄行、斑疹吐衄、津伤口渴、内热消渴等证。本品含β-谷甾醇、地黄素、甘露醇、生物碱、维生素A等，另含糖类、氨基酸等，有一定的强心、利尿、升高血压、降低血糖作用。生地黄提取物能促进血液凝固。地黄煎剂还有保护肝脏，防止肝糖原减少的作用，并有一定的抗辐射损伤作用。中国药典2005年版一部收载的含有地黄的成方制剂有牛黄上清丸、利咽解毒颗粒、六味地黄丸等。

牡丹皮性微寒，味苦、辛，归心、肝、肾经。用于斑疹吐衄，夜热早凉、无汗骨蒸，经闭痛经，痈肿疮毒、跌扑伤痛等证。本品主要含牡丹皮原苷、丹皮酚、芍药苷、羟基芍药苷、苯甲酰芍药苷及挥发油。中国药典2005年版一部收载的含有牡丹皮的成方制剂有知柏地黄丸、杞菊地黄丸等。

赤芍性寒，味苦，归肝经。用于温毒发斑、吐血衄血，目赤肿痛、肝郁胁痛，经闭痛经、癥腹痛、跌扑伤痛、痈肿疮疡等证。本品含芍药苷、丹皮酚、苯甲酸、鞣质、树脂、挥发油、β-谷甾醇、三萜类等。本品能扩张冠状动脉，提高耐缺氧能力，有抗血小板凝集、抗血栓形成、抗实验性心肌缺血、改善微循环及降低门脉高压作用。芍药苷具有镇静、抗炎、镇痛、解热及抗惊厥、抗溃疡和降压作用，对多种病原微生物有不同程度的抑制作用。中国药典2005年版一部收载的含有赤芍的成方制剂有小儿化毒散、牛黄上清丸、抗感颗粒等。

第六节　清虚热药

一、清虚热药的应用特点

本类药物性多寒凉,具有凉血退虚热的作用。主要用于肝肾阴虚、虚火内扰所致的骨蒸潮热、手足心热、低热不退、虚烦不寐、盗汗遗精、舌红少苔、脉细而数等证。亦可用于温热病后期,邪热未尽,伤阴劫液,而致夜热早凉、热退无汗、舌质红绛、脉象细数等证。常与生地、麦冬、鳖甲、龟板类等养阴药同用。

二、清虚热药的临床应用

本类药物主要有青蒿、地骨皮等。

青蒿性寒,味苦辛,归肝、胆经。用于温邪伤阴、夜热早凉、阴虚发热、劳热骨蒸、感受暑邪、发热头痛口渴等证。本品含青蒿素、青蒿酸、青蒿醇等倍半萜类,并含有多种黄酮类、香豆素类及挥发性成分。青蒿乙醚提取物、稀醇浸膏及青蒿素,对鼠疟、猴疟、人疟均有显著抗疟作用,有一定降压解热及抑制皮肤真菌的作用。挥发油有镇咳、祛痰、平喘作用。中国药典 2005 年版一部收载的含有青蒿的成方制剂有消食退热糖浆、安坤赞育丸等。

地骨皮性寒,味甘,归肺、肝、肾经。用于阴虚发热、消渴及虚火牙痛,肺热咳喘,血热出血等证。本品含甜菜碱、β－谷甾醇及亚油酸等成分,此外还含桂皮酸、多种酚类物质等。水、醇提取物对发热家兔有解热作用。煎剂有降血压、降血糖等作用,并有降血清胆固醇及兴奋子宫作用,对伤寒杆菌、甲型副伤寒杆菌、福氏痢疾杆菌有较强抑制作用。中国药典 2005 年版一部收载的含有地骨皮的成方制剂有小儿感冒茶、小儿感冒颗粒、益气养血口服液等。

[**典型方剂**] 双黄连口服液：本品由金银花、黄芩、连翘 3 味中药组方而成。具有疏风解表,清热解毒之功效。临床上多用于外感风热所致的感冒,症见发热、咳嗽、咽痛。

现代药理学研究表明本品能抗多种病原微生物,具有广谱的杀菌作用及抗炎、抗过敏作用,可显著增强细胞免疫和体液免疫作用,对病毒也具有较强的抑制作用,并能中和细菌产生的内毒素,同时具抗感染及免疫调节双重作用。

思　考　题

1. 试述清热药的定义。
2. 临床上应当如何选用清热药?
3. 清热药可分为哪几类?各有什么作用?用于何证?
4. 清热解毒药在应用时应当如何选择、配伍?

5. 中国药典2005年版一部收载的含有黄连的成方制剂有哪些?
6. 中国药典2005年版一部收载的含有金银花的成方制剂有哪些?

参考文献

关澍男,武达.双黄连口服液临床应用研究进展.中医药信息,2005,22(4):38~39

第四章　泻　下　药

[教学目标]

1. 掌握泻下药的含义、分类及临床应用。
2. 熟悉各类泻下药的应用特点。
3. 了解各类泻下药的现代研究进展。

第一节　概　　述

一、泻下药的定义

凡能引起腹泻或润滑大肠,促进排便的药物,称为泻下药。

本类药物多为沉降之品,主归大肠经,主要作用是泻下通便,以排除胃肠积滞、燥屎及有害物质(毒、瘀、虫等);或清热泻火,使体内热毒火邪通过泻下得到缓解或清除;或逐水退肿,使水湿停饮随从大小便排除,达到祛除停饮、消退水肿的目的。主要适用于胃肠积滞,大便秘结,实热内盛及水肿停饮等里实证。

根据本类药物的作用特点及适应证的不同,可分为攻下药、润下药及峻下逐水药三类。其中攻下药和峻下逐水药泻下作用峻猛,尤以后者为甚;润下药能润滑肠道,作用缓和。

二、泻下药的临床应用

使用本类药物,应根据里实证的兼证及病人的体质,进行配伍选择,里实兼表邪者,当先解表后攻里,必要时可与解表药同用,以求表里双解;里实而正虚者,应与补虚药同用,以攻补兼施,使攻邪而不伤正;腹满胀痛者,则配合行气药同用;属热积者,则与温里药同用。

攻下药、峻下逐水药作用峻猛,有的具有毒性,易伤正气及脾胃,故年老体弱、脾胃虚弱者当慎用;妇女胎前产后及月经期应当忌用。使用时当奏效即止,慎勿过量,以免损伤胃气。

应用作用峻猛而有毒性泻下药时,一定要严格炮制法度,控制用量,避免中毒,确保用药安全。

第二节　攻　下　药

一、攻下药的应用特点

本类药物多为苦寒之品，其性沉降，主入胃、大肠经。具有较强的泻下通便作用，并能清热泻火。主要适用于大便秘结，燥屎坚结及实热积滞之证。应用时常辅以行气药、清热药，以加强泻下、消除胀满及清热作用；若治冷积便秘者，当配伍温里药。

具有较强清热泻火作用的攻下药，还可用于热病高热神昏、谵语发狂及火热上炎所致的头痛、目赤、咽喉肿痛、牙龈肿痛以及火热炽盛所致的吐血、衄血、咯血等上部出血证。上述病证，无论有无便秘，应用本类药物，均可清除实热，或导热下行，起到“釜底抽薪”的作用。

此外，对痢疾初起，下痢后重，或饮食积滞，泻而不畅之证，可适当配用本类药物，以攻逐积滞，消除病因。对肠道寄生虫病，本类药与驱虫药同用，可促进虫体的排出。

以攻下药为主，配合清热解毒药、活血祛瘀药，治疗胆结石、胆道蛔虫证、胆囊炎、急性胰腺炎、肠梗阻等急腹证，取得良好的疗效。

二、攻下药的现代研究

本类药物主要有大黄、芒硝、番泻叶、芦荟等。

大黄性寒，味苦，归脾、胃、大肠、肝、心包经。用于胃肠积滞，大便秘结，为治疗积滞便秘之要药，尤宜于热结便秘；还可用于血热妄行之出血证，及火热上炎之目赤咽痛、口舌生疮、牙龈肿痛等证。本品主要含蒽醌衍生物、鞣质、有机酸等。泻下成分为蒽醌类，能增加肠蠕动，抑制肠内水分吸收，促进排便。本品有抗感染作用，对多种革兰氏阳性菌和阴性菌都有抑制作用，还有抗血栓形成、抗实验性胃溃疡、利胆、保肝、降压、止血和降低血清胆固醇等作用。中国药典2005年版一部收载的含有大黄的成方制剂有三黄片、大黄清胃丸、妇科通经丸等。

芒硝性寒，味苦、咸，归胃、大肠经。用于实热积滞，大便燥结。外用可清热泻火，消肿止痛，用于咽痛、目赤、口疮及痈肿疮疡。本品主要含结晶硫酸钠（$Na_2SO_4 \cdot 10H_2O$），不易被肠壁吸收，口服后在肠内形成高渗盐溶液，使肠内保持大量水分，又刺激肠壁，促进肠蠕动而致泻，并有抗炎、利尿、抑制大肠癌发生等作用。中国药典2005年版一部收载的含有芒硝的成方制剂有木香槟榔丸、利胆排石片等。

番泻叶性寒，味甘、苦，归大肠经。用于热结便秘，习惯性便秘及老人便秘。

大多单用泡服，小剂量缓泻，大剂量则攻下。近年来，广泛用于 X 射线腹部拍片及腹部、肛门疾病手术前，以清洁肠道。本品含蒽醌类衍生物，其主要成分为番泻苷、芦荟大黄素葡萄糖苷、大黄酸葡萄糖苷等，具有泻下作用，对多种致病菌如葡萄球菌、大肠杆菌等及皮肤真菌有抑制作用。中国药典 2005 年版一部收载的含有番泻叶的成方制剂有荷丹片等。

芦荟性寒，味苦，归肝、胃、大肠经。用于热结便秘，肝经实火等证。还可用于小儿疳积。外用可治疗癣疮。本品含蒽醌类衍生物，主要为芦荟大黄素苷、芦荟大黄素等，并含少量挥发油。具有泻下、抑菌、抗肿瘤、保肝等作用。中国药典 2005 年版一部收载的含有芦荟的成方制剂有当归龙荟丸等。

第三节 润 下 药

一、润下药的应用特点

本类药物多为植物种子和种仁，富含油脂，性平，味甘质润，多归脾、大肠经，能润滑大肠，使大便软化，易于排出。其泻下力缓，部分药物兼有滋补作用。适用于年老津枯、产后血虚、热病伤津及失血等所致的肠燥津枯便秘。

使用本类药物还应根据不同病情，配伍其他药物。如热盛津伤便秘者，应配养阴清热药；血虚便秘者，配补血药；兼气滞者，配伍行气药同用。

二、润下药的现代研究

本类药物主要有火麻仁、郁李仁等。

火麻仁性平，味甘，归脾、胃、大肠经。用于肠燥便秘，能润肠通便，兼有滋养补虚之功。本品主要含脂肪油、蛋白质、维生素、甾醇等。具有润滑肠道及降压作用，并能抑制大鼠血清胆固醇的升高。中国药典 2005 年版一部收载的含有火麻仁的成方制剂有麻仁丸、麻仁润肠丸等。

郁李仁性平，味辛、苦、甘，归脾、大肠、小肠经。用于肠燥便秘，水肿胀满，脚气浮肿等证。本品含苦杏仁苷、脂肪油、挥发性有机酸、粗蛋白质纤维素等，具有泻下、抗炎和镇痛等作用。

第四节 峻下逐水药

一、峻下逐水药的应用特点

本类药物大多苦寒有毒，泻下作用峻猛，服药后能引起剧烈腹泻，部分药物还兼有利尿作用，能使体内潴留的水液随从二便排出。适用于水肿、臌胀、胸腹积水及痰饮喘满等正气未衰之证。

本类药物有毒而力峻,易于损伤正气,临床应用当中病即止,不可久服。体虚者慎用,孕妇禁用。对水肿、腹水属于邪实而正虚者,在使用本类药物时,要注意处处固护正气,可采取先补后攻或攻补兼施的方法施治。并且应当注意本类药物的炮制、剂量、用法及禁忌等方面的特殊内容,以确保用药安全有效。

二、峻下逐水药的现代研究

本类药物主要有甘遂、商陆、巴豆等。

甘遂性寒,味苦,有毒,归肺、肾、大肠经。用于水肿,臌胀,胸胁停饮等证,为泻水逐饮之峻品。本品尚有逐痰涎作用,可用于风痰癫痫之证。单用本品研末水调外敷,可治疮痈肿毒。本品含大戟酮、甘遂醇、大戟醇、大戟二烯醇,此外,尚含棕榈酸、柠檬酸、鞣质、树脂等。生甘遂作用较强,但毒性亦较大,可引起呼吸困难、血压下降等,醋制后其泻下作用和毒性均有所减轻。此外本品尚有抑制免疫功能以及抗生育作用。中国药典 2005 年版一部收载的含有甘遂的成方制剂有控涎丸等。

商陆性寒,味苦,有毒,归肺、脾、肾、大肠经。用于水肿胀满,大便秘结、小便不利。外用有消肿散结和解毒之效,用于疮痈肿毒。本品含商陆碱、三萜皂苷、甾族化合物和大量硝酸钾。本品有明显的祛痰、镇咳及利尿作用,对痢疾杆菌、肺炎双球菌、流感杆菌有不同程度的抑制作用。

巴豆性热,味辛,有大毒,归胃、大肠经。用于寒积便秘急证,亦可用于腹水臌胀,寒实结胸及喉痹痰阻。外用有蚀腐肉、疗疮毒作用,可用于痈肿成脓未溃及疥癣恶疮。本品主要含巴豆油,此外尚含有巴豆毒素、巴豆苷等。巴豆油对皮肤有强烈的刺激作用,口服半滴至 1 滴,即能产生口腔及胃黏膜的烧灼感及呕吐,短时期内可有多次大量水泻,伴有剧烈腹痛和里急后重。巴豆油、巴豆树脂和巴豆醇脂类有弱的致癌活性。中国药典 2005 年版一部收载的含有巴豆的成方制剂有妇科通经丸等。

［**典型方剂**］三黄片:本品由大黄、黄芩浸膏、盐酸小檗碱组方而成。具有清热解毒、泻火通便之功效。临床上多用于三焦热盛所致的目赤肿痛、口鼻生疮、咽喉肿痛、牙龈肿痛、心烦口渴、尿黄、便秘;亦用于急性胃肠炎,痢疾。

药理研究证明,三黄片能显著增强小鼠小肠推进和泻下作用;能降低小鼠腹腔毛细血管通透性,对抗醋酸和二甲苯引起的炎症反应;对金黄色葡萄球菌、甲型链球菌、白喉杆菌、大肠杆菌等 14 种细菌均有较强的抑制作用。临床广泛应用于肠炎、牙痛、外科疮疡及其他感染的治疗。

思　考　题

1. 试述泻下药的概念。

2. 泻下药分为哪几类,各有何作用特点?
3. 使用泻下药时应注意哪些问题?
4. 试列举几味攻下药。
5. 试列举几味峻下逐水药。
6. 试列举几味能治疗疮痈肿毒的泻下药。
7. 中国药典2005年版一部收载的含有大黄的成方制剂有哪些?

参 考 文 献

王林,郭胜典,李迎春,等. 三黄片对胃肠运动、抗炎抗菌作用的研究. 中成药,1992,14(6):30~32

第五章　祛风湿药

[教学目标]

1. 掌握祛风湿药的含义、分类及临床应用。
2. 熟悉各类祛风湿药的应用特点。
3. 了解各类祛风湿药的现代研究进展。

第一节　概　述

一、祛风湿药的定义

凡以祛除风湿,解除痹痛为主要作用的药物,称为祛风湿药。

本类药物主要具有祛风散寒除湿的作用。可祛除留着于肌表、经络的风湿,适用于风寒湿邪所致的肌肉、经络、筋骨、关节等处疼痛、重着、麻木和关节肿大、筋脉拘挛、屈伸不利等证。部分药物还分别具有舒筋活络、止痛及强筋骨等作用。

根据药性、功效特点,本类药物可分为祛风湿散寒药、祛风湿清热药、祛风湿强筋骨药三类。

二、祛风湿药的临床应用

应用本类药物时,应根据痹证的类型、病程新久、邪犯部位的不同,选用适宜的药物进行相应的配伍。如感邪初期,病邪在表,多配解表药;病邪入里,肝肾虚损,腰膝酸软无力,当选用强筋骨的祛风湿药,配补肝肾之药;病邪入络、血凝气滞,宜选善能祛风的祛风湿药,佐以活血养血之品;湿邪偏重,宜选温燥的祛风湿药,佐以燥湿、利湿健脾药;寒湿偏重,宜选散寒止痛的祛风湿药,佐以通阳温经活血之品;郁久化热、关节红肿,宜选用寒凉的祛风湿药,佐以凉血清热药;久病体虚,抗病能力不足者,应与补益气血药同用,以助正气而祛邪外出。

痹证多属慢性疾病,为服用方便,可作酒剂或丸剂经常服用。酒剂还能增强祛风湿药的功效。

本类药物辛温香燥,易耗伤阴血,故阴虚血亏者应慎用。

第二节 祛风湿散寒药

一、祛风湿散寒药的应用特点

本类药物味多辛、苦,性温,主归肝、脾、肾经。辛以祛风,苦以燥湿,温以胜寒。具有祛风湿、散寒止痛、舒筋通络等作用,适用于风湿痹痛属寒者。用于风湿热痹,可配伍清热药同用。

二、祛风湿散寒药的现代研究

本类药物主要有独活、威灵仙、川乌、木瓜等。

独活性微温,味辛、苦,归肾、膀胱经。用于风湿痹痛,风寒表证兼有湿邪者。本品主要含黄酮类化合物、挥发油等。具有抗炎、镇静、镇痛及催眠等作用,并能直接扩张血管,降低血压,同时有兴奋呼吸中枢的作用。中国药典 2005 年版一部收载的含有独活的成方制剂有壮骨关节丸、祛风止痛片、疏风定痛丸等。

威灵仙性温,味辛、咸,归膀胱经。用于风湿痹痛、诸骨哽喉等证。本品含白头翁素和白头翁醇、皂苷等,具有镇痛、抗利尿作用。醋浸液对鱼骨刺有一定软化作用,并使局部肌肉松弛,促使骨刺脱落。煎剂有明显的抗菌作用,对革兰氏阳性及阴性菌、霉菌均有较强的抑制作用。中国药典 2005 年版一部收载的含有威灵仙的成方制剂有中风回春片、祛风止痛片、祛风舒筋丸等。

川乌性热,味辛、苦,有大毒,归心、肝、肾、脾经。用于风寒湿痹、风湿冷痛,跌打伤痛等。本品含多种生物碱,主要是乌头碱、异乌头碱、次乌头碱、素馨乌头碱等。乌头碱有镇痛、镇静、局部麻痹等作用,对动物实验性"关节炎"有消炎作用。次乌头碱和乌头原碱对于因注射菌苗而引起发热的家兔有解热作用,但对正常体温无影响。乌头煎剂及总碱能引起麻醉猫的冠状动脉血流量增加,小剂量乌头碱使心跳减慢,大剂量则引起心律不齐,甚至心室颤动。中国药典 2005 年版一部收载的含有川乌的成方制剂有祛风舒筋丸、小活络丸、狗皮膏等。

木瓜性温,味酸,归肝、脾经。用于风湿痹痛,吐泻转筋等证。此外,本品又为治脚气肿痛要药,尚有消食作用,可用于消化不良证。本品主要含齐墩果酸、苹果酸等,具有保肝、抑菌作用,对关节炎有显著的消肿作用。中国药典 2005 年版一部收载的含有木瓜的成方制剂有木瓜丸、六合定中丸、祛风舒筋丸等。

第三节 祛风湿清热药

一、祛风湿清热药的应用特点

本类药物味多辛、苦,性寒,归肝、脾、肾经,辛散苦泄寒清,故多具有祛风胜湿、通络止痛、清热消肿等作用。适用于风湿热痹、关节红肿热痛诸证。亦可配合温经散寒药物，用于风寒湿痹证。

二、祛风湿清热药的现代研究

本类药物主要有秦艽、穿山龙等。

秦艽性平，味辛、苦，归胃、肝、胆经。用于风湿痹痛，筋脉拘挛，手足不遂，骨蒸潮热，湿热黄疸等证。本品主要含秦艽生物碱、龙胆苦苷，另含挥发油及糖类。本品具有镇痛、解热、降血压、升高血糖等作用，此外还具有抗菌、利尿等作用。水浸剂对皮肤真菌有不同程度的抑制作用。乙醇浸液对炭疽杆菌、副伤寒杆菌、痢疾杆菌、葡萄球菌、肺炎双球菌等均有抑制作用。中国药典 2005 年版一部收载的含有秦艽的成方制剂有安坤赞育丸、祛风舒筋丸、骨刺消痛片等。

穿山龙性温，味甘、苦，归肝、肺经。用于风湿关节痛及关节扭伤、腰腿痛，热痰咳嗽等证。本品含薯蓣皂苷等多种甾体皂苷。具有镇咳、祛痰、平喘作用。能显著降低兔血胆甾醇及血压，延缓心率，增强心收缩振幅，增加尿量，降低 β/α 脂蛋白比例，改善冠状动脉循环。中国药典 2005 年版一部收载的含有穿山龙的成方制剂有祛风舒筋丸、骨刺消痛片等。

第四节　祛风湿强筋骨药

一、祛风湿强筋骨药的应用特点

本类药物味多苦、甘，性温，归肝、肾经，苦燥，甘温补益，具有祛风湿、补肝肾、强筋骨等作用。主要用于风湿日久累及肝肾所致的腰膝酸软无力、疼痛等风湿痹证。亦可用于肾虚腰痛、骨痿及中风后半身不遂等证。

二、祛风湿强筋骨药的现代研究

本类药物主要有五加皮、桑寄生、狗脊等。

五加皮性温，味辛、苦，归肝、肾经。用于风湿痹痛，四肢拘挛，肝肾不足，腰膝软弱及小儿行迟等证。本品含挥发油、鞣质、棕榈酸、亚麻仁油酸及维生素 A、维生素 B_1 等。本品具有抗炎、镇痛作用，还有祛痰和镇咳作用。中国药典 2005 年版一部收载的含有五加皮的成方制剂有国公酒等。

桑寄生性平，味苦、甘，归肝、肾经。用于风湿痹痛，腰膝酸痛，胎漏下血、胎动不安等证。本品含广寄生苷等黄酮类。本品具有降压、镇静、利尿作用，还能舒张冠状血管，增加冠脉流量，对脊髓灰质炎病毒有抑制作用。中国药典 2005 年版一部收载的含有桑寄生的成方制剂有平肝舒络丸、壮骨关节丸、调经促孕丸、舒筋活络酒等。

狗脊性温,味苦、甘,归肝、肾经。用于风湿痹痛、腰痛脊强、不能俯仰、足膝软弱,肾气不固之遗尿、白带过多。本品含淀粉、鞣质类等。中国药典2005年版一部收载的含有狗脊的成方制剂有壮骨关节丸、抗骨增生丸、龟鹿补肾丸、颈痛灵药酒等。

[**典型方剂**] 祛风止痛片:本品由老鹳草、槲寄生、续断、威灵仙、独活、制首乌、红花7味中药组方而成。具有祛风寒,补肝肾,壮筋骨之功效。临床上多用于风寒湿邪闭阻、肝肾亏损所致的痹病,症见关节肿胀、腰膝疼痛、四肢麻木。

思考题

1. 何谓祛风湿药?有什么作用?
2. 祛风湿药可分为哪几类?各有什么特点?
3. 中国药典2005年版一部收载的含有威灵仙的成方制剂有哪些?
4. 中国药典2005年版一部收载的含有川乌的成方制剂有哪些?
5. 中国药典2005年版一部收载的含有狗脊的成方制剂有哪些?

参考文献

国家药典委员会.中华人民共和国药典(2005年版).北京:化学工业出版社,2005

第六章　芳香化湿药

[教学目标]

1. 掌握芳香化湿药的含义及临床应用。
2. 熟悉芳香化湿药的应用特点。
3. 了解芳香化湿药的现代研究进展。

第一节　芳香化湿药的定义及应用特点

凡功能化除湿浊,醒悦脾胃的药物,称为化湿药。

化湿药,大多气味芳香,故又称为"芳香化湿药"。此类药物可以使湿化除,从而解除湿困脾胃的症状,所以又称为"化湿醒脾药"或"化湿悦脾药"。此类药物大都辛温,归脾、胃经,性属温燥或偏于温燥。

脾胃为后天之本,主运化,喜燥而恶湿,爱暖而悦芳香,易为湿邪所困,湿困脾胃则脾胃功能失常。化湿药能宣化湿浊,醒悦脾胃而使脾运复健,故在临床应用上具有重要意义。

化湿药主要适用于湿困脾胃、身体倦怠、脘腹胀闷、口甘多涎、大便溏薄、舌苔白腻等证。此外,对湿温、暑湿诸证亦有治疗作用。

第二节　芳香化湿药的现代研究

本类药物主要有广藿香、苍术、厚朴、砂仁、豆蔻等。

广藿香性微温,味辛,归脾、胃、肺经。用于湿阻脾胃、脘腹胀满、湿温初起、暑湿证等证,为芳化湿浊、解暑之要药。还可用于恶寒发热、胸脘满闷、呕吐、泄泻等证。本品主要含挥发油,油中主要成分为广藿香醇和刺蕊草醇,能促进胃液分泌,增强消化力,对胃肠有解痉作用,有防腐和抗菌作用。此外,尚有收敛止泻、扩张微血管而略有发汗等作用。中国药典2005年版一部收载的含有广藿香的成方制剂有藿香正气水、暑症片、六合定中丸等。

苍术性温,味辛、苦,归脾、胃、肝经。用于湿阻脾胃、脘腹胀满,寒湿白带,湿温病以及湿热下注、脚膝肿痛、痿软无力等证。本品生用有明目之功,为治夜盲要药。本品主要含挥发油,油中主要成分为苍术醇和茅术醇的混合结晶物。所含挥发油,小剂量呈镇静作用,同时使脊髓反射亢进,大剂量则呈抑制作用。此外本品具有保肝、降血糖等作用。中国药典2005年版一部收载的含有苍术的成方制剂有二妙丸、前列舒丸、越鞠丸等。

厚朴性温，味苦、辛，归脾、胃、肺、大肠经。用于湿阻脾胃、脘腹胀满以及气滞胸腹胀痛，便秘腹胀，痰湿咳嗽、梅核气等证。本品主要含挥发油，也含有少量的厚朴碱及鞣质等。具有抑菌、促进胃肠运动、降血压、抑制血小板聚集等作用。中国药典2005年版一部收载的含有厚朴的成方制剂有开胸顺气丸、香苏正胃丸、舒肝丸等。

砂仁性温，味辛，归脾、胃、肾经。用于湿阻脾胃，脘腹胀满，不思饮食，呕吐泄泻等证，为醒脾和胃之良药，亦可用于脾胃虚寒，腹痛泄泻。本品还有安胎功效，用于妊娠恶阻，胎动不安。本品主要含挥发油，油中主要成分为右旋樟脑、龙脑、乙酸龙脑酯、柠檬烯、橙花叔醇等，并含皂苷。其挥发油有芳香健胃作用，能促进胃酸分泌，可排除消化道积气，故能行气消胀。中国药典2005年版一部收载的含有砂仁的中成药有木香分气丸、香砂六君丸、人参健脾丸等。

豆蔻性温，味辛，归肺、脾、胃经。用于湿阻脾胃、脘腹胀满、不思饮食、胸闷气滞，以及湿温初起、恶心呕吐等证。本品含挥发油，其中主要成分为右旋龙脑及右旋樟脑，能促进胃液分泌，增进胃肠蠕动，制止肠内异常发酵，祛除胃肠积气，故有良好的芳香健胃作用，并能止呕。中国药典2005年版一部收载的含有豆蔻的成方制剂有八味沉香散、六味木香散、四神丸等。

［**典型方剂**］藿香正气水：本品由苍术、陈皮、厚朴（姜制）、白芷、茯苓、大腹皮、生半夏、甘草浸膏、广藿香油、紫苏叶油组方而成。具有解表化湿，理气和中之功效。临床上多用于外感风寒、内伤湿滞或夏伤暑湿所致的感冒，症见头痛昏重、胸膈痞闷、脘腹胀痛、呕吐泄泻及胃肠型感冒见上述症候者。

药理试验表明，本品对离体豚鼠十二指肠的自动收缩及由组胺、乙酰胆碱、氯化钡所引起的回肠收缩均有明显的抑制作用，因而具有解痉作用。体外试验表明，本品对肥大细胞脱颗粒有显著的阻断作用，可防治抗原抗体反应、阻止由炎性介质所致的病理损伤。对金黄色葡萄球菌、甲乙型副伤寒杆菌及痢疾杆菌有明显抑制作用。

思 考 题

1. 试述芳香化湿药的定义。
2. 芳香化湿药的主要适应证有哪些？
3. 试列举几味芳香化湿药。

4. 广藿香的主要适应证有哪些？
5. 试列举几个中国药典2005年版一部收载的含有苍术的成方制剂。
6. 试列举几个中国药典2005年版一部收载的含有砂仁的成方制剂。

参考文献

姜全林. 藿香正气水的药理作用、临床运用及其处方组成. 中成药,1992,14(7):40～41

第七章　利水渗湿药

[教学目标]

1. 掌握利水渗湿药的含义、分类及临床应用。
2. 熟悉各类利水渗湿药的应用特点。
3. 了解各类利水渗湿药的现代研究进展。

第一节　概　　述

一、利水渗湿药的定义

凡以通利水道，渗泄水湿，治疗水湿内停病证为主要作用的药物，称利水渗湿药。

本类药物味多甘淡平，或寒凉，归经较广，尤擅入膀胱、小肠及五脏。由于其性能特点及临床应用不同，可分为利水消肿药、利尿通淋药和利湿退黄药三类。适用于小便不利、水肿、淋证、黄疸、湿疮、泄泻、带下、湿温、湿痹等水湿所致的各种病证。

二、利水渗湿药的临床应用

利水渗湿药应用时要对症选药，并作适当配伍。水肿骤起有表证者，配宣肺发汗药；水肿日久，脾肾阳虚者，配温补脾肾药；湿热合邪者，配清热药；寒湿相并者，配祛寒药；热伤血络而尿血者，配凉血止血药；至于泄泻、痰饮、湿温、黄疸等，则应分别与健脾、芳香化湿或清热燥湿药配伍。此外，气行则水行，气滞则水停，故利水渗湿药还常与行气药配伍，以提高疗效。

利水渗湿药，易耗伤津液，对阴亏津少、肾虚遗精遗尿，宜慎用或忌用。

第二节　利水消肿药

一、利水消肿药的应用特点

本类药物性味多甘淡平或微寒，淡能渗泄，偏于利水渗湿，服药后能使小便通畅，尿量增多，故具有利尿消肿作用。用于水湿内停之水肿、小便不利，以及泄泻、痰饮等证。

二、利水消肿药的现代研究

本类药物主要有茯苓、薏苡仁、泽泻等。

茯苓性平,味甘、淡,归心、肺、脾、肾经。可用于治寒热虚实各种水肿,尤宜于脾虚水肿,为利水消肿之要药,亦可用于脾虚诸证及心悸、失眠等证。本品含茯苓聚糖、茯苓酸、蛋白质、脂肪、卵磷脂、胆碱、组氨酸、麦角甾醇等。具利尿作用,能增加尿中钾、钠、氯等电解质的排出。此外,还有镇静和降低血糖作用。中国药典2005年版一部收载的含有茯苓的成方制剂有五苓散、参苓白术散、人参健脾丸、天王补心丸等。

薏苡仁性凉,味甘、淡,归脾、胃、肺经。用于小便不利、水肿、脚气及脾虚泄泻、湿痹拘挛、肺痈、肠痈等证。本品主要含薏苡仁油、薏苡仁酯、脂肪油、氨基酸、维生素 B_1 等。具有抑制癌细胞、降血糖、解热、镇静、镇痛等作用。中国药典2005年版一部收载的含有薏苡仁的成方制剂有前列舒丸、参苓白术散及儿康宁糖浆等。

泽泻性寒,味甘,归肾、膀胱经。用于水肿、小便不利、泄泻、淋浊带下及痰饮。本品主要含三萜类化合物、挥发油、生物碱、天门冬素、树脂等。具有利尿、降压、降血糖、抗脂肪肝、降血脂、减肥和抗炎等作用。中国药典2005年版一部收载的含有泽泻的成方制剂有龙胆泻肝丸(水丸)、济生肾气丸、桂附地黄丸、六味地黄丸等。

第三节　利水通淋药

一、利水通淋药的应用特点

本类药物性味多苦寒,或甘淡而寒性较著。主入膀胱、肾经。苦能降泻,寒能清热,故能清利下焦湿热,长于利尿通淋。多用于治小便短赤,热淋、血淋、石淋及膏淋等证。此类药物酌情选用并适当配伍,以提高药效。

二、利水通淋药的现代研究

本类药物主要有车前子、滑石等。

车前子性微寒,味甘,归肝、肾、肺、小肠经。用于小便淋涩、暑湿泄泻、痰热咳嗽及目赤涩痛、目暗昏花、翳障等。本品含车前子酸、车前子苷、黏液质、琥珀酸、车前烯醇、胆碱、脂肪油、维生素A和维生素B等。具有利尿、排石、镇咳、祛痰及抑菌等作用。中国药典2005年版一部收载的含有车前子的成方制剂有排石颗粒、清淋颗粒、八正合剂、分清五淋丸、癃清片等。

滑石性寒,味甘、淡,归膀胱、肺、胃经。用于热淋、石淋,是治湿热淋证常用药。亦用于暑热烦渴,温湿初起,是治暑湿之常用药。外用有清热收湿敛疮作用,用于湿疮,湿疹。本品含硅酸镁、氧化铝、氧化镍等。具有吸附、收敛、止泄的作用,内服能保护肠壁。滑石粉撒布创面形成被膜,有保护创面,吸收分泌物,促进结痂的作用。中国药典2005年版一部收载的含有滑石的成方制剂有八正合剂、妇科分清丸、益元散、防风通圣丸等。

第四节 利湿退黄药

一、利湿退黄药的应用特点

本类药物多苦寒,入脾、胃、肝、胆经。苦泄寒清而利湿、利胆退黄。主要用于湿热黄疸证。若热盛火旺者,可配清热泻火、清热解毒药;湿重者,可与燥湿或化湿药同用。若阴黄寒湿偏重者,则须与温里药配用。

二、利湿退黄药的现代研究

本类药物主要有茵陈、金钱草、虎杖等。

茵陈性微寒,味苦、辛,归脾、胃、肝、胆经。用于黄疸,为治黄疸之要药,亦用于湿温、湿疹、湿疮。本品含挥发油、香豆素、黄酮、有机酸等,油中主要成分为β-蒎烯、茵陈烃、茵陈酮及叶酸。具有利胆、保肝、解热、抗病毒、抗肿瘤、降压等作用。中国药典2005年版一部收载的含有茵陈的成方制剂有护肝片、小儿肝炎颗粒、利胆排石片及颗粒。

金钱草性微寒,味甘、咸,归肝、胆、肾、膀胱经。用于湿热黄疸,石淋、热淋及恶疮肿毒,毒蛇咬伤。本品含酚性成分和甾醇、黄酮类、氨基酸、鞣质、挥发油、胆碱、钾盐等,具有利尿、促进胆汁分泌和排泄、排石、抑菌等作用。中国药典2005年版一部收载的含有金钱草的成方制剂有利胆排石片、复方金钱草颗粒、石淋通片等。

虎杖性微寒,味微苦,归肝、胆、肺经。用于湿热黄疸,淋浊带下,为清热利湿退黄之良药。亦有清热解毒,活血祛瘀止痛之功,用于烧伤,痈肿疮毒,毒蛇咬伤及血瘀经闭,跌打损伤。本品含虎杖苷、黄酮类、大黄素、大黄素甲醚,具有泻下、祛痰止咳、止血、镇痛、抑菌等作用。中国药典2005年版一部收载的含有虎杖的成方制剂有胆宁片、烧伤灵酊、热炎宁颗粒、正骨水等。

[**典型方剂**] 参苓白术散:本品由人参、白术(炒)、茯苓、山药、莲子、薏苡仁(炒)、砂仁、桔梗、白扁豆(炒)、甘草组方而成。具有补脾胃,益肺气之功效。临床上多用于脾胃虚弱、食少便溏、气短咳嗽、肢倦乏力。

现代药理研究发现,方中补虚药人参、白术、甘草及利水渗湿药茯苓、薏苡仁均具有增强机体免疫功能的作用;白术、茯苓同时还具有利尿、抗菌之功;山药具有滋补、止咳、祛痰、脱敏和降血糖的作用；砂仁有抗乙酰胆碱的收缩效应及促进胃液的分泌、增加胃肠蠕动、排除消化道积气的作用。诸药相配构成本方，能兴奋神经系统和肠管，促进胃液分泌、乳糜吸收和新陈代谢，排除消化道积气，增强机体抵抗力和排钠利尿。

思　考　题

1. 试述利水渗湿药的定义。
2. 利水渗湿药可分为哪几类？各有什么作用？
3. 试列举几味利水消肿药。
4. 试列举几味利湿退黄药。
5. 试列举几个中国药典 2005 年版一部收载的含有茯苓的成方制剂。
6. 试列举几个中国药典 2005 年版一部收载的含有茵陈的成方制剂。

参 考 文 献

李琳. 参苓白术散在儿科临床中的运用. 时珍国医国药,2004,15(8):503~504

第八章　温　里　药

［**教学目标**］

1. 掌握温里药的含义及临床应用。
2. 熟悉温里药的应用特点。
3. 了解温里药的现代研究进展。

第一节　温里药的定义

凡以温散里寒、治疗里寒证为主要作用的药物，称为温里药，也称祛寒药。

本类药物味辛而性温热，偏入脏腑经络而走里。主入心、脾、胃、肝、肾经。主要具有温里散寒，温经止痛之功。依其归经不同，各药又有不同的具体功效。入脾胃者，能温中散寒止痛，用于脾胃受寒，呕吐泄泻；入肺经者，能温肺化饮，用于治疗寒痰饮证；入肾经者，能温肾助阳，用于治疗肾阳不足证；入心肾两经者，能温阳通脉，用于心肾阳衰证，可助阳通脉，回阳救逆。

第二节　温里药的临床应用

温里药的应用必须根据不同适应证做适当配伍。如外寒内侵兼有表证者，需配辛温解表药；寒凝经脉、气滞血瘀者，需配行气活血药；寒湿内阻者，需配大补元气药。

本类药物多辛热燥烈，易耗阴动火，剂量不宜过大；凡热证、阴亏、血少及孕妇均应慎用或忌用，气候炎热时慎用。

第三节　温里药的现代研究

本类药物主要有附子、干姜、肉桂、吴茱萸、小茴香等。

附子性大热，味辛、甘，有毒，归心、肾、脾经。用于大汗、大吐、大泻或大出血而致的冷汗自出、四肢厥冷、脉微弱之亡阳证，肾阳不足、畏寒肢冷，脾阳不振、腹痛、便溏，风寒湿痹、周身骨节疼痛等证。本品主要含有单酯类生物碱，如次乌头碱、乌头碱、塔拉胺、苯甲酰中乌头胺、苯甲酰次乌头胺等。有明显的强心作用，可抗心律失常、扩张血管、调节血压、镇痛等。中国药典2005年版一部收载的含有附子的成方制剂有附子理中丸等。

干姜性热，味辛，归脾、胃、肾、心、肺经。用于脾胃虚寒、呕吐泄泻、脘腹冷痛，肾阳不足、阴寒内盛之四肢厥逆、脉微欲绝之亡阳证，肺寒咳嗽证。本品主要含挥发油，其中主要成分为姜烯、水芹烯、姜烯酮等，尚含树脂、淀粉等。具有扩张血管、强心、止呕、抗菌及镇咳祛痰的作用。中国药典2005年版一部收载的含有干姜的成方制剂有十滴水软胶囊、小青龙合剂、四逆汤、附子理中丸等。

肉桂性大热，味辛、甘，归肾、脾、心、肝经。用于肾阳不足所致畏寒肢冷、脾阳不振、脘腹冷痛、食少溏泄等，久病体弱、气衰血少，阴疽色白、漫肿不溃及久溃不敛，寒痹腰痛、经行腹痛等证。本品主要含挥发油（称桂皮油），主要成分为桂皮醛，并含少量乙酸桂皮酯、乙酸苯丙酯等。有扩张血管、促进血液循环、增加冠脉及脑血流量、使血管阻力下降等作用。中国药典2005年版一部收载的含有肉桂的成方制剂有十六味冬青丸、十全大补丸、仲景胃灵丸、石榴健胃散等。

吴茱萸性热，味辛、苦，有小毒，归肝、脾、胃、肾经。用于寒湿滞肝脉所致诸痛证，肝胃不和、呕吐涎沫等证。本品主要含挥发油及多种生物碱。具有镇痛、抗溃疡、降压、止呕作用。中国药典2005年版一部收载的含有吴茱萸的成方制剂有小儿腹泻外敷散、艾附暖宫丸、华佗再造丸等。

小茴香性温，味辛，归肝、肾、脾、胃经。用于寒疝腹痛，睾丸偏坠，胃腹冷痛、中焦虚寒气滞证。本品含挥发油，主要成分为茴香醚、小茴香酮、茴香醛、茴香酸等。具有增强胃肠运动、利胆、镇痛等作用。中国药典2005年版一部收载的含有小茴香的成方制剂有十滴水、十滴水软胶囊。

［**典型方剂**］附子理中丸：本品由附子（制）、党参、白术（炒）、干姜、甘草5味中药组方而成。具有温中健脾之功效。临床上多用于治疗脾胃虚寒，脘腹冷痛，呕吐泄泻，手足不温。

药理研究表明，附子理中丸能增强小鼠的耐寒能力，对醋酸引起的小鼠腹痛有显著的镇痛作用。

思　考　题

1. 试述温里药的定义。
2. 试列举几味温里药，各有什么作用？
3. 中国药典2005年版一部收载的含有附子的成方制剂有哪些？
4. 中国药典2005年版一部收载的含有干姜的成方制剂有哪些？

5. 中国药典2005年版一部收载的含有肉桂的成方制剂有哪些？
6. 中国药典2005年版一部收载的含有吴茱萸的成方制剂有哪些？

参 考 文 献

李东安，王普民，贾冬. 附子理中丸的药理作用研究. 中成药，1990，12(5)：25～26

第九章 理 气 药

[教学目标]

1. 掌握理气药的含义及临床应用。
2. 熟悉理气药的应用特点。
3. 了解理气药的现代研究进展。

第一节 理气药的定义

凡以疏理气机,使气行通畅,治疗气滞、气逆证的药物称为行气药,也称作理气药。其中作用强的药物又称作破气药。

本类药物大多辛香苦温,主归脾、胃、肺、肝经,具有行气止痛、疏肝解郁、消除气滞、破气散结的功效。有些药物有降逆止呕、降气平喘、下气倒滞的功效。主要用于气滞诸证,如脾胃气滞所致脘腹胀痛、嗳气吞酸、恶心呕吐、腹泻或便秘;肝气郁滞所致胁肋疼痛、乳房胀痛、月经不调;肺气壅滞所致胸闷胸痛、咳嗽气喘等。

第二节 理气药的临床应用

临床应用本类药物时,需针对不同的病因选择适当的药物,并进行必要的配伍。如肺胃气滞因于饮食积滞者,宜配以消导药同用;因于脾胃气虚者,宜配以补中益气药用;因于湿热阻滞者,宜配以清热除湿药用;因于寒湿困脾者,宜配以苦温燥湿药用。肝气郁滞者,视具体病情酌配以柔肝、止痛、活血调经及健脾等药同用。

本类药物辛温香燥,易耗气伤阴,故气虚、阴亏者慎用。破气药孕妇应忌用。因其气味芳香,故不宜久煎。

第三节 理气药的现代研究

本类药物主要有陈皮、青皮、枳实、木香、沉香、香附等。

陈皮性温,味苦、辛,归肺、脾经。用于脾胃气滞证及痰湿壅滞证,为理气健脾之良药。本品主要含挥发油,尚含橙皮苷、新橙皮苷、川陈皮素、黄酮类等。具有缓解胃肠痉挛、促进胃液分泌的功效，有助消化、抗溃疡等作用。中国药典2005年版一部收载的含有陈皮的成方制剂有蛇胆陈皮散、复方川贝精片。

青皮性温，味苦、辛，归肝、胆、胃经。用于肝气郁滞、食积气滞、脘腹胀满等证。本品主要含挥发油，且多含黄酮苷等。具有祛痰、促进消化液分泌和排除肠内积气等作用。中国药典2005年版一部收载的含有青皮的成方制剂有乳疾灵颗粒等。

枳实性温，味苦、辛、酸，归脾、胃经。用于脾虚而致脘腹胀满闷塞，寒凝气滞而见胃痛，胸痹结胸、痰多咳嗽、风痰眩晕，食积停滞、便秘腹痛及泻痢不畅、里急后重等证。本品主要含挥发油，且多含橙皮苷、新橙皮苷、柚皮苷、黄酮苷等。具有调节胃肠蠕动、抗胃溃疡、兴奋子宫使子宫收缩有力、可持久升压、强心、利尿作用。中国药典2005年版一部收载的含有枳实的成方制剂有枳实导滞丸等。

木香性温，味辛、苦，归脾、胃、大肠、三焦、胆经。用于脾胃气滞等证，泄泻里急后重。本品主要含挥发油，其中成分为单紫杉烯、芹子烯等；此外，尚含多种内酯、甾醇类、木香碱、有机酸等。具有促进胃液分泌、胆囊收缩及抗消化性溃疡等作用。中国药典2005年版一部收载的含有木香的成方制剂有木香分气丸、木香槟榔丸、六味木香散等。

沉香性微温，辛、苦，归脾、胃、肾经。用于胸腹胀闷疼痛，胃寒呕吐呃逆，肾虚气逆喘急等证。国产沉香中分离得白木香醇、白木香酸、茴香酸等化学成分；进口沉香中含有油树脂。具有促进消化液分泌及胆汁分泌等作用。中国药典2005年版一部收载的含有沉香的成方制剂有十五味沉香丸、八味沉香散、八味清心沉香散、沉香化气丸等。

香附性平，味辛、微苦、微甘，归肝、脾、三焦经。用于肝郁气滞诸痛证，月经不调，经行腹痛。本品主要含挥发油，主要成分为β-蒎烯、香附烯、α-香附酮等，尚含生物碱、强心苷、黄酮类等。具有雌激素样作用；且有促进胆汁分泌、抗炎、镇痛、解热、强心、降血压等作用。中国药典2005年版一部收载的含有香附的成方制剂有香附丸、乳疾灵颗粒。

［**典型方剂**］ 枳实导滞丸：本品由枳实（炒）、大黄、黄连（姜汁炙）、黄芩、六神曲（炒）、白术（炒）、茯苓、泽泻8味中药组方而成。具有消积导滞，清利湿热之功效。临床上多用来治疗饮食积滞、湿热内阻所致的脘腹胀痛、不思饮食、大便秘结、痢疾里急后重。

文献报道，本品辅以其他药物用于治疗中毒性麻痹性肠梗阻、结核性粘连性肠梗阻、蛔虫性肠梗阻、术后粘连性肠梗阻等，均取得较好疗效。

思 考 题

1. 试述理气药的定义。

2. 试列举几味理气药，各有什么适应证？
3. 中国药典 2005 年版一部收载的含有陈皮的成方制剂有哪些？
4. 中国药典 2005 年版一部收载的含有青皮的成方制剂有哪些？
5. 中国药典 2005 年版一部收载的含有枳实的成方制剂有哪些？
6. 中国药典 2005 年版一部收载的含有沉香的成方制剂有哪些？
7. 中国药典 2005 年版一部收载的含有香附的成方制剂有哪些？

参 考 文 献

姚公树. 枳实导滞丸治疗肠梗阻的体会. 浙江中医杂志，1997，3：138～139

第十章　消　食　药

[教学目标]

1. 掌握消食药的含义及临床应用。
2. 熟悉消食药的应用特点。
3. 了解消食药的现代研究进展。

第一节　消食药的定义

凡以消积导滞、促进消化为主要作用的药物称为消食药,又叫消导药。

消食药多味甘性平,主归脾、胃二经,除能消化饮食积滞外,多数具有开胃和中的作用,个别药物尚有运脾之功。主要用于治疗饮食积滞,脘腹胀满、嗳腐吞酸、恶心酸吐、不思饮食、大便失常及脾胃虚弱、消化不良等证。

第二节　消食药的临床应用

临床应用本类药物,应根据不同的症候,适当配以其他药物。若食滞中焦、脾胃气滞,当配理气药以行气宽中、消食化滞;若素体脾胃虚寒者,宜配温里药以温运脾阳、散寒行滞。若兼湿浊中阻,宜配芳香化湿药以化湿醒脾、消食开胃;若宿食积滞、郁而化热,可配苦寒攻下药以泻热导滞;若脾胃气虚、运化无力,须配健脾益胃药以标本兼顾、消补并用。

另外,本类药物不能与抗生素合用,因为这些中药或成方制剂中含有丰富的消化酶及酵母菌,而抗生素可抑制微生物并可使酶活性下降,并降低抗生素的抗菌作用,二者合用严重影响疗效。

第三节　消食药的现代研究

本类药物主要有山楂、神曲、麦芽等。

山楂性微温,味酸、甘,归脾、胃、肝经。用于食滞不化、肉积不消,脘腹胀痛、腹痛泄泻,产后瘀阻腹痛、恶漏不尽及疝气偏坠胀痛。此外,临床常以生山楂用于高血压、冠心病及高血脂症的治疗,均有较好疗效。本品主要成分为山楂酸、齐墩果酸、熊果酸等有机酸及槲皮素等黄酮类化合物,此外还含有脂肪酸、鞣质、糖类、蛋白质及维生素 C 等。总黄酮可增加冠脉流量，扩张血管、降低血压、降血脂，对痢疾杆菌及大肠杆菌有较强的抑制作用。所含多种有机酸能提高蛋白酶的活性，使肉食易被消化。中国药典 2005 年版一部收载的含有山楂的成方制剂有山楂化滞丸、山菊降压片、脂脉康胶囊等。

神曲性温，味甘、辛，归脾、胃经。用于饮食积滞证。此外，若丸剂中有金石、贝壳类药物，难于消化吸收，可用神曲糊丸，以助消化。本品含酵母菌、淀粉酶、维生素 B 复合体，麦角甾醇、蛋白质及脂肪、挥发油等。能促进消化、增加食欲，并具有 B 族维生素样作用。中国药典 2005 年版一部收载的含有神曲的成方制剂有神曲茶、小儿化食丸、香苏正胃丸等。

麦芽性平，味甘，归脾、胃、肝经。用于米面薯芋食滞，断乳，乳房胀痛。此外，本品具升发之性，兼能舒肝解郁，可治肝郁气滞或肝胃不和之胁痛、脘腹痛等。本品含淀粉酶、转化糖酶、葡萄糖、卵磷脂及微量大麦芽碱等。本品具有助消化、降血糖作用。大麦芽碱具有类似麻黄碱作用，并有抗真菌作用，此外尚有降血脂和保肝作用。中国药典 2005 年版一部收载的含有麦芽的成方制剂有小儿化食丸、保和丸、健脾丸等。

［**典型方剂**］保和丸：本品由山楂（焦）、六神曲（炒）、半夏（制）、茯苓、陈皮、连翘、莱菔子（炒）、麦芽（炒）组方而成。具有消食、导滞、和胃之功效。临床上用于食积停滞、脘腹胀满、嗳腐吞酸、不欲饮食等证。

药理实验表明，保和丸有促进胃排空和小肠推进作用。近年来，临床有将其用于慢性阻塞性肺病、高脂血症、心房纤颤并呃逆、胆－心综合征的治疗，亦取得良好效果。

思 考 题

1．试述消食药的定义。
2．消食药有什么作用？
3．试列举几味消食药。
4．中国药典 2005 年版一部收载的含有山楂的成方制剂有哪些？

参 考 文 献

1．孔晓伟，李清．保和丸对小鼠胃排空和小肠推进的影响．河北医科大学学报，2005，26(6)：700～701
2．张志勇．保和丸临证新用举隅．实用内科杂志，2004，18(4)：348
3．王亚丽，李爱华．保和丸新用．现代中医药，2002，(6)：44

第十一章　驱　虫　药

［教学目标］

1．掌握驱虫药的含义及临床应用。

2．熟悉驱虫药的应用特点。

3．了解驱虫药的现代研究进展。

第一节　驱虫药的定义

凡以驱除或杀灭人体寄生虫为主要作用的药物，称为驱虫药。

本类药物多具毒性，归脾、胃、大肠经，对人体内的寄生虫，特别是肠道内寄生虫，有毒杀、麻痹作用，促使其排出体外。故驱虫药主要用于治疗肠道寄生虫病，如蛔虫病、蛲虫病、绦虫病、钩虫病、姜片虫病等。此类寄生虫病患者每见绕脐腹痛、时发时止、不思饮食或多食善饥、嗜食异物、肛门瘙痒等，久则形体消瘦、面色萎黄、腹大青筋暴露、浮肿，小儿则虫积成疳，也有部分病人症状较轻，无明显症候，只在查验大便时才被发现。凡此，均当服用驱虫药物，以求根治。对机体其他部位的寄生虫，如血吸虫、阴道滴虫等，某些驱虫药物亦有驱杀作用。

第二节　驱虫药的临床应用

临床应用驱虫药时，应根据寄生虫的种类及病人的体质强弱、证情缓急，选用适宜的驱虫药物，并根据患者的不同兼证而进行适当的配伍。如大便秘结者，当配伍泻下药物；兼有积滞者，可与消积导滞药物同用；脾胃虚弱者，又当配伍健脾和胃之品；体质虚弱者，须先补后攻或攻补兼施。

此外，部分驱虫药具甘温之性，既能驱虫，又能健脾和胃、消积化滞，如与清疳热、消积滞的药物同用，还可治疗小儿疳积。

驱虫药一般应在空腹时服用，使药物充分作用于虫体而保证疗效；无泻下作用的驱虫药，应加服泻下药物，以促进虫体的排出；应用毒性较大的驱虫药，要注意用量、用法，以免中毒或损伤正气；同时孕妇、年老体弱者亦当慎用；对发热或腹痛剧烈者，暂时不宜驱虫，待症状缓解后，再行施用驱虫药。

第三节　驱虫药的现代研究

本类药物主要有使君子、苦楝皮、槟榔等。

使君子性温，味甘，归脾、胃经。用于蛔虫病、蛲虫病及小儿疳积。本品含使君子酸、使君子酸钾、脂肪油和葫芦巴碱等。具有较强的麻痹和杀灭蛔虫、蛲虫虫体的作用，其驱虫的有效成分主要是使君子酸钾和脂肪油。其水浸剂对常见性皮肤真菌有抑制作用。中国药典 2005 年版一部收载的含有使君子的成方制剂有化积口服液、肥儿丸、疳积散等。

苦楝皮性寒，味苦，有毒，归肝、脾、胃经。用于蛔虫病、钩虫病、蛲虫病、虫积腹痛及治疗头癣疥疮。本品有一定毒性，不宜持续和过量服用，体虚者慎用，肝炎、肾炎患者慎服。本品主要含川楝素、苦内酯、苦楝碱、鞣质等。川楝素为驱蛔主要成分，作用缓慢而持久，可以扰乱其能量代谢，导致收缩性疲劳而痉挛，又能兴奋肠管而促使虫体排出。另外，本品醇提物有抗溃疡、止泻、利胆、镇静、抗炎和抗血栓形成的作用。

槟榔性温，味苦、辛，归胃、大肠经。用于多种肠道寄生虫病以及食积气滞、泻痢后重、小儿疳积等证。本品含有槟榔碱、槟榔次碱及去甲基槟榔碱等生物碱，以及缩合鞣质、脂肪油、槟榔红色素、淀粉、树脂等。槟榔碱对猪绦虫有较强的驱虫作用，对牛绦虫则仅能麻痹头部和未成熟节片，对蛲虫、蛔虫、钩虫、鞭毛虫、姜片虫等亦有驱杀作用，对血吸虫的感染有一定的预防作用。本品水浸液对皮肤真菌、流感病毒有抑制作用。中国药典 2005 年版一部收载的含有槟榔的成方制剂有化合散、开胸顺气片、木香槟榔丸等。

［**典型方剂**］化积口服液：本品是由茯苓（去皮）、海螵蛸、鸡内金（炒）、三棱（醋制）、莪术（醋制）、红花、槟榔、雷丸、鹤虱、使君子仁 10 味中药组方而成。具有健脾导滞，化积除疳之功效。临床上多用于脾胃虚弱所致的疳积，症见面黄肌瘦、腹胀腹痛、厌食或食欲不振、大便失调。

现代药理研究表明，化积口服液可提高胃蛋白酶活性，促进胃液分泌，增加胃酸强度；增加十二指肠收缩张力，并有活血化瘀，改善肠道微循环，及驱除肠道内寄生虫等作用，可从根本上消除引起小儿饮食行为异常的因素。该药还含有丰富的微量元素和氨基酸，生物利用度高，有利于人体吸收利用，有效地补充多种微量元素。

思　考　题

1. 什么是驱虫药？应用驱虫药时应注意哪些问题？
2. 中国药典 2005 年版一部收载的含有使君子的成方制剂有哪些？

3. 中国药典2005年版一部收载的含有槟榔的成方制剂有哪些?

参 考 文 献

沈伊娜,周名雄,谷春燕,等. 化积口服液治疗小儿异常饮食. 皖南医学院学报,1999,18(4):302

第十二章 止 血 药

[教学目标]

1. 掌握止血药的含义、分类及临床应用。

2. 熟悉各类止血药的应用特点。

3. 了解各类止血药的现代研究进展。

第一节 概 述

一、止血药的定义

凡以制止体内外出血为主要作用的药物,称为止血药。

本类药物多归心、肝二经,主入血分,具有止血作用。因其药性有寒、温、散、敛之不同,所以其具体功效又有凉血止血、化瘀止血、收敛止血、温经止血的区别,据此,止血药也就分为凉血止血药、化瘀止血药、收敛止血药、温经止血药四类。

止血药主要适用于各种内外出血病证,如咯血、咳血、衄血、吐血、便血、尿血、崩漏、紫癜以及外伤出血等。

凡是各种原因导致出血,皆可造成阴血亏虚,并可因出血过多而造成机体衰弱,如果大出血不止,更会导致气随血脱而危及生命。所以,止血药物,不论在治疗一般出血证,还是创伤及战伤救护中,都具有很重要的意义。

二、止血药的临床应用

止血药物的应用,必须根据出血的不同原因和病情,选择药性相宜的止血药,并进行必要的配伍。如血热妄行而出血,应选择凉血止血药,并配伍清热泻火、清热凉血之品;阴虚火旺,阴虚阳亢而出血者,宜配伍滋阴降火、滋阴潜阳的药物;若瘀血内阻,血不循经而出血者,应选化瘀止血药,并配伍行气活血药;若虚寒性出血,应选温经止血药、收敛止血药,并配伍益气健脾温阳之品;若出血过多,气随血脱者,则须急投大补元气之药以益气固脱;前人有"下血必升举,吐衄必降气"之说,对便血、崩漏可适当配伍升举之品,而对吐血、衄血则可配伍降气之品。

凉血止血药、收敛止血药,易凉遏恋邪留瘀,出血兼有瘀血者不宜单独使用,应酌加活血祛瘀药。

据前人经验,止血药多炒炭后用。一般而言,炒炭后其性苦、涩,可加强止血之效。也有少数以生品止血作用更好者。

第二节　凉血止血药

一、凉血止血药的应用特点

本类药物味多苦甘,药性寒凉,主入肝、心、大肠经,能清血分之热而止血。临床使用较多,用途较广。适用于血热妄行之出血证,以出血量多而色鲜红,伴心烦、口渴、便秘、尿黄、舌红、苔黄、脉数等为特点。可配合清热凉血药同用,以增强凉血止血之效。某些药物以鲜品捣汁内服疗效为佳。

在应用时,若血热夹瘀之出血,宜配化瘀止血药同用,或辅以少量化瘀行气之品。对于急性出血较重者,亦可配伍收敛止血药以加强止血之效。本类药物药性寒凉,故当中病即止,不宜过量久服。原则上本类药物不宜用于虚寒性出血证,但某些药物,通过配伍,亦可用之。

二、凉血止血药的现代研究

本类药物主要有大蓟、小蓟、地榆、槐花、白茅根等。

大蓟、小蓟性凉,味甘、苦,归心、肝经。均可用于热毒痈肿,小蓟解毒消痈之功与大蓟相似而力量较弱。大蓟含三萜、甾体类、挥发油类,黄酮苷类化合物及长链炔醇类,能缩短凝血时间。小蓟含生物碱、三萜、黄酮及简单酚酸,能加速止血。中国药典2005年版一部收载的含有大蓟、小蓟的成方制剂有荷叶丸。

地榆性微寒,味苦、酸、涩,归肝、大肠经。用于血热出血证,亦可用于烫伤、湿疹及疮疡痈肿等,大面积烧烫伤不宜使用地榆制剂外涂,以防其所含水解型鞣质被身体大量吸收而引起中毒性肝炎。本品含地榆糖苷Ⅰ、Ⅱ,地榆皂苷A、B、E,鞣质,可缩短出血及凝血时间,并能收缩血管,故有止血作用;生用止血作用明显优于炒炭;对实验性烫伤有治疗作用。中国药典2005年版一部收载的含有地榆的成方制剂有脏连丸、槐角丸。

槐花性微寒,味苦,归肝、大肠经。用于肝火上炎之头痛目赤,生用能降低血压,改善毛细血管脆性,故近年来临床常用于治疗高血压病。本品含芸香苷、槲皮素、鞣质。能减少毛细血管的通透性及脆性,缩短出血凝血时间,增强毛细血管的抵抗力;可以减少心肌耗氧量、改善心肌循环和扩张冠状血管,临床用于降血压,防治动脉硬化。另有抗炎、解痉和抑制多种皮肤癣菌的作用。中国药典2005年版一部收载的含有槐花的成方制剂有消栓通络片、痔康片。

白茅根性寒,味甘,归肺、胃、膀胱经。用于血热妄行之出血证,如咳血、吐血、衄血、尿血等,尤善治上部火热出血;用于热淋、水肿及胃热呕吐、肺热咳嗽。

本品主含糖类、有机酸类、淀粉、5－羟色胺以及钾、钙等,具显著的促凝血作用;具有利尿作用;对宋内氏痢疾杆菌,弗氏痢疾菌有轻度抑制作用;有抗乙型肝炎病毒作用,并有解热作用。中国药典2005年版一部收载的含有白茅根的成方制剂有肾炎康复片。

第三节　化瘀止血药

一、化瘀止血药的应用特点

本类药物既能止血,又能化瘀,能消散瘀血而止血,具有止血而不留瘀的特点,适用于因瘀血内阻而血不循经之出血证。此种出血,瘀血不去则血不归经,导致出血不止。此外,本类药物随证配伍也可用于其他各种内外出血证。部分药物还可用于治疗跌打损伤、经闭、心腹疼痛等瘀血阻滞之证。临床上多与活血行气药配伍应用。本类药物具行散之性,对于出血而无瘀者及孕妇慎用。

二、化瘀止血药的现代研究

本类药物主要有三七、蒲黄、降香等。

三七性温,味甘,微苦,归肝、胃经。用于各种内外出血证及跌打损伤,瘀滞肿痛,为血症及伤科之良药。近年来用于治冠心病心绞痛、缺血性脑血管病、脑出血后遗症、高脂血症等,均有较好疗效;还可用于血瘀型慢性肝炎。以本品注射液肌注,并制成栓剂阴道用药可治疗子宫脱垂。中国药典2005年版一部收载的含有三七的成方制剂比较多,主要有三七片、三七伤药片、少林风湿跌打膏、红药贴膏、活血止痛散等。

蒲黄性平,味甘,归肝、心包经。用于各种内外出血证,瘀滞痛证,血淋尿血。现代临床还以本品治高脂血症,有降血清总胆固醇和甘油三酯的作用。本品含黄酮、棕榈酸、异鼠李素、甾醇酚类等,有促进凝血作用,生蒲黄能抑制肠道吸收胆固醇,改变血脂成分;注射液对豚鼠、小白鼠中期引产有明显作用,并有降压、扩张血管,增加冠脉流量,改善微循环的作用;对结核杆菌有抑制作用。中国药典2005年版一部收载的含有蒲黄的成方制剂有化癥回生片、产复康颗粒、舒心口服液等。

降香性温,味辛,归肝、脾经。用于瘀滞性出血证,为伤科常用药;用于血瘀气滞之胸胁心腹疼痛,以及跌打损伤瘀肿疼痛。本品含黄檀素、去甲黄檀素、异黄檀素等。黄檀素有微弱的抗凝作用,还能增加冠脉流量,减慢心率,轻度增加心跳振幅,不引起心律不齐。中国药典2005年版一部收载的含有降香的成方制剂有二十五味松石丸、十香止痛丸、正骨水、精制冠心颗粒等。

第四节　收敛止血药

一、收敛止血药的应用特点

本类药物大多味涩，多为炭类，质黏，故能收敛止血。广泛用于各种出血病证而无明显瘀滞者，尤以虚损及外伤出血效果较佳。但因其性收涩，有留瘀恋邪之弊，临床上多配合化瘀止血药或活血祛瘀药同用。对于出血有瘀或出血初期实邪方盛者，应当慎用。

二、收敛止血药的现代研究

本类药物主要有血余炭、棕榈炭，性平味苦，用于多种出血症，如吐血、衄血、崩漏、便血、尿血等。血余炭与棕榈炭有相似的收涩止血作用，而药力稍次，又能散瘀，故有止血不留瘀之特点。

血余炭性平，味苦，归肝、胃经。用于各种出血症及小便不利、黄疸。本品含碳素，胱胺酸及脂类，灰分中含钙、钠、钾、锌、铜、铁、锰等多种微量元素，能缩短出、凝血时间及血浆复钙时间。中国药典 2005 年版一部收载的含有血余炭的成方制剂有安坤赞育丸。

棕榈炭性平，味苦、涩，归肝、肺、大肠经。用于多种出血症，如吐血、衄血、崩漏、便血、尿血等，尤多用于崩漏，以无瘀滞者为宜。本品含大量纤维素及鞣质。棕榈子粉的醇提取物能收缩小鼠子宫，并有一定凝血作用；棕榈的子、根、花亦供药用；均有收敛止血作用。近年以棕榈子醇提取物制成的止血丸，用于治疗功能性子宫出血、子宫肌瘤、慢性宫颈炎、人工流产、上环后等出血，均有较好的止血效果。中国药典 2005 年版一部收载的含有棕榈炭的成方制剂有荷叶丸、棕榈氯霉素颗粒、棕榈氯霉素混悬液等。

第五节　温经止血药

一、温经止血药的应用特点

本类药物大多味辛性温，能温中散寒，统血脉而固冲任，有温经止血之效。适用于脾不统血、冲任失固所致的虚寒性出血证，如便血、崩漏、紫癜等出血日久，血色暗淡者。亦可用于虚寒性腹痛、呕吐。本类药物多与益气健脾、补肾助阳之品同用。因其药性温热，热盛火旺之出血证忌用。

二、温经止血药的现代研究

本类药物主要有炮姜、艾叶，具有温经止血，散寒止痛之功效。

炮姜性热，味辛，归脾、肾、心、肺、肝经。用于虚寒性出血，腹痛、腹泻等证。本品含挥发油，油中主要成分为姜烯、姜醇、水芹烯、莰烯、柠檬醛、芳樟醇、姜辣素等，具有抗溃疡及止血作用。中国药典2005年版一部收载的含有炮姜的成方制剂有少腹逐瘀丸、驻车丸、桂附理中丸、痛经丸等。

艾叶性温，味辛、苦，有小毒，归肝、脾、肾经。用于虚寒性出血及虚寒性腹痛，此外还是温灸的主要原料。以本品捣绒制成艾条、艾炷等，用以熏灸体表穴位，可达温煦气血、透达经络之效。近年以本品治寒性咳喘，有止咳、祛痰、平喘之功效，煎汤外洗又可治湿疹瘙痒。本品主要含挥发油、鞣质、倍半萜类、维生素、黄酮类化合物，具有平喘、镇咳、祛痰及抗过敏等作用；水浸剂及煎剂对多种致病细菌及真菌有轻度抑制作用，烟熏剂则抗菌作用较明显。中国药典2005年版一部收载的含有艾叶的成方制剂有艾附暖宫丸、安坤赞育丸、妇科痛经丸等。

［**典型方剂**］槐角丸：本品由槐角（炒）、地榆（炭）、黄芩、枳壳（炒）、当归、防风6味中药组方而成。具有清肠疏风，凉血止血之功效。临床上多用于血热所致的肠风便血、痔疮肿痛。

现代药理实验研究表明，本品可使家兔凝血时间明显缩短，也可使小鼠出血时间缩短，血管收缩。有消炎、收敛、止血、止痛作用。临床用于结肠炎、痔疮、牙痛、咽炎、高血压等的治疗，均取得较好的疗效。

思考题

1. 试述止血药的定义。
2. 止血药可分为哪几类？各有什么作用？
3. 试述各类止血药的作用特点。
4. 试列举几味凉血止血药。
5. 试列举几味化瘀止血药。
6. 中国药典2005年版一部收载的含有三七的成方制剂有哪些？
7. 中国药典2005年版一部收载的含有蒲黄的成方制剂有哪些？
8. 中国药典2005年版一部收载的含有炮姜的成方制剂有哪些？

参考文献

康阿龙，汤迎爽，庞来祥．槐角丸的研究进展．时珍国医国药，2004，15（10）：693

第十三章 活血化瘀药

［教学目标］

1. 掌握活血化瘀药的含义、分类及临床应用。

2. 熟悉各类活血化瘀药的应用特点。

3. 了解各类活血化瘀药的现代研究进展。

第一节 概 述

一、活血化瘀药的定义

凡以通利血脉、促进血行、消散瘀血为主要功能的药物，称活血化瘀药，又称活血祛瘀药。

活血化瘀药，味多辛、苦，主归肝、心经，入血分。善于走散通行，而有活血化瘀的作用，并通过活血化瘀而达到止痛、通经、破血消癥、疗伤消肿、活血消痈等目的。适用于内、妇、儿、外、伤各科血行失畅，瘀血阻滞诸证。如胸、腹、头痛（痛处固定不移）；麻木顽痹、中风不遂、积聚癥瘕；跌扑损伤、痈肿疮疡及出血色紫；妇科之月经不调、经闭、痛经及产后腹痛等。

活血化瘀药根据其作用强弱、特点和主治不同，可分为活血止痛、活血调经、活血疗伤、破血消癥四类。

二、活血化瘀药的临床应用

临床应用本药物，常配理气药同用，因“气为血之帅，血为气之母”，气行则血行，气滞则血凝，故常配伍理气药，以增强活血散瘀的作用。

此外，能导致瘀血的因素很多，如外受风寒、热灼营血、痰湿阻滞以及跌打损伤等，皆可造成血行不畅，血滞瘀阻，故还应根据药物特性和病情的需要，随证配伍。如寒凝气滞血瘀者，需配伍温里散寒药；风寒湿痹者，当配伍祛风胜湿药；跌打损伤者配伍续筋疗伤药；癥瘕痞块者，则应配伍软坚散结药；如兼正气不足者，则当配伍相应的补益药同用。

本类药物易耗血动血，对妇女月经过多及其他出血证无瘀血现象者忌用；孕妇慎用或忌用。

第二节　活血止痛药

一、活血止痛药的应用特点

本类药物多具辛散之性，主入心、肝二经，活血兼能行气，有良好的止痛效果。主要适用于气血瘀滞所致的各种痛证，如头痛，胸胁痛，心腹痛，痛经，产后腹痛，痹痛及跌打损伤瘀痛等。也可用于其他瘀血证。

活血止痛药各有其特点，在应用时应根据疼痛的不同部位和病情，选择相应的药物，并作适当配伍。如肝郁血瘀者，选兼理气疏肝之品，并配其他疏肝理气药；外伤科痈肿伤痛，选兼消肿者，并配活血疗伤、活血消痈之品；妇女经产诸痛，配养血活血调经之品。

二、活血止痛药的现代研究

本类药物主要有川芎、延胡索、乳香等。

川芎性温，味辛，归肝、胆、心经。用于头痛，痹痛及血瘀气滞之胸腹诸痛，为治头痛之要药，又为妇科活血调经之要药。近代以本品及本品为主的复方治冠心病心绞痛，有较好疗效。本品含挥发油、生物碱（如川芎嗪等）、酚性物质（如阿魏酸等），以及内脂素、维生素 A、叶酸、甾醇、蔗糖、脂肪油等。具有扩张冠状动脉，增加冠状动脉血流量，预防血栓形成及降压作用。中国药典 2005 年版一部收载的含有川芎的成方制剂有川芎茶调丸、川芎茶调散、通天口服液等。

延胡索性温，味辛、苦，归肝、脾经。用于头痛，风湿痹痛及血瘀气滞诸痛，本品有良好的止痛作用，故广泛应用于身体各部位的多种疼痛症候，本品还是妇科活血调经之要药。本品含挥发油、生物碱类等成分。具有显著的镇痛、镇静、催眠、扩冠降压、抗心肌缺血及抗心律失常等作用。中国药典 2005 年版一部收载的含有延胡索的成方制剂有九气拈痛丸、元胡止痛片、疏肝丸等。

乳香性温，味辛、苦，归心、肝、脾经。用于外伤科跌打损伤，疮疡痈肿。本品含树脂（主要为游离 α、β－乳香脂酸，结合乳香脂酸，乳香树脂烃）、树胶（主要为阿糖酸的钙盐和镁盐，西黄芪胶黏素）、挥发油及少量苦味质。具有镇痛、消炎、促进伤口愈合及升高白细胞等作用。中国药典 2005 年版一部收载的含有乳香的成方制剂有七厘散、活血止痛散、疏风定痛丸等。

第三节　活血调经药

一、活血调经药的应用特点

本类药物具有活血祛瘀之功，又善调畅血脉而调经。主治妇女月经不调、痛经、经闭及产后瘀滞腹痛之证。亦可用于瘀血痛证、癥瘕以及跌打损伤、疮痈肿毒等。

女子以肝为先天，肝之疏泄功能正常则气血调畅，经有定时，经行调畅。故在使用活血调经药时，常配伍疏肝理气之品。

二、活血调经药的现代研究

本类药物主要有丹参、红花、益母草、牛膝、鸡血藤等。

丹参性微寒，味苦，归心、肝经。用于妇科瘀滞诸证，各种瘀血证以及疮疡痈肿，热病烦躁神昏及杂病心悸失眠等证。近代临床还以本品治缺血性中风、动脉粥样硬化、病毒性心肌炎、慢性肝炎、肝硬化，以及防治支气管哮喘、慢性肺心病等，均有一定疗效。本品含脂溶性非醌类成分：丹参酮Ⅰ、$Ⅱ_A$、$Ⅱ_B$，隐丹参酮，二氢丹参酮等；水溶性成分：原儿茶醛、原儿茶酸、丹参素等。中国药典2005年版一部收载的含有丹参的成方制剂有复方丹参片、复方丹参滴丸、冠心丹参片、冠心丹参颗粒、精制冠心片等。

红花性温，味辛，归心、肝经。用于妇科瘀滞诸证，血瘀诸痛证，斑疹色暗，热郁血瘀等证。本品含红花黄素、红花苷、红花素、红花醌苷、新红花苷及红花油等。有轻度兴奋心脏，增加冠脉流量，降压，抑制血小板聚集，抗心肌缺血的作用，并有兴奋子宫的作用，对已孕子宫尤为明显。此外，红花油还有降低血脂的作用。中国药典2005年版一部收载的含有红花的成方制剂有妇科通经丸、痛经宝颗粒等。

益母草性微寒，味辛、苦，归肝、心经。用于妇科瘀滞，水肿，小便不利等证。此外，本品还可用于跌打损伤、疮痈肿毒、皮肤痒疹等。本品含益母草碱、水苏碱等多种生物碱，并含苯甲酸，月桂酸及芸香苷等。具有加强子宫收缩、增加冠脉流量、改善微循环、降压、利尿、抗血小板凝聚和血栓形成等作用。中国药典2005年版一部收载的含有益母草的成方制剂有八珍益母丸、痛经丸、得生丸、化癥回生片等。

牛膝性平，味苦、酸，归肝、肾经。用于瘀血阻滞，腰膝酸痛乏力，火热上炎诸证以及淋证、水肿、小便不利等证。本品含昆虫变态激素，如促蜕皮甾酮、牛膝甾酮，尚含三萜皂苷及生物碱等。具有抗生育、降糖、降血脂、降血压、利尿、抗炎、镇痛及提高免疫功能等作用。中国药典2005年版一部收载的含有牛膝的成方制剂有舒筋活络酒、木瓜丸等。

鸡血藤性温，味苦、甘，归肝、肾经。用于月经不调、痛经、经闭等证，风湿痹痛及手足麻木，肢体瘫痪，血虚萎黄等。本品含鸡血藤醇、铁质、菜油甾醇、豆甾醇及谷甾醇等。具有抗凝、活血、抗动脉硬化、调节免疫功能及抗菌、抗炎等作用。中国药典2005年版一部收载的含有鸡血藤的成方制剂有中风回春片、妇炎净胶囊等。

第四节　活血疗伤药

一、活血疗伤药的应用特点

本类药物善于活血化瘀，消肿止痛，续筋接骨，止血生肌敛疮。主要适用于跌打损伤瘀肿疼痛，骨折筋损，金疮出血等伤科疾患。也可用于其他一般血瘀病证。

因肝主筋、肾主骨，使用本类药物治骨折筋损之证时，还须配伍补肝肾强筋骨之品，以促进骨折伤损的愈合复原。

二、活血疗伤药的现代研究

本类药物主要有骨碎补、马钱子等。

骨碎补性温，味苦，归肾、肝经。用于跌打损伤，瘀肿疼痛，肾虚诸证。此外，本品还可用于斑秃、白癜风等病证。本品含橙皮苷、骨碎补双氢黄酮苷、骨碎补酸等。本品能够促进骨对钙的吸收，提高血钙和血磷水平，有利于骨折的愈合，推迟骨细胞退行性病变，并具有抗动脉粥样硬化斑块形成的作用。此外尚有明显的镇痛和镇静作用。中国药典 2005 年版一部收载的含有骨碎补的成方制剂有三七伤药片、止痛紫金丸、跌打丸等。

马钱子性温，味苦，有大毒，归肝、脾经。用于跌打损伤，痈疽肿痛，风湿顽痹，麻木瘫痪等证。本品含多种生物碱，主要为番木鳖碱（士的宁）、马钱子碱。中国药典 2005 年版一部收载的含有马钱子的成方制剂有九分散、舒筋丸、疏风定痛丸及马钱子散等。

第五节　破血消癥药

一、破血消癥药的应用特点

本类药物以药性强烈、走而不守为特点，能破血瘀而消癥积。尤以虫类药占多。主治瘀血程度较重的癥瘕积聚。亦可用于血瘀经闭、瘀肿疼痛、偏瘫等证。

应用时常配行气破气药以加强祛瘀消癥之效，或配攻下药以攻逐瘀血。又因本类药物药性峻猛，且大多有毒，易耗血、动血、耗气、伤阴，所以凡出血证、阴血亏虚、气虚体弱及孕妇当忌用或慎用。

二、破血消癥药的现代研究

本类药物主要有莪术、斑蝥等。

莪术性温，味辛、苦，归肝、脾经。用于气滞血瘀重证，胸痹心痛或兼体虚而瘀血久留不去者，以及食积脘腹胀痛。此外，本品还可用于跌打损伤，瘀肿疼痛。本品含挥发油，其中主要为莪术酮、莪术烯、姜黄素、莪术醇、莪术双酮等，具有抗癌、抗凝、抗血栓形成和抗菌的作用，尚有明显的保肝和抗早孕的作用。中国药典2005年版一部收载的含有莪术的成方制剂有九气拈痛丸、木香分气丸、妇科通经丸等。

斑蝥性热，味辛，有大毒，归肝、胃、肾经。用于癥积、经闭、痈疽恶疮、顽癣、瘰疬等证。本品含斑蝥素、脂肪及树脂、蚁酸，色素等。具有抗癌、升高白细胞、增强免疫功能、抗病毒、抗菌及促雌激素样作用等。中国药典2005年版一部收载的含有斑蝥的成方制剂有癣湿药水（鹅掌风药水）等。

［**典型方剂**］元胡止痛片：本品由延胡索（醋制）、白芷2味中药组方而成。具有理气、活血、止痛之功效。临床上多用于气滞血瘀的胃痛、胁痛、头痛及痛经。

药理实验结果亦表明本品能提高小鼠痛阈，镇痛作用明显。

思 考 题

1. 试述活血化瘀药的定义及应用。
2. 活血化瘀药主要分哪几类，各有什么作用？
3. 试述几味活血化瘀药，属于哪类，有什么作用？
4. 中国药典2005年版一部收载的含有川芎的成方制剂有哪些？
5. 中国药典2005年版一部收载的含有延胡索的成方制剂有哪些？
6. 中国药典2005年版一部收载的含有益母草的成方制剂有哪些？
7. 中国药典2005年版一部收载的含有丹参的成方制剂有哪些？

参 考 文 献

裴玉丽，赵光华，尚清娥. 元胡止痛片镇痛作用的实验考察. 山东医药工业，1998，17（4）：28～29

第十四章　化痰止咳平喘药

[教学目标]

1. 掌握化痰止咳平喘药的含义、分类及临床应用。
2. 熟悉各类化痰止咳平喘药的应用特点。
3. 了解各类化痰止咳平喘药的现代研究进展。

第一节　概　述

一、化痰止咳平喘药的定义

凡以祛痰或化痰为主要作用的药物,称为化痰药;凡以制止或减轻咳嗽和喘息为主要作用的药物,称为止咳平喘药。

因病证上痰、咳、喘三者往往相互兼杂,咳喘每多夹痰,痰多易发咳嗽,而化痰药每兼止咳平喘作用;止咳平喘药每兼化痰作用。化痰药不仅用于因痰引起的咳嗽、气喘,还可用于瘰疬、瘿瘤、癫痫、惊厥等证。止咳平喘药,用于外感、内伤所致各种咳嗽和喘息。

二、化痰止咳平喘药的临床应用

本类药物,化痰、止咳、平喘三者常配伍同用,并根据痰、咳、喘的不同病因病机而配伍。如有外感症状者,当配解表散邪药;火热症状者,应配清热泻火药;里寒者,应配温里散寒药;虚劳者,应配补虚药。此外,如癫痫、惊厥、眩晕、昏迷者,则当配平肝息风、开窍、安神药。如有痰核、瘰疬、瘿瘤者,应配软坚散结药等。咳嗽而咯血时,不宜用燥烈的化痰药,以免引起大量出血。麻疹初起有表邪之咳嗽,不宜单投止咳药,当以疏解清宣为主,以免恋邪而致久喘不已及影响麻疹之透发,对收敛性及温燥之药尤为所忌。

第二节　化　痰　药

一、化痰药的应用特点

痰证分为寒痰、热痰、燥痰、湿痰。化痰药主治痰证,因此根据其药性分为温化寒痰药与清化热痰药二类。

温化寒痰药,药性多温燥,有温肺祛痰,燥湿化痰之功;主治寒痰、湿痰证,如咳嗽气喘、痰多色白，苔腻之证；以及由寒痰、湿痰所致眩晕、肢体麻木，阴疽流注等。

清化热痰药，药性多寒凉，有清化热痰之功，部分药物质润，兼能润燥，部分药物味咸，兼能软坚散结。主治热痰证，如咳嗽气喘，痰黄质稠者，其中痰干稠难咯，唇舌干燥之燥痰证，宜选质润之润燥化痰药，其他如痰热痰火所致的癫痫、中风惊厥、瘿瘤、瘰疬等均可以清化热痰药用之。

二、化痰药的现代研究

本类药物主要有半夏、天南星、前胡等。

半夏性温，味辛，有毒，归脾、胃、肺经。用于湿痰、寒痰、胃气上逆呕吐、心下痞、结胸、梅核气，瘿瘤痰核、痈疽肿毒及毒蛇咬伤等证。本品主要含 β – 谷甾醇、葡萄糖苷、多种氨基酸、生物碱及支链淀粉等。对咳嗽中枢有镇静作用，可解除支气管痉挛，并使支气管分泌减少而有镇咳祛痰作用；可抑制呕吐中枢而止呕；所含葡萄糖苷，有显著的解毒作用。中国药典 2005 年版一部收载的含有半夏的成方制剂有二陈丸、小儿金丹片（清半夏）、小青龙合剂（法半夏）、小柴胡片（姜半夏）等。

天南星性温，味苦、辛，有毒，归肺、肝、脾经。用于湿痰、寒痰证，风痰证，痈疽肿痛、毒蛇咬伤等。此外，近年来以生南星内服或局部应用治癌肿有一定效果，尤以子宫颈癌更为多用。本品主要含三萜皂苷、安息香酸、氨基酸、D – 甘露醇、二酮哌嗪类生物碱等；毒性成分为苛辣性毒素。煎剂具有祛痰及抗惊厥、镇静、镇痛作用。中国药典 2005 年版一部收载的含有天南星的成方制剂有小儿百部止咳糖浆、五虎散（制南星）、玉珍散（生南星）等。

前胡性微寒，味苦、辛，归肺经。用于咳喘痰多色黄，外感风热咳嗽有痰者。本品主要含多种类型的香豆素及其苷类。煎剂对流感病毒有抑制作用；白花前胡丙素能增加冠脉流量，但不影响心率和收缩力。中国药典 2005 年版一部收载的含有前胡的成方制剂有儿童清肺丸、止咳化痰丸、急支糖浆、通宣理肺片等。

第三节　止咳平喘药

一、止咳平喘药的应用特点

本类药物有制止咳嗽，下气平喘之功效，适用于咳嗽和气喘的症状，其味多辛、苦或甘，其性温、寒、润、燥皆有，故有宣肺、清肺、润肺、降肺、敛肺及化痰之功效。临床应用时，根据咳喘证的病因、病机、症状的不同选择适宜的药物配伍应用。

二、止咳平喘药的现代研究

本类药物主要有苦杏仁、百部、枇杷叶等。

苦杏仁性微温，味苦，有小毒，归肺、大肠经。用于咳嗽气喘，肠燥便秘等证。本品主要含苦杏仁苷及脂肪油，尚含挥发性成分、蛋白质和多种游离氨基酸。苦杏仁苷分解后产生少量氢氰酸，能抑制咳嗽中枢而起镇咳平喘作用。苦杏仁口服过量中毒，可能致死。因口服后苦杏仁苷易在胃肠道分解出氢氰酸，故毒性比静脉注射大。苦杏仁油对蛔虫、钩虫及伤寒杆菌、副伤寒杆菌有抑制作用，且有润滑通便作用。中国药典2005年版一部收载的含有苦杏仁的成方制剂有儿童清肺丸、九圣散、小儿百部止咳糖浆等。

百部性微温，味甘、苦，归肺经。用于新久咳嗽、百日咳、肺痨咳嗽，蛲虫、阴道滴虫、头虱及疥癣等。本品主要含多种生物碱、糖、脂类、蛋白质、琥珀酸等。百部碱具有中枢性镇咳作用；水煎剂及醇浸剂对头虱、衣虱等均有明显杀灭作用；对鼠蛲虫有显著杀灭作用；对人型结核杆菌有抑制作用。此外，对多种球菌、杆菌、皮肤真菌有抑制作用。中国药典2005年版一部收载的含有百部的成方制剂有小儿百部止咳糖浆、止咳宝片等。

枇杷叶性微寒，味苦，归肺、胃经。用于肺热咳嗽，胃热呕逆，热病口渴及消渴。本品主要含挥发油以及皂苷、熊果酸、齐墩果酸、苦杏仁苷、维生素B、维生素C、山梨醇等。有止咳、平喘作用及轻度祛痰作用；煎剂在体外对金黄色葡萄球菌有抑制作用，熊果酸有抗炎作用。中国药典2005年版一部收载的含有枇杷叶的成方制剂有儿童清肺丸、川贝枇杷糖浆、复方鲜竹沥液等。

［**典型方剂**］儿童清肺丸：本品由麻黄、苦杏仁（炒）、石膏、甘草、桑白皮（蜜炙）、瓜蒌皮、黄芩、橘红、浙贝母、枇杷叶（蜜炙）、法半夏、紫苏叶等22味中药组成。具有清肺、解表、化痰、止咳之功效。临床上多用于小儿风寒外感、肺经痰热所致的面赤身热、咳嗽气促、痰多黏稠、咽痛声哑等证。

药效学研究表明，本品对常见的呼吸道感染病原菌和条件致病菌均有不同程度的抑菌作用；对干酵母所致大鼠发热有解热作用；另外本品亦具有明显的止咳化痰作用。

思 考 题

1. 简述化痰止咳平喘药的含义及分类。
2. 化痰止咳平喘药临床上应怎样配伍应用？
3. 简述化痰药的含义及分类。
4. 中国药典2005年版一部收载的含有半夏的成方制剂有哪些？

5. 中国药典2005年版一部收载的含有苦杏仁的成方制剂有哪些？
6. 简述止咳平喘药的应用特点。

参考文献

黄萍，吴清和，荣向路，等. 儿童清肺丸药效学研究. 中药新药与临床药理，2001，12（1）：29～31

第十五章　安　神　药

[教学目标]

1. 掌握安神药的含义、分类及临床应用。
2. 熟悉各类安神药的应用特点。
3. 了解各类安神药的现代研究进展。

第一节　概　述

一、安神药的定义

凡以安定神志为主要作用,用于治疗神志失常病证的药物,称为安神药。

安神药多以矿石、化石或植物的种子入药,可分为重镇安神药与养心安神药两类。主要用于心神不宁、惊悸、失眠、健忘、多梦及惊风、癫痫、癫狂等证。

二、安神药的临床应用

本类药物多味甘,性寒凉或平,适用于阳气躁动、心悸、失眠、惊痫、狂妄、烦躁易怒等证。

心神不宁等证,可由多种病因引发。如心火炽盛或邪热内扰,症见躁动不安、惊悸失眠者,多偏于实;阴血不足,心神失养,证见虚烦不眠,心悸怔忡者,多偏于虚。故安神药的应用,须根据不同的病因、病机,选择适宜的安神药,并进行相应的配伍。如心火亢盛者,当配伍清心降火药物;痰热扰心者,当配伍化痰、清热药物;肝阳上亢者,须配伍平肝潜阳药物;血瘀气滞者,则配伍活血化瘀药物。至于惊风、癫狂等证,多以化痰开窍或平肝息风药物为主,本类药物多作辅助之品。

矿石类安神药,如做丸、散服,易伤脾胃,不宜长期服用,并须酌情配伍养胃健脾之品;入煎剂服,应打碎煎、久煎。部分药物具有毒性,更须慎用,以防中毒。

第二节　重镇安神药

一、重镇安神药的应用特点

重镇安神药多为矿石、贝壳类药物,质量沉降,有重镇安神、平惊定志、平肝潜阳等作用。适用于心火炽盛、痰火扰心、惊吓等引起的心神不宁、心悸失眠及惊痫、癫狂、肝阳上亢等证。

二、重镇安神药的现代研究

本类药物主要有朱砂、磁石等。

朱砂性微寒,味甘,有毒,归心经。用于心悸易惊、失眠多梦、发狂,小儿惊风、癫痫,口疮、咽喉肿痛、疮疡肿毒。本品主含硫化汞,常夹杂雄黄,磷灰石、沥青质等。有解毒防腐作用,外用能抑制或杀灭皮肤细菌和寄生虫。中国药典2005年版一部收载的含有朱砂的成方制剂有十香返生丸、万氏牛黄清心丸、小儿惊风散等。

磁石性寒,味咸,归肝、心、肾经。用于神志不安、心悸失眠、惊痫,肾虚气喘,肝肾阴虚所致头晕目眩、眼目昏糊、耳鸣耳聋等证。本品主要含四氧化三铁,尚含锰、铝、铅、钛等。有镇静作用,对缺铁性贫血有补血作用。中国药典2005年版一部收载的含有磁石的成方制剂有二十五味珊瑚丸、耳聋左慈丸、更年安片等。

第三节 养心安神药

一、养心安神药的应用特点

养心安神药多为植物种子、种仁类药物,具甘润滋养之性,故有滋养心肝,养阴补血,交通心肾等作用。适用于阴血不足、心脾两虚、心肾不交等导致的心悸、怔忡、虚烦不眠、健忘多梦等证。

二、养心安神药的现代研究

本类药物主要有酸枣仁、柏子仁、远志等。

酸枣仁性平,味甘、酸,归肝、胆、心经。用于虚烦不眠、惊悸多梦,体虚多汗、津伤口渴等证。本品主含皂苷、三萜化合物、脂肪油、蛋白质、维生素C及植物甾醇等。煎剂有镇静、催眠作用,还有镇痛、抗惊厥、降温作用。中国药典2005年版一部收载的含有酸枣仁的成方制剂有人参健脾丸、归脾丸、参芪五味子片等。

柏子仁性平,味甘,归心、肾、大肠经。用于虚烦失眠、心悸怔忡、阴虚盗汗,肠燥便秘等证。本品主含脂肪油,含少量挥发油、皂苷、植物甾醇、维生素A、蛋白质等。中国药典2005年版一部收载的含有柏子仁的成方制剂有天王补心丸、柏子养心丸等。

远志性温,味苦、辛,归心、肾、肺经。用于心肾不交引起的失眠多梦、健忘惊悸、神志恍惚,咳嗽痰多、咳痰不爽,疮疡肿毒、乳房肿痛。本品主含皂苷、远志醇、细叶远志定碱、脂肪油酸、树脂和糖类等。中国药典 2005 年版一部收载的含有远志的成方制剂有天王补心丸、归脾丸等。

［**典型方剂**］人参健脾丸：本品由人参、白术（麸炒）、茯苓、山药、陈皮、木香、砂仁、炙黄芪、当归、酸枣仁（炒）、远志（制）11 味中药组方而成。具有健脾益气、和胃止泻之功效。临床上多用于脾胃虚弱所致的饮食不化、脘闷嘈杂、恶心呕吐、腹痛便溏、不思饮食、体弱倦怠。

现代药理研究证明，人参主要成分为人参皂苷，含多种有机酸、微量元素、维生素 B 等，实验证明有增强机体免疫功能、提高应急能力、保护胃黏膜的作用，人参皂苷、维生素及微量元素可以提高人体机能，增强机体对各种有害刺激的防御能力，减弱有毒物质对机体的侵害，改善 B 族维生素缺乏引起的症状，增强网状内皮系统及白细胞的吞噬功能，增进食欲等；陈皮、麦芽能促进胃肠积气排出及胃液分泌，富含消化酶和维生素 B，有利于消化。

思考题

1. 简述安神药的含义、分类及适应证。
2. 应用重镇安神药时应注意哪些问题？
3. 中国药典 2005 年版一部收载的含有酸枣仁的成方制剂有哪些？

参考文献

宋长新. 人参健脾丸在五官科的临床应用. 河北中医，2002，24（1）29 ~ 30

第十六章　平肝息风药

［教学目标］

1. 掌握平肝息风药的含义、分类及临床应用。
2. 熟悉各类平肝息风药的应用特点。
3. 了解各类平肝息风药的现代研究进展。

第一节　概　述

一、平肝息风药的定义

凡以平肝潜阳、息风止痉为主要作用,主治肝阳上亢或肝风内动病证的药物,称为平肝息风药。

本类药物多为介类、虫类等动物药及矿物药,味多苦或咸,性偏寒凉,皆入肝经,分别具有平肝潜阳、息风止痉的功效,部分药物还具有镇静安神、清肝明目等作用。适用于肝阳上亢之头晕目眩,肝风内动之抽搐惊痫等证。平肝息风药可分为平抑肝阳药和息风止痉药两类。

二、平肝息风药的临床应用

应用平肝息风药时,由于肝风内动以肝阳化风为多见,息风止痉药多兼具平抑肝阳的作用,平抑肝阳药和息风止痉药两类药物应相互配合使用。

应用平肝息风药时,应根据不同病因、病机和兼证,进行相应的配伍。如治肝阳上亢证,多配滋补肾阴之品,益阴以制阳;治肝阳化风证,应将平抑肝阳及息风止痉药合用;热极生风证,当配伍清热泻火药物;阴血亏虚证,当配滋阴养血之品;兼窍闭神昏者,当配开窍醒神药;兼失眠多梦、心神不宁者,当配安神药物;兼痰邪者,当配祛痰药;肝火盛者,又当配伍清泻肝火之药物等。

本类药物性能各有不同,多性偏寒凉,亦有性偏温燥者,故应区别使用。若脾虚慢惊者,不宜寒凉之品;阴虚血亏者,当忌温燥之品。

第二节　平抑肝阳药

一、平抑肝阳药的应用特点

凡以平抑肝阳为主要作用,治疗肝阳上亢之证的药物,称为平抑肝阳药。

本类药物多为介类、矿石类质重的药物，大多苦寒、性降，主入肝经，具有平肝潜阳或平抑肝阳之功效，及清肝热、安心神等作用。主要用于治疗肝阳上亢之头晕目眩、头痛、耳鸣及肝火上攻之面红耳赤、头痛头昏、烦躁易怒等证。另外，常与息风止痉药配伍，治疗肝风内动痉挛抽搐；与安神药配伍，治疗浮阳上扰之烦躁不眠。

二、平抑肝阳药的现代研究

本类药物主要有石决明、珍珠母、牡蛎等。

石决明性寒，味咸，归肝经。用于肝阳上亢、头晕目眩、目赤翳障，视物昏花，青盲雀目等证。本品含碳酸钙90%以上，有机质约3.67%，尚含少量镁、铁、硅酸盐、氯化物和极微量的碘；煅烧后碳酸盐分解，产生氧化钙，有机质则破坏。本品有镇静作用，还可治疗胃酸过多。中国药典2005年版一部收载的含有石决明的成方制剂有明目地黄丸、黄连羊肝丸、疳积散等。

珍珠母性寒，味咸，归肝、心经。用于肝阳上亢、头晕目眩、目赤肿痛，视物昏花等证。本品含碳酸钙90%以上，有机质约0.34%；尚含少量镁、铁、硅酸盐、磷酸盐和氧化物，并含多种氨基酸。有效成分碳酸钙可以中和胃酸。本品30%硫酸水解产物，能增大离体心脏的心跳幅度；乙醚提取液能抑制离体肠管、子宫的收缩，防止组织胺引起的豚鼠休克及死亡；本品对四氯化碳引起的肝损伤有保护作用。中国药典2005年版一部收载的含有珍珠母的成方制剂有安神补心丸、更年安片、脑立清丸、清开灵口服液、清脑降压片等。

牡蛎性微寒，味咸，归肝、胆、肾经。用于肝阳上亢、头晕、目眩、胃痛泛酸等证。本品含80%～95%的碳酸钙、磷酸钙及硫酸钙，并含镁、铝、硅、氧化铁及有机质等。煅烧后碳酸盐分解，产生氧化钙等，有机质则被破坏。所含钙盐有抗酸及轻度镇静、消炎作用。中国药典2005年版一部收载的含有牡蛎的成方制剂有千金止带丸、乌鸡白凤丸、心通口服液、龙牡壮骨颗粒、乳疾灵颗粒等。

第三节　息风止痉药

一、息风止痉药的应用特点

凡以平肝息风为主要作用，治疗肝风内动，惊风抽搐病证的药物，称为息风止痉药。

风病有外风、内风之别，外风宜疏散，内风宜平息。本类药物主入肝经，具有平肝息风、止痉定搐的功效。故适用于温热病之热极动风、肝阳化风及血虚生风等所致的眩晕欲扑、项强肢颤、痉挛抽搐等证；或用于风毒内侵引动内风而致破伤风，痉挛抽搐、脚弓反张等证；或用于风阳挟痰，痰热上扰之癫痫、惊风抽搐。

此外，部分药物还有平肝潜阳、清热泻火等作用，用于肝阳上亢、头晕目眩及肝火上攻、目赤肿痛等证。

二、息风止痉药的现代研究

本类药物主要有羚羊角、牛黄、天麻、地龙、全蝎、蜈蚣等。

羚羊角性寒，味咸，归肝、心经。用于肝风内动、惊痫抽搐，肝阳上亢，头晕目眩，高热、狂躁、神昏等证。本品含磷酸钙、角蛋白及不溶性无机盐等。其外皮浸出液对中枢神经系统有抑制作用，有镇痛作用，能增强动物对缺氧的耐受能力。煎剂能抗惊厥，有解热作用。煎剂或醇提取液，小剂量使离体蟾蜍心脏收缩加强，中等剂量可致心传导阻滞，大剂量则引起心率减慢、振幅减小，最后心跳停止。中国药典2005年版一部收载的含有羚羊角的成方制剂有小儿金丹片、贝羚胶囊、牛黄降压丸、牛黄清心丸、清肺消炎丸等。

牛黄性凉，味甘，归心、肝经。用于温热病及热病神昏，惊厥抽搐等证。本品含胆酸、脱氧胆酸、胆甾醇及胆红素、麦角甾醇、维生素D、钠、钙、镁、铁、铜、磷等，尚含类胡萝卜素及丙氨酸、甘氨酸等多种氨基酸。本品有镇静、镇痉作用，对离体豚鼠心脏有兴奋作用，有使血管扩张及抗肾上腺素作用而使血压下降。所含大多数胆酸，尤其是脱氧胆酸，均能松弛胆道口括约肌，促进胆汁分泌而有利胆作用；牛磺酸-*N*-二硫代氨基甲酸钠对四氯化碳引起的急性及慢性大鼠肝损害有显著的保护作用；家兔口服牛黄能显著增加末梢血内的红细胞；亦能与多种有机物结合成稳定化合物而起到解毒作用。中国药典2005年版一部收载的含有牛黄的成方制剂有牛黄上清丸、牛黄千金散、牛黄解毒片、牛黄镇惊丸等。

天麻性平，味甘，归肝经。用于肝风内动，癫痫抽搐，头痛眩晕，肢体麻木，风湿痹痛等证。本品含香荚兰醇、香荚兰醛、维生素A类物质、苷类、结晶性中性物质及微量生物碱、黏液质。小鼠腹腔注射天麻水剂，能使小鼠自发活动明显减少，且能显著延长戊巴比妥钠或环己烯巴比妥钠引起的小鼠睡眠时间。家兔静脉注射天麻水煎剂，可提高电击痉挛的阈值，有效地制止癫痫样发作。小鼠腹腔注射天麻浸膏，能明显对抗戊四氮引起的惊厥。此外还有降低外周血管和冠状血管阻力、降压、减慢心率及镇痛作用。天麻多糖有免疫活性。中国药典2005年版一部收载的含有天麻的成方制剂有天麻丸、天麻首乌片、牛黄千金散、养血生发胶囊等。

地龙性寒，味咸，归肝、脾、膀胱经。用于高热神昏，惊痫抽搐，肢体麻木，半身不遂，关节痹痛，肺热喘咳，热结膀胱，小便不利等证。本品含蚯蚓解热碱、蚯蚓素、蚯蚓毒素，又含含氮物质如黄嘌呤、腺嘌呤、鸟嘌呤、胆碱等。广地龙酊剂、干粉混悬液、热浸液、煎剂等均有缓慢而持久的降压作用。广地龙次黄嘌呤具有显著的舒张支气管作用，并能拮抗组织胺及毛果芸香碱对支气管的收缩作用；从广地龙中提出一种引湿性淡黄色针状结晶，则对离体和在体子宫有兴奋作用。水煎剂及蚯蚓解热碱均有良好的解热作用。热浸液、醇提溶液有镇静、抗惊厥作用。中国药典2005年版一部收载的含有地龙的成方制剂有小金丸、小活络丸、马钱子散、中风回春片等。

全蝎性平，味辛，有毒，归肝经。用于小儿惊风，抽搐痉挛，半身不遂，破伤风等证。本品含蝎毒(一种类似蛇毒神经毒的蛋白质)，并含三甲胺、甜菜碱、牛磺酸、软脂酸、硬脂酸、胆甾醇、卵磷脂及铵盐等。小鼠口服全蝎，对五甲烯四氮唑、士的宁及烟碱引起的惊厥均有对抗作用。灌胃、静脉注射或肌肉注射全蝎浸剂及煎剂均有显著持久的降压作用；对清醒动物有明显镇静作用。蝎毒的主要危害是使呼吸麻痹。中国药典2005年版一部收载的含有全蝎的成方制剂有七珍丸、小儿至宝丸、小儿惊风散、牛黄千金散、牛黄镇惊丸等。

蜈蚣性温，味辛，有毒，归肝经。用于小儿惊风，抽搐痉挛，风湿顽痹、半身不遂，顽固性头痛等证。本品含组胺样物质及溶血性蛋白质，尚含脂肪油、胆甾醇、蚁酸及组氨酸、精氨酸、亮氨酸等多种氨基酸。本品对戊四氮、纯烟碱和士的宁等引起的小鼠惊厥均有对抗作用。蜈蚣水浸剂对结核杆菌及多种皮肤真菌有不同程度的抑制作用。蜈蚣水蛭注射液对肿瘤细胞有抑制作用，对网状内皮细胞机能有增强作用。中国药典2005年版一部收载的含有蜈蚣的成方制剂有中风回春片、医痫丸、通心络胶囊等。

［**典型方剂**］牛黄解毒片：本品由人工牛黄、雄黄、石膏、大黄、黄芩、桔梗、冰片、甘草8味中药组方而成。具有清热解毒之功效。临床上多用于火热内盛，咽喉肿痛，牙龈肿痛，口舌生疮，目赤肿痛等证。

药理试验表明，牛黄解毒片具有显著的抗炎作用，在体外对金黄色葡萄球菌显示了较强的抑菌活性，对耐药金黄色葡萄球菌、变形杆菌和白色葡萄球菌在一定药液浓度下显示较强的抑菌作用。

思 考 题

1. 试述平肝息风药的定义。
2. 平肝息风药可分为哪几类，分别具有什么作用？
3. 试列举几味息风止痉药。
4. 中国药典2005年版一部收载的含有石决明的成方制剂有哪些？
5. 中国药典2005年版一部收载的含有牛黄的成方制剂有哪些？

参 考 文 献

孟海琴，高淑华，都兴稼，等. 牛黄解毒片的抗炎、抑菌作用研究. 北京医药，1994，(1)：20～22

第十七章　开　窍　药

[**教学目标**]

1. 掌握开窍药的含义及临床应用。
2. 熟悉开窍药的应用特点。
3. 了解开窍药的现代研究进展。

第一节　开窍药的定义

凡具有辛香走窜之性,以开窍醒神为主要作用,用于治疗闭证神昏病证的药物,称开窍药。

本类药物多味辛芳香,善于香窜,主心经,具有通关开窍、启闭醒神的作用。主要用于温病热陷心包、痰浊阻蔽清窍所致的神昏谵语以及惊风、癫痫、中风等病出现的猝然昏厥,痉挛抽搐等内闭实证。而神志昏迷之虚证,又称脱证,伴有冷汗、肢凉、脉微欲绝等证,乃由阳气衰败,气虚欲脱所致,宜回阳救逆、益气固脱,禁用开窍药。

第二节　开窍药的临床应用

闭证有寒热之分。寒闭多见面青、身凉、苔白、脉迟,宜温开;热闭多见面赤、身热、苔黄、脉数,宜凉开。此外,尚需根据病机的不同予以必要的配伍。如凉开者,宜配伍清热解毒药;温开者,宜配伍祛寒行气药。

开窍药辛温走窜,为救急、治标之品,且能耗伤正气,故只宜暂服,不可久用;因本类药物气味辛香,其有效成分易于挥发,内服多不宜入煎剂,只入丸剂、散剂服用。

第三节　开窍药的现代研究

本类药物主要有麝香、冰片、苏合香、石菖蒲、蟾酥、樟脑等。

麝香性温,味辛,归心、脾经。用于闭证神昏,疮疡肿毒、咽喉肿痛,血瘀经闭、癥瘕、心腹暴痛、跌打损伤、风寒湿痹,难产,死胎,胞衣不下。此外,近代临床报道用麝香制剂治疗冠心病心绞痛,均有良好疗效。本品含麝香酮、降麝香酮、麝香醇、甾族化合物、蛋白质及多种氨基酸等。对中枢神经系统有双相调节作用，小剂量兴奋，大剂量抑制，可增强中枢神经系统对缺氧的耐受性，改善脑循环；具有明显的强心作用，可增强心肌收缩力，增加心肌的抗缺氧能力；能升高血压，增强呼吸；且有镇痛作用。麝香对离体子宫及在体妊娠子宫有明显兴奋作用，有雄激素样作用，亦有较强的抗炎作用。麝香酊稀释液能抑制大肠杆菌、金黄色葡萄球菌、猪霍乱菌。此外，本品能抑制胃酸分泌，促进慢性溃疡愈合；对人体食道鳞癌、胃腺癌、结肠癌、膀胱癌等肿瘤细胞有抑制作用。中国药典 2005 年版一部收载的含有麝香的成方制剂有十香返生丸、牛黄镇惊丸、七珍丸、麝香保心丸等。

冰片性微寒，味辛、苦，归心、脾、肺经。用于闭证神昏，功效不及麝香；用于目赤肿痛、喉痹口疮，疮疡肿痛，溃后不敛。近代以本品搅溶于核桃油中滴耳，治疗急、慢性化脓中耳炎，有较好疗效。此外，本品用于治冠心病心绞痛及齿痛，有一定疗效。本品主要含龙脑及少量的三萜化合物，具有止痛、防腐、抑菌等作用。中国药典 2005 年版一部收载的含有冰片的成方制剂有冰硼散、珍视明滴眼液、西瓜霜润喉片、牛黄镇惊丸等。

苏合香性温，味辛，入心、脾经。用于寒闭神昏，胸腹冷痛，满闷。近年常用之治疗冠心病心绞痛发作，有快速缓解疼痛作用。本品主要含萜类和挥发油，具有抗血小板凝聚、抗血栓形成、促进纤溶酶活性的作用；能增强机体的耐缺氧能力，改善冠脉血流量，降低心肌耗氧量；有刺激祛痰作用，能促进溃疡与创伤愈合。此外，可缓解局部炎症。中国药典 2005 年版一部收载的含有苏合香的成方制剂有苏合香丸、冠心苏合丸等。

石菖蒲性温，味辛、苦，归心、胃经。用于痰湿蒙蔽清窍之神志昏迷、湿阻中焦、脘腹胀满、痞塞疼痛等证。此外，还可以用于声音嘶哑、风湿痹痛、痈疖疥癣、跌打损伤等证。本品含挥发油、氨基酸、有机酸和糖类等。所含挥发油具有镇静、降温、平喘作用；水煎剂及去油水煎剂均有镇静、促进消化液分泌、抑制肠管平滑肌痉挛的作用；其水煎醇沉液具有增智、促进记忆获得、改善记忆障碍的作用。煎剂体外试验有抗癌作用；高浓度浸出液对常见致病性皮肤真菌有抑制作用。中国药典 2005 年版一部收载的含有石菖蒲的成方制剂有安神补心丸、天王补心丸等。

蟾酥性温，味辛，有毒，归心经。用于痧胀腹痛，吐泻，神昏，恶疮，咽喉肿痛及各种牙痛。本品有毒，有良好的攻毒消肿止痛作用，外用、内服皆有效。近年用蟾酥治疗各种癌肿，有一定的攻毒抗癌、消肿止痛作用，内服外用均有一定的疗效。本品主要含蟾酥毒素类，为其主要的毒性成分，尚含有多糖类、有机酸、氨基酸、肽类、肾上腺素等。有强心、抗心肌缺血、抗凝血、升压、抗休克、镇痛及局部麻醉等作用；其注射液对甲型溶血性链球菌、金黄色葡萄球菌、变形杆菌、绿脓杆菌、四链球菌、白色葡萄球菌、卡他球菌均有抑制作用。本品过量可致中毒,多用阿托品解救。中国药典2005年版一部收载的含有蟾酥的成方制剂有牙痛一粒丸、六应丸、梅花点舌丸、痧药等。

樟脑性热,味辛,有毒,归心、脾经。用于痧胀腹痛,吐泻,神昏,疥癣湿疮,瘙痒溃烂,牙痛及跌打损伤疼痛。本品为一种双环萜酮物质,能兴奋中枢神经系统,增进呼吸及循环,在中枢神经处于抑制状态时,兴奋作用尤为显著;樟脑涂于皮肤有清凉感,并有止痛、止痒及微弱的局部麻醉和防腐作用;对胃肠道黏膜有刺激作用,使胃感到舒适,大量则能产生恶心及呕吐。中国药典2005年版一部收载的含有樟脑的成方制剂有麝香祛痛搽剂、伤湿止痛膏等。

[**典型方剂**] 冠心苏合丸:本品由苏合香、冰片、乳香(制)、檀香、土木香5味中药组方而成。具有理气,宽胸,止痛之功效。临床上多用于寒凝气滞、心脉不通所致的胸痹,症见胸闷、心前区疼痛;冠心病心绞痛见上述证候者。

临床观察显示,冠心苏合丸对胃溃疡有较好疗效。

思 考 题

1. 试述开窍药的定义。
2. 试述开窍药的应用。
3. 开窍药主要有哪些药物?
4. 试述麝香、冰片的适应证。
5. 中国药典2005年版一部收载的含有麝香的成方制剂有哪些?
6. 中国药典2005年版一部收载的含有冰片的成方制剂有哪些?

参 考 文 献

国家药典委员会. 中华人民共和国药典(2005年版). 北京:化学工业出版社,2005

第十八章　补　虚　药

［教学目标］

1. 掌握补虚药的含义、分类及临床应用。
2. 熟悉各类补虚药的应用特点。
3. 了解各类补虚药的现代研究进展。

第一节　概　　述

一、补虚药的定义

凡能补益正气、增强体质，以提高机体抗病能力，治疗虚证为主的药物，称为补虚药，亦称补益药或补养药。

补虚药大多味甘，能补脏腑之气、血、阴、阳。偏于甘温者，多补气、补阳；偏于甘寒，或甘润者，则多补血、补阴。本类药物主要适用于大病之后正气虚衰及正虚邪实之证，或病邪未尽，正气已衰之病证。虚证的临床表现比较复杂，但从病机来看，其"证型"不外乎气虚、阳虚、血虚、阴虚四类。补虚药根据性能、功效及主要适应证的不同，可以分为补气药、补阳药、补血药、补阴药四类。

二、补虚药的临床应用

临床使用补虚药物，应根据虚证的不同类型，选用不同的补虚药，同时应充分考虑人体气、血、阴、阳相互依存的关系，据此协同使用补虚药。一般而言，气虚、阳虚反映出机体活动能力的衰退；血虚、阴虚则反映出机体精血津液的损耗。阳虚者多兼气虚，而气虚渐重者易致阳虚；阴虚者每兼见血虚，而血虚者也易致阴虚。故补气药和补阳药、补血药和补阴药，常协同而用。至于气血两亏、阴阳俱损，气阴两虚的病证，又当气血双补、阴阳兼顾或气阴并补。

补虚药除协同应用之外，若配伍祛邪药，可用于邪盛正衰或正气虚弱而病邪未尽的证候，以起到"扶正祛邪"的目的。

补虚药适用于正气不足的虚证，若身体健康，并无虚弱表现，则不宜滥用，以免导致阴阳失调、气血不和。对于实邪方盛，正气未虚者，以祛邪为主，不宜用本类药物，以免"闭门留寇"。

补虚药除作汤剂外，也多作蜜丸、煎膏、片剂、口服液或酒剂等，以便服用。若入汤剂则宜久煎以增强疗效，个别药物亦作注射剂以备急用。

服用本类药物时，应顾及脾胃，适当与健脾消食药同用，以促进运化，使补虚药充分发挥作用。

第二节 补 气 药

一、补气药的应用特点

凡以补益气虚为主要功效，治疗气虚证的药物，称为补气药。

本类药物多甘温或甘平，主归脾、肺、心经，能补益脏腑之气，增强机体的活动能力，尤其善于补益脾肺之气。主治脾气虚所致神疲体倦，食欲不振，腹胀便溏等证；肺气虚所致少气懒言，言微喘促，易出虚汗等证。

临床应用时，除应随不同的气虚证而选择相宜的补气药外，还须根据兼证酌情配伍，如兼见阳虚或阴虚者配补阳药或补阴药。另外，气能生血、摄血、生津，故临床治疗气虚不摄的失血、出汗、小便不禁和血虚津亏等证，亦常使用补气药。

补气药性多壅滞，易致中满，应用时须适当辅以理气药。

二、补气药的现代研究

本类药物主要有人参、西洋参、党参、黄芪、山药、甘草、大枣、蜂蜜等。

人参性平，味甘、微苦，归心、肺、脾经。用于体虚欲脱，肢冷脉微，脾气虚，肺气虚，气血亏损所致惊悸、失眠、健忘等证。本品含多种人参皂苷及氨基酸、挥发油、糖类、甾醇、维生素、有机酸、果胶及微量元素等。具有增强机体抵抗力，调整中枢神经系统，抗疲劳，抗休克，降低血糖，促进蛋白质 RNA、DNA 的生物合成，调节胆固醇代谢，促进造血系统的功能，减轻辐射对造血系统的损害等作用。此外，尚有抗过敏、抗利尿及抗癌等作用。人参的药理活性常因机体机能状态不同而呈双相作用，因此认为人参是具有“适应原”样作用的典型代表药。中国药典 2005 年版一部收载的含有人参的成方制剂有人参健脾丸、参苓白术散、生脉饮、龟龄集、人参养荣丸、参精止渴丸（降糖丸）、定坤丹、益气养血口服液等。

西洋参性凉，味甘、微苦，归心、肺、肾经。用于气虚阴亏，咳喘痰血，热伤气阴，肺胃津亏所致烦倦、消渴、口燥咽干等证。本品含多种皂苷，还含有少量挥发油、糖类、多种氨基酸、有机酸等。所含皂苷能对中枢神经系统产生抑制作用；还有抗缺氧和抗疲劳、抗应激、抗心律失常、减少心肌耗氧量、抗心肌氧化、增加心肌收缩力、降低冠脉阻力以及止血、镇静、抗利尿等作用。中国药典 2005 年版一部收载的含有西洋参的成方制剂有洋参保肺丸、复方皂矾丸等。

党参性平，味甘，归脾、肺经。用于中气不足，脾胃虚弱，肺气亏虚，气津两伤等证。本品含党参皂苷、微量生物碱、多糖类、酚酸类、萜类、甾醇和氨基酸等。

能增强免疫功能；可增加心、脑、下肢及内脏血流量；能使家兔红细胞及血红蛋白增加；能扩张周围血管而降低血压，改善微循环，并可抑制肾上腺素的升压作用；还能调节胃肠运动，抗溃疡，抑制胃酸分泌；降低胃蛋白酶活性；提高机体适应性；对化疗和放射线所引起的白细胞下降有升高作用。中国药典2005年版一部收载的含有党参的成方制剂有十全大补丸、四君子丸、附子理中丸、天王补心丹、小柴胡颗粒、参芪五味子片、儿康宁糖浆等。

黄芪性温，味甘，归脾、肺经。用于脾胃气虚、中气下陷，肺气虚及表虚自汗、气虚外感诸证，气虚水湿失运之浮肿、小便不利，气血不足、疮疡内陷的脓成不溃或溃久不敛，气虚之面色萎黄、神倦脉虚、便血、崩漏、痹痛、麻木或半身不遂、消渴等证。本品主要含多种皂苷、多糖、黄酮类、胆碱、氨基酸及微量元素等。可增强机体免疫功能，并具有利尿、抗衰老、保肝、强心降压等作用。能消除实验性肾炎尿蛋白，增强心肌收缩力，还有促雌激素样作用和较广泛的抗菌作用。中国药典2005年版一部收载的含有黄芪的成方制剂有玉屏风口服液、儿康宁糖浆、三两半药酒、产复康颗粒、补中益气丸、益气养血口服液、虚寒胃痛颗粒等。

山药性平，味甘，归脾、肺、肾经。用于脾胃虚弱，肺肾虚弱，阴虚内热，口渴多饮，小便频数等证。本品含薯蓣皂苷、薯蓣皂苷元、胆碱、糖蛋白、氨基酸、黏液质、淀粉、维生素、甘露聚糖等。具有滋补，助消化，止咳、祛痰，脱敏，抗氧化和降血糖等作用。中国药典2005年版一部收载的含有山药的成方制剂有杞菊地黄丸、六味地黄丸、龙牡壮骨颗粒、牛黄清心丸、参苓白术散等。

甘草性平，味甘，归心、肺、脾、胃经。用于心气虚，脾气虚，咳嗽痰多，脘腹及四肢挛急疼痛，热毒疮疡，咽喉肿痛等证；用于药性峻猛的方剂中，既能缓和药物毒性、烈性，又可调和脾胃。本品含甘草甜素、甘草次酸等三萜皂苷类，此外尚含多种黄酮成分。本品具有类似肾上腺皮质激素样作用；具抗溃疡作用，对组织胺引起的胃酸分泌过多有抑制作用，并有抗酸和缓解胃肠平滑肌痉挛作用；甘草黄酮、甘草浸膏及甘草次酸均有明显的镇咳、祛痰作用；甘草还有抗炎、抗菌、抗过敏作用，能保护发炎的咽喉和气管的黏膜；甘草浸膏和甘草甜素对某些毒物有解毒作用。中国药典2005年版一部收载的含有甘草的成方制剂有小青龙合剂（颗粒）、四君子丸、四逆汤、玄麦甘桔颗粒、加味逍遥丸、附子理中丸、脑乐静等。

大枣性温，味甘，归脾、胃经。用于脾胃虚弱、中气不足、血虚萎黄及营血亏虚所致妇女脏躁、神志不安等证。用于药性较峻烈的方剂中，以缓和药物的烈性，并健脾益胃，固护正气，以消除药物的副作用。本品含蛋白质、糖类、有机酸、维生素及微量钙、磷、铁和多种氨基酸等。能明显增加实验动物血清总蛋白与白蛋白，具有增强免疫、保肝、提高肌力和抗氧化、抗突变及抑制癌细胞增殖等作用。中国药典 2005 年版一部收载的含有大枣的成方制剂有小建中合剂、脑乐静、四神丸、儿康宁糖浆、虚寒胃痛颗粒等。

蜂蜜性平，味甘，归肺、脾、大肠经。用于脘腹虚痛，肺虚燥咳及肠燥便秘等证，还可用于乌头类毒药之解毒。本品含果糖、葡萄糖、蔗糖、糊精、有机酸、蛋白质、酶、花粉及维生素等，有抑菌、解毒、保肝、促进创伤愈合及一定的降压、扩张冠状动脉、降低血糖的作用。中国药典 2005 年版一部中蜂蜜的应用比较广泛，如制剂蜜丸、水蜜丸、酒剂、口服液等。

第三节 补　阳　药

一、补阳药的应用特点

凡以补益阳虚为主要功效，治疗阳虚证的药物，称为补阳药，亦称助阳药。

本类药物性多甘温或咸温或辛热，主归肝、肾二经。能温补人体之阳气，适用于肾阳虚、脾阳虚、心阳虚等证。由于肾为先天之本，肾阳为一身诸阳之本，肾阳之虚得补，全身阳虚诸证亦会改善或消除，因此，阳虚通常多指肾阳虚。故本节主要介绍温补肾阳之品（其他以助心阳，温脾阳为主的药物，参见温里药等章节）。

本类药物主要适用于肾阳虚所致畏寒肢冷，腰膝酸软，阳痿早泄，以及眩晕耳鸣，宫冷不孕，咳嗽喘促，筋骨痿软，小儿发育不良，囟门不合，齿迟行迟等证。

本类药常与温里药、补肝益肾药以及补益脾肺之气的药物配伍。

本类药性多温燥，易助火伤阴，故阴虚火旺者不宜使用。

二、补阳药的现代研究

本类药物主要有鹿茸、淫羊藿、肉苁蓉、杜仲、核桃仁、冬虫夏草等。

鹿茸性温，味甘、咸，归肾、肝经。用于肾阳虚衰、精血亏虚所致畏寒肢冷、阳痿滑精、宫冷不孕、小便频数、眩晕耳鸣、耳聋、腰脊冷痛、神疲羸弱，肝肾亏虚、精血不足所致的筋骨痿软、小儿发育不良、齿迟行迟、囟门不合，冲任虚寒、带脉不固所致崩漏带下，疮疡久溃不敛，脓出清稀，或阴疽疮肿内陷不起等证。本品含氨基酸、蛋白质、雌性激素、前列腺素、微量元素等。能促进生长发育，促进造血功能，减轻疲劳，改善睡眠和食欲，改善蛋白质代谢障碍和改善能量代谢，增进肾脏利尿机能，并能促进骨折和创伤的愈合。此外，还具有抗衰老作用。中国药典 2005 年版一部收载的含有鹿茸的成方制剂有参茸保胎丸、补肾益脑片、益气养血口服液、参茸固本片等。

淫羊藿性温，味辛、甘，归肝、肾经。用于肾阳虚的阳痿遗精、不孕及尿频，肝肾亏虚所致的筋骨痿软、风湿痹痛、麻木拘挛等证。现代用于阴阳两虚型妇女更年期高血压以及小儿麻痹证。本品含黄酮类化合物、多糖、淫羊藿糖苷 A 及挥发油等,尚含有生物碱、甾醇及维生素 E 等。本品具有雄性激素样作用,能促进精液分泌,提高性欲;能提高机体免疫功能,特别是对肾虚病人免疫功能低下有改善作用;对脊髓灰质炎病毒及其他肠道病毒有抑制作用;还具有增加冠脉流量、降压、降血脂血糖、抗炎、抗缺氧、抗惊厥、镇静、镇咳、祛痰及抗衰老等作用;淫羊藿总黄酮和多糖对免疫功能有双相调节作用。中国药典 2005 年版一部收载的含有淫羊藿的成方制剂有抗骨增生丸、心通口服液、强阳保肾丸、前列舒丸等。

肉苁蓉性温,味甘、咸,归肾、大肠经。用于肾阳不足、精血亏虚的阳痿、不孕、腰膝酸软、筋骨无力、肠燥便秘等证。本品含水溶性成分甜菜碱、β - 谷甾醇、胡萝卜苷及脂溶性成分等。水浸液对实验动物有降低血压作用;又能促进小鼠唾液分泌;有抗家兔动脉粥样硬化的作用;有一定程度的抗衰老作用;能显著提高小鼠小肠推进度,缩短通便时间,同时对大肠的水分吸收有明显抑制作用(研究发现肉苁蓉含通便有效物质无机盐类和亲水性胶质类多糖)。水提液能显著增加小鼠脾脏和胸腺的质量,增加腹腔巨噬细胞的吞噬能力,并有调节内分泌、促进代谢及强壮、抗衰老与降压等作用。中国药典 2005 年版一部收载的含有肉苁蓉的成方制剂有石斛夜光丸、抗骨增生丸、强阳保肾丸、锁阳固精丸等。

杜仲性温,味甘,归肝、肾经。用于肝肾不足的腰膝酸痛、筋骨无力及阳痿、尿频,肝肾亏虚、下元虚冷的妊娠漏血、胎动不安或习惯性流产等。现代临床用于高血压,降压作用可靠。本品含杜仲胶、环烯醚萜类化合物、木脂素类化合物及其苷类、维生素、氨基酸、有机酸、鞣质及黄酮类化合物等,有较好的降压作用,并能减少胆固醇的吸收。本品还有利尿、解痉、镇痛、镇静、加强心脏功能、增强机体免疫功能等作用。中国药典 2005 年版一部收载的含有杜仲的成方制剂有天麻丸、妙济丸、当归养血丸、千金止带丸、河车大造丸等。

核桃仁性温,味甘,归肾、肺、大肠经。用于肺肾两虚的虚寒喘嗽,肾阳不足的腰膝酸软、阳痿遗精、肠燥大便秘结。现代用于治疗尿路结石,具排石之功效。本品含脂肪油(主要为亚油酸、甘油酯、混有少量亚麻酸及油酸甘油酯)、蛋白质、碳水化合物和微量的钙、磷、铁及胡萝卜素、维生素 B_2 等。有镇咳作用;给犬喂食,能使其体重增加很快,并能使血清蛋白增加,而血胆甾醇水平之升高较慢,可能影响胆甾醇的体内合成及其氧化、排泄。中国药典 2005 年版一部收载的含有核桃仁的成方制剂有青娥丸、复方皂矾丸等。

冬虫夏草性平,味甘,归肺、肾经。用于肺虚或肺肾两虚之久咳虚喘、劳嗽咯血,肾虚所致腰膝酸痛、阳痿遗精。此外,亦可用于病后体虚不复、自汗畏寒等。本品含多种游离氨基酸、虫草酸、甘露醇、半乳甘露聚糖及多种微量元素,尚含有脂肪、粗纤维、碳水化合物等。本品有平喘作用;可明显改善肾衰患者的肾功能状态和提高细胞免疫功能;有减慢心率、降低血压,抗实验性心律失常及抗心肌缺血缺氧,抑制血栓形成,降低胆固醇、甘油三酯等作用;还有抗癌、抗菌、抗病毒、抗炎、抗疲劳及镇静、祛痰等作用。

第四节 补 血 药

一、补血药的应用特点

凡以补血养血为主要功效,治疗血虚证的药物,称为补血药,亦称养血药。

本类药物多甘温或甘平,质地滋润,主归心、肝、脾、肾经。能补肝养心益脾,而以滋生血液为主,有的还兼能滋养肝肾。主要适用于血虚所致面色萎黄,唇爪苍白,眩晕耳鸣,心悸怔忡,失眠健忘及月经不调,量少色淡,甚或经闭,脉细弱等证。

临床应用时,若兼气虚者,常配补气药;兼阴虚者,配补阴药;或选用补血而又兼能补阴的阿胶,熟地黄,桑椹之类。同时,因脾为气血生化之源,脾虚易致血虚,故还应适当配伍补脾健胃药。

本类药性多滋腻,有碍运化。故凡湿滞中阻,脘腹胀满,食少便溏者应慎用。必要时,可配伍化湿行气、健脾消食药同用。

二、补血药的现代研究

本类药物主要有当归、熟地黄、白芍、何首乌、阿胶等。

当归性温,味甘、辛,归肝、心、脾经。用于血虚所致面色萎黄,眩晕心悸、月经不调,经闭痛经等证,以及跌打损伤、风湿痹阻的疼痛证、痈疽疮疡、津血亏虚致肠燥便秘。此外,本品还可用于治疗久咳气喘。现代用于治疗冠心病心绞痛,血栓闭塞性脉管炎等,有一定疗效。本品含挥发油(主要为藁本内酯、正丁烯酞内酯、当归酮、香荆芥酚等)、阿魏酸、丁二酸、烟酸等,此外,尚含当归多糖、多种氨基酸、维生素A、维生素B_{12}、维生素E及多种微量元素等。本品对子宫有"双相调节"作用;有抗血小板凝集和抗血栓作用,并能促进血红蛋白及红细胞的生成;有抗心肌缺血和扩张血管作用,能改善外周循环,降低血脂,增强免疫功能等作用。此外,还有保肝、平喘、镇静、镇痛、抗菌、抗炎、抗缺氧、抗辐射及抑制肿瘤生长等作用。中国药典2005年版一部收载的含有当归的成方制剂有十全大补丸、乌鸡白凤丸、当归养血丸、五虎散、四物合剂、三两半药酒等。

熟地黄性微温,味甘,归肝、肾经。用于血虚萎黄、心悸怔忡、月经不调、崩漏下血,肾阴不足所致骨蒸潮热、盗汗遗精、内热消渴,肝肾精亏血虚所致腰膝酸软、眩晕耳鸣、须发早白等证。本品含梓醇、地黄素、甘露醇、维生素、糖类及氨基酸等。有强心、利尿、降血糖和升高外周白细胞、促凝血、增强免疫功能等作用。中国药典2005年版一部收载的含有熟地黄的成方制剂有六味地黄颗粒、杞菊地黄丸、明目地黄丸、桂附地黄丸、知柏地黄丸、乌鸡白凤丸等。

白芍性微寒,味苦、酸,归肝、脾经。用于血虚或阴虚所致月经不调、崩漏,肝阴不足、肝阳上亢所致头痛眩晕、胁痛、腹痛、四肢挛痛,阴虚血热、血虚、失血、盗汗及表虚自汗等证。本品含芍药苷、羟基芍药苷、芍药内酯苷、苯甲酰芍药苷等单萜苷类,以及苯甲酸、鞣质、挥发油、树脂、糖、β-谷甾醇、丹皮酚等物质。有解痉、镇痛、护肝、降压、抗菌、抗溃疡和免疫调节等作用。中国药典2005年版一部收载的含有白芍的成方制剂有戊已丸、桂龙咳喘宁胶囊、逍遥丸、青果丸、小建中合剂等。

制首乌性温,味苦、甘、涩,归肝、心、肾经。生首乌性平,味苦、甘、涩,归心、肝、大肠经。用于肝肾两虚、血虚精亏所致心悸失眠、萎黄乏力、眩晕耳鸣、腰膝酸软、崩漏带下、须发早白、久疟体虚及瘰疬疮痈、风疹瘙痒、血虚津亏、肠燥便秘等证。现代用于高血脂、高血压、冠心病而有肝肾精血不足者。本品主要含卵磷脂及蒽醌衍生物,主要为大黄酚、大黄素及大黄酸、大黄素甲醚和大黄酚蒽酮。有促进血细胞新生和发育,增加肝糖原作用;煎剂有增强免疫功能,且以T淋巴细胞功能为主;能提高超氧化物歧化酶(SOD)活力,抑制单胺氧化酶活力,抗衰老;还有健脑益智、强心、增加冠脉流量、降低血清胆固醇、抗动脉粥样硬化、抗病毒、保肝等作用。中国药典2005年版一部收载的含有何首乌的成方制剂有七宝美髯颗粒、天麻首乌片、养血生发胶囊、首乌丸、心通口服液、益气养血口服液等。

阿胶性平,味甘,归肺、肝、肾经。用于血虚萎黄、眩晕心悸,劳嗽咯血、吐血尿血、便血崩漏、妊娠胎漏等出血证,热病伤阴、心烦不眠证,肺虚有热、咳嗽无痰等证。本品主要由胶原及部分水解产生的赖氨酸、精氨酸、组氨酸等多种氨基酸组成,并含钙、硫等。本品能促进血中红细胞和血红蛋白的生成,作用优于铁剂;可改善动物体内钙平衡,促进钙的吸收;防治进行性肌营养障碍;可使血压升高而抗休克。中国药典2005年版一部收载的含有阿胶的成方制剂有牛黄清心丸、参茸保胎丸、安坤赞育丸、当归养血丸、驻车丸等。

第五节　补　阴　药

一、补阴药的应用特点

本类药物的药性大多甘寒(或偏凉)质润,能补阴、滋液、润燥,而以治疗阴虚液亏之证为主。故历代医家相沿以“甘寒养阴”来概括其性用。“阴虚则内热”,而补阴药的寒凉性又可消除阴虚不足之热,故阴虚多热者用之尤宜。

阴虚证多见于热病后期及若干慢性疾病。最常见的证候为肺、胃及肝、肾阴虚。补阴药各有其长，可根据阴虚的主要证候，选择应用。但补胃阴者，常可补肺阴；补肾阴者，每能补肝阴，在实际应用时，又常相互为用。

补阴药各有所长，不仅应随证选用，同时还应作随证配伍。如热邪伤阴而邪热未尽者，应配伍清热药；阴虚内热者，应配伍清虚热药；阴虚阳亢者，应配伍潜阳药；阴虚风动者，应配伍息风药；阴血俱虚者，应配伍补血药。

此外，还应依据阴阳互根之理，在补阴药中适当辅以补阳药，使阴有所化，并可借阳药之通运，以制阴药之凝滞。

补阴药大多甘寒滋腻，凡脾胃虚弱、痰湿内阻、腹满便溏者不宜用。

二、补阴药的现代研究

本类药物主要有百合、麦冬、天冬、黄精、枸杞子、女贞子、桑椹等。

百合性寒，味甘，归肺、心经。用于阴虚久咳、痰中带血及虚烦惊悸、失眠多梦、精神恍惚等证。本品含秋水仙碱等多种生物碱及淀粉、蛋白质、脂肪等。煎剂对氨水引起的小鼠咳嗽有镇咳作用，并能对抗组织胺引起的蟾蜍哮喘。此外，尚有耐缺氧作用。中国药典 2005 年版一部收载的含有百合的成方制剂有川贝雪梨膏、百合固金丸、蛤蚧定喘丸等。

麦冬性微寒，味甘、微苦，归心、肺、胃经。用于肺阴不足的干咳、虚痨咳嗽、津伤口渴，胃阴虚的内热消渴、肠燥便秘，心阴虚的心烦失眠、舌绛而干等证。本品含多种沿阶草甾体皂苷、β-谷甾醇、氨基酸、大量葡萄糖及其葡萄糖苷等。能增强网状内皮系统吞噬能力，升高外周白细胞，提高免疫功能；能增强垂体肾上腺皮质系统作用，提高机体适应性；有抗心律失常和扩张外周血管作用；有降血糖作用；体外实验对多种细菌有抑制作用；注射麦冬液能明显提高小鼠耐缺氧能力。中国药典 2005 年版一部收载的含有麦冬的成方制剂有二冬膏、儿康宁糖浆、川贝雪梨膏、天王补心丸、止咳橘红口服液等。

天冬性寒，味甘、苦，归肺、肾经。用于肺燥干咳、顿咳痰黏及肾阴不足、阴虚火旺的潮热盗汗、遗精、咽干口渴、肠燥便秘等证。本品含天门冬素、黏液质、β-甾醇及 5-甲氧基甲基糠醛及多种氨基酸等。有镇咳祛痰作用；对急性淋巴细胞型白血病、慢性粒细胞型白血病及急性单核细胞型白血病患者的脱氢酶有一定的作用，具抗肿瘤活性；对多种细菌有抑制作用。中国药典 2005 年版一部收载的含有天冬的成方制剂有二冬膏、天王补心丸、止咳化痰丸、乌鸡白凤丸、石斛夜光丸等。

黄精性平，味甘，归脾、肺、肾经。用于肺虚燥咳、干咳少痰，肺肾阴虚的劳嗽久咳、脾胃虚弱、体倦乏力、口干食少、精血不足、内热消渴等证。本品含黏液质、淀粉及糖分。囊丝黄精含吖丁啶羧酸、天冬氨酸、高丝氨酸、毛地黄糖苷及多种蒽醌类化合物，具有增强免疫功能、抗衰老、耐缺氧、抗疲劳、增强代谢、降血糖、强心等作用，对多种细菌和皮肤真菌有抑制作用。中国药典 2005 年版一部收载的含有黄精的成方制剂有天麻首乌片、降糖丸、脂脉康胶囊等。

枸杞子性平，味甘，归肝、肾经。用于虚劳精亏、腰膝酸痛、眩晕耳鸣、内热消渴、血虚萎黄、目昏不明等证。本品含甜菜碱、多糖、粗脂肪、粗蛋白、硫胺素、核黄素、胡萝卜素、抗坏血酸、尼克酸及钙、磷、铁、锌等元素。能升高外周白细胞、增强网状内皮系统吞噬能力，有增强细胞与体液免疫的作用；对造血功能有促进作用；还能抗衰老、抗肿瘤、保肝及降血糖等。中国药典 2005 年版一部收载的含有枸杞子的成方制剂有杞菊地黄丸、安坤赞育丸、补肾固齿丸、补肾益脑片、消渴灵片等。

女贞子性凉，味甘、苦，归肝、肾经。用于肝肾阴虚的眩晕耳鸣、腰膝酸软、须发早白、目暗不明等证。本品含齐墩果酸、甘露醇、葡萄糖、棕榈酸、硬脂酸、油酸、甘油酸等。有增强免疫功能，升高外周白细胞，增强网状内皮系统吞噬能力，增强细胞免疫和体液免疫的作用；对化疗或放疗所致的白细胞减少有升高作用；有强心、利尿及保肝作用；并有止咳、缓泻、抗菌、抗癌等作用。中国药典 2005 年版一部收载的含有女贞子的成方制剂有天麻首乌片、安神补心丸、抗骨增生丸、益肾灵颗粒、夜宁糖浆等。

桑椹性寒，味甘、酸，归心、肝、肾经。用于阴血亏虚的眩晕耳鸣、心悸失眠、须发早白、津伤口渴、内热消渴、血虚便秘等证。本品含糖、鞣酸、苹果酸及维生素 B_1、维生素 B_2、维生素 C 等。有增强免疫、激发淋巴细胞转化的作用。中国药典 2005 年版一部收载的含有桑椹的成方制剂有首乌丸、益肾灵颗粒等。

［**典型方剂**］补肾益脑片：本品由鹿茸（去毛）、红参、茯苓、山药（炒）、熟地黄、当归、川芎、补骨脂（盐炙）、牛膝、枸杞子、玄参、麦冬、五味子、酸枣仁（炒）、远志（蜜炙）、朱砂 16 味中药组方而成。具有补肾生精，益气养血之功效。临床上多用于肾虚精亏、气血两虚所致的心悸、气短、失眠、健忘、遗精、盗汗、腰腿酸软、耳鸣耳聋。

临床观察结果表明，神经衰弱患者服用本品后异常脑电图有较大改善，头痛、头昏、失眠、多梦、记忆力减退、注意力不集中、烦躁不安等临床症状亦减轻或消失。

思考题

1. 试述补虚药的含义。
2. 补虚药可分为哪几类？各举出几味药。
3. 临床上应如何选用补虚药？
4. 试分别叙述各类补虚药的应用特点。

5. 中国药典2005年版一部收载的含有人参的成方制剂有哪些?
6. 中国药典2005年版一部收载的含有黄芪的成方制剂有哪些?
7. 中国药典2005年版一部收载的含有鹿茸的成方制剂有哪些?
8. 中国药典2005年版一部收载的含有当归的成方制剂有哪些?
9. 中国药典2005年版一部收载的含有枸杞子的成方制剂有哪些?

参考文献

杨顺海,殷玉林.补肾益脑片治疗脑电图异常的神经衰弱性头痛85例.临床荟萃,1996,11(6):283~284

第十九章　收　涩　药

［教学目标］

1. 掌握收涩药的含义、分类及临床应用。
2. 熟悉各类收涩药的应用特点。
3. 了解各类收涩药的现代研究进展。

第一节　概　　述

一、收涩药的定义

凡以收敛固涩为主要作用，用以治疗滑脱不禁病证的药物，称收涩药，又称固涩药。

本类药物味多酸涩，性温或平，主入肺、脾、肾、大肠经。具有固表止汗、敛肺止咳、固精缩尿、止带止血等作用。根据其作用特点，大致可分为固表止汗药、敛肺涩肠药、固精缩尿止带药三类。

收涩药主要用于久病体弱，正气不固的自汗、盗汗、久咳虚喘、久泻、久痢、滑精、早泄、遗尿、尿频及带下不止等病证。

二、收涩药的临床应用

收涩药为治标之品，主要是取其收敛固涩之性以敛其耗散，防止因滑脱不禁导致正气衰竭。滑脱之本为正气虚弱，故临床运用收涩药时需与相应的补益药配合应用，以期标本兼治。如气虚自汗、阴虚盗汗者，分别配伍补气、补阴药同用；若肺肾虚损，可配伍补肺肾、纳气药同用；肺肾两虚、久咳虚喘，配伍补肺益肾药同用等。总之，临证之时，应标本兼顾，才能取得较好的疗效。

固表止汗药治气虚自汗当配补气固表药同用，治阴虚盗汗当配滋阴除蒸药同用，以治病求本。

敛肺涩肠药治久咳虚喘者，视肺、肾虚亏情况，选用补肺益气药或补肾纳气药同用。治久泻、久痢，若兼脾肾阳虚者，配温补脾肾药；若兼气虚下陷者，配补气升提药；若兼脾胃气虚者，配补益脾胃药。

固精缩尿止带药常与补肾药配伍同用，以标本兼治。

第二节 固表止汗药

一、固表止汗药的应用特点

本类药物大多甘平、收敛。主入肺、心二经,有固表止汗的功效,适用于气虚肌表不固及阴虚不能制阳之自汗、盗汗等证。治疗自汗多配伍补气益表药同用;治疗盗汗,多配伍滋阴除蒸药同用。凡阳虚脱汗之证,应以急救回阳,治本为主,非本类药物所宜。

二、固表止汗药的现代研究

本类药物主要有麻黄根、浮小麦等。

麻黄根性平,味甘,归心、肺经。用于自汗、盗汗证。本品主要含麻黄根素、生物碱等。麻黄根素升高血压,生物碱降低血压,对肠管、子宫等平滑肌呈兴奋作用。

浮小麦性凉,味甘,归心经。用于自汗、盗汗、骨蒸劳热。本品含淀粉、蛋白质、糖类、脂肪;尚含少量谷甾醇、卵磷脂、尿囊素、精氨酸及微量维生素 B、维生素 E 等。具有止汗、镇静及利尿作用。中国药典2005 年版一部收载的含有浮小麦的成方制剂有更年安片、夜宁糖浆等。

第三节 敛肺涩肠药

一、敛肺涩肠药的应用特点

本类药物酸涩收敛,主入肺或大肠经。分别具有敛肺止咳和涩肠止泻之功。其中敛肺药主要适用于肺虚喘咳或肺肾喘咳等虚喘证;涩肠药多用于脾肾阳虚,肠滑不禁之久泻、久痢。临证时属肺虚喘咳者,宜配伍补肺益气药同用;属脾肾阳虚者,则配伍温补脾肾药同用;若气虚下陷者,则配补气升提药。

本类药酸涩收敛,痰多壅肺的咳喘证不宜用;泄泻初起或伤食腹泻者不宜用。

二、敛肺涩肠药的现代研究

本类药物主要有五味子、乌梅、五倍子、罂粟壳、肉豆蔻等。

五味子性温,味酸、甘,归肺、心、肾经。用于久嗽虚喘证,津伤口渴、体虚多汗、精滑不固、小便频数、久泻不止等证。本品主要含挥发油,主要成分为五味子素、去氧五味子素及五味子醇等,此外,还含叶绿素、有机酸、维生素及少量糖类。具有兴奋中枢神经系统、呼吸系统及镇咳、祛痰、降血压和利胆、抗菌作用。中国药典2005年版一部收载的含有五味子的成方制剂有复方川贝精片、参芪五味子片等。

乌梅性平，味酸、涩，归肝、脾、肺、大肠经。用于肺虚久咳，久泻久痢，虚热口渴，蛔虫为患所致的呕吐腹痛。本品含柠檬酸、苹果酸、琥珀酸、碳水化合物、谷甾醇、蜡样物质及齐墩果酸样物质。对多种致病性细菌及皮肤真菌有抑制作用，可促进胆汁分泌，抑制蛔虫活动。中国药典2005年版一部收载的含有乌梅的成方制剂有风湿骨痛胶囊等。

五倍子性寒，味酸、涩，归肺、大肠、肾经。用于肺虚久咳、肺热痰咳，久痢久泻，体虚汗多以及痔血、便血、湿疹、肿毒、子宫下垂等证。本品含大量五倍子鞣酸，也含有没食子酸以及树脂、脂肪、淀粉等。没食子酸对蛋白质有沉淀作用；可与若干金属、生物碱、苷类形成不溶解化合物，因而用作解毒剂；对小肠有收敛作用，可减轻肠道炎症，制止腹泻。此外，对金黄色葡萄球菌、链球菌、肺炎球菌、伤寒、副伤寒、痢疾、炭疽、白喉、绿脓等杆菌均有抑制作用。中国药典2005年版一部收载的含有五倍子的成方制剂有紫金锭。

罂粟壳性酸、涩、平，有毒，归肺、大肠、肾经。用于久咳不止、久泻、久痢等证。临床上常用于胃痛、筋骨疼痛等病症。本品易成瘾，不宜常服，儿童禁用。本品含吗啡、可待因、那可汀、罂粟碱及罂粟壳碱等多种生物碱，另含多糖。具有显著的镇痛、镇咳作用，也有止泻作用。中国药典2005年版一部收载的含有罂粟壳的成方制剂有洋参保肺丸、止咳化痰颗粒等。

肉豆蔻性辛、温，归脾、胃、大肠经。用于久泻不止、脘腹冷痛。本品主要含挥发油，油中主含α－蒎烯、D－莰烯。此外，尚含齐墩果酸及脂肪油以及少量的油酸甘油酯等。具有健胃、祛风、麻醉及抗菌作用。中国药典2005年版一部收载的含有肉豆蔻的成方制剂有十五味沉香丸、七味广枣丸等。

第四节　固精缩尿止带药

一、固精缩尿止带药的应用特点

本类药物酸涩收敛，主入肾、膀胱经。具有固精、缩尿、止带作用。某些药物甘温还兼有补肾功效。主要适用于肾虚不固之滑精、遗精、遗尿、尿频及崩漏不止、带下清稀等症。常配补肾药同用，以起到标本兼治之功。

二、固精缩尿止带药的现代研究

本类药物主要有山茱萸、桑螵蛸、金樱子、芡实等。

山茱萸性微温，味酸、涩，归肝、肾经。用于肝肾不足、头晕目眩、耳鸣、腰酸、遗精、遗尿、小便频数、虚汗不止及妇女体虚、月经过多等症。本品主要含山茱萸苷、莫罗忍冬苷、皂苷、鞣质、熊果酸、没食子酸、苹果酸、酒石酸及维生素 A 等。煎剂在体外对病毒等有抑制作用;注射液能强心、升压、抗血栓;有明显降糖作用。中国药典 2005 年版一部收载的含有山茱萸的成方制剂有六味地黄丸、参茸固本片、前列舒丸、锁阳固精丸等。

桑螵蛸性平,味甘、咸,归肝、肾经。用于肾阳不足的遗精、滑精、小便频数及小儿遗尿、肾虚阳痿等证。本品主要含蛋白质及脂肪等,此外,也含有碳水化合物、粗纤维及铁、钙、胡萝卜样色素等。中国药典 2005 年版一部收载的含有桑螵蛸的成方制剂有乌鸡白凤丸。

金樱子性平,味酸、甘、涩,归肾、膀胱、大肠经。用于肾虚滑精、遗精、脾虚久泻等证。本品含柠檬酸、苹果酸、鞣质、树脂、维生素 C 及皂苷,另含丰富的糖类以及少量淀粉。具有收敛止泻、抑菌、抗流感病毒等作用。中国药典 2005 年版一部收载的含有金樱子的成方制剂有龟鹿补肾丸、首乌丸、益肾灵颗粒等。

芡实性平,味甘、涩,归脾、肾经。用于梦遗滑精、小便失禁、脾虚不运、腹泻不止、妇女带下等证。本品含淀粉、蛋白质、脂肪、碳水化合物、粗纤维、钙、磷、铁、硫胺素、核黄素、尼克酸、抗坏血酸及微量胡萝卜素。具有收敛、滋养作用。中国药典 2005 年版一部收载的含有芡实的成方制剂有乌鸡白凤丸、锁阳固精丸、强阳保肾丸等。

[**典型方剂**] 六味地黄丸:本品由熟地黄、山茱萸(制)、牡丹皮、山药、茯苓、泽泻 6 味中药组方而成。具有滋阴补肾之功效。临床上多用于肾阴亏损、头晕耳鸣、腰膝酸软、骨蒸潮热、盗汗遗精、消渴。

现代药理实验证明,本方具有调节免疫、抗衰老、抗肿瘤及抗突变、降血糖、降血脂、抗缺氧、抗疲劳、抗心律失常、降血压、调节钙磷代谢、保肝及改善肾功能等多种药理作用。近年来,国内学者在临床上将本方单用,或加减,或与其他方、药合用,用于治疗多种疾病并取得较好疗效,主要有如下几个方面:

(1) 在代谢疾病方面的应用,如糖尿病及其并发症的治疗、老年骨质疏松症的治疗等。

(2) 在泌尿生殖系统疾病的应用,如妇科疾病的治疗、更年期疾病的治疗、泌尿系统疾病的治疗等。

(3) 高血压的治疗。

(4) 免疫性疾病的治疗。

(5) 口腔疾病及消化系统疾病的治疗等。

思 考 题

1. 试述收涩药的定义。
2. 收涩药可分为哪几类? 各有什么作用?

3. 试列举几味固汗止表药。
4. 试列举几味敛肺涩肠药。
5. 试列举几味固精缩尿止带药。
6. 中国药典 2005 年版一部收载的含有五味子的成方制剂有哪些？
7. 中国药典 2005 年版一部收载的含有山茱萸的成方制剂有哪些？

参 考 文 献

1. 王高升. 六味地黄丸(汤)的药理学研究进展. 医药导报,2003,22(8):561
2. 陈明华. 六味地黄丸的药理与临床应用研究进展. 中国医学杂志,2005,3(6):340 ~342

第二十章　涌　吐　药

[教学目标]

1. 掌握涌吐药的含义及临床应用。
2. 熟悉涌吐药的应用特点。
3. 了解涌吐药的现代研究进展。

第一节　涌吐药的定义

凡以促使呕吐为主要作用的药物，称为涌吐药，又称催吐药。

本类药物多为酸苦，具有涌吐毒物、宿食、痰涎的作用。误食毒物，停留胃中，未被吸收；宿食停滞不化，尚未入肠，脘部胀痛；痰涎壅盛，阻于胸膈或咽喉，呼吸喘促；以及癫病发狂等证均可使用涌吐药来治疗。

第二节　涌吐药的临床应用

本类药作用强烈，大都具有毒性，易损伤正气，使用不当，会产生不良后果。故涌吐药只适用于气壮邪实之证，对体质虚弱，或老人、小儿、妇女胎前产后，以及素患失血、头晕、心悸、劳嗽喘咳等证，均当忌用。

使用涌吐药时，应当注意用量用法。一般用涌吐药，宜以小量渐增的方法，防其中毒或涌吐太过；且服药后宜多饮热开水，以助药力，或用翎毛探喉以助涌吐；若呕吐不止，当采取措施及时解救。

涌吐药只可暂投，中病则止，不可连服、久服。吐后当休息，不宜马上进食，俟胃肠功能恢复后再饮流质或易消化的食物，以养胃气。因本类药物作用峻猛，药后患者反应强烈、痛苦，故现今临床已很少应用。

第三节　涌吐药的现代研究

本类药物主要有常山、瓜蒂等。均可用于促使呕吐。

常山性寒，味苦、辛，有毒，归肺、肝、心经，用于疟疾。本品主要含常山碱甲、乙、丙，其次还含常山次碱及伞形花内脂等。对疟原虫有较强的抑制作用；有降压及抗流感病毒作用。常山碱有毒，中毒主要表现为恶心、呕吐、腹泻及胃肠黏膜充血出血。

瓜蒂性寒，味苦，有小毒，归胃经。用于痰涎壅盛，宿食停聚等证。此外，本品研末吹鼻，有退黄疸的作用。本品主要含苦味成分喷瓜素、葫芦素 B、α - 菠菜甾醇。葫芦素内服可刺激胃黏膜感觉神经末梢，反射性兴奋呕吐中枢，引起呕吐。

思考题

1. 试述涌吐药的定义。
2. 简述涌吐药的临床应用。
3. 常见的涌吐药有哪几味？

参考文献

雷载权，陈松育，高胜敏. 中药学（第一版）. 上海：上海科学技术出版社，1995

第二十一章　解毒杀虫燥湿止痒药

[教学目标]

1. 掌握解毒杀虫燥湿止痒药的含义及临床应用。
2. 熟悉解毒杀虫燥湿止痒药的应用特点。
3. 了解解毒杀虫燥湿止痒药的现代研究进展。

第一节　解毒杀虫燥湿止痒药的定义

凡以解毒疗疮，攻毒杀虫，燥湿止痒为主要作用的药物，称为解毒杀虫燥湿止痒药。

第二节　解毒杀虫燥湿止痒药的临床应用

本类药物以外用为主，兼可内服。主要适用于疥癣、湿疹、痈疮疔毒、麻风、梅毒、毒蛇咬伤等病证。其外用方法有：研末外敷；或用香油及茶水调敷；或制成软膏涂抹；或作为药捻、栓剂栓塞；或煎汤洗渍及热敷等，因病因药而异。本类药物作内服使用时，除无毒副作用的药物外，宜做丸剂使用，以便其缓缓溶解吸收。

本类药物大都具有不同程度的毒性，无论外用或内服，均应严格控制剂量和用法，不宜过量或持续使用，以防发生中毒。制剂时，应严格遵守炮制及制剂的法度，以减轻其毒性，确保临床用药安全。

第三节　解毒杀虫燥湿止痒药的现代研究

本类药物主要有雄黄、白矾等。

雄黄性温，味辛，有毒，归肝、大肠经。用于痈肿疔疮、蛇虫咬伤、虫积腹痛。此外，本品还可用于哮喘、疟疾、惊痫等证。本品主含硫化砷，并含少量其他重金属盐。雄黄水浸剂(1:2)，在试管内对多种皮肤真菌有不同程度的抑制作用。用菖蒲、艾叶、雄黄合剂烟熏 2 ~4h 以上，对金黄色葡萄球菌、变形杆菌、绿脓杆菌均有杀菌作用，有抗血吸虫及疟原虫作用。中国药典 2005 年版一部收载的含有雄黄的成方制剂有七珍丸、小儿化毒散、牛黄解毒片等。

白矾性寒，味酸、涩，归肺、脾、肝、大肠经。用于湿疹、疥癣、便血、崩漏及创伤出血久泻不止、久痢、风痰所致之癫痫发狂、昏厥等证。此外,本品还可以用于脱肛、子宫脱垂、湿热黄疸等病证。本品主含硫酸铝钾,对金黄色葡萄球菌、变形杆菌、绿脓杆菌、炭疽杆菌、痢疾杆菌、伤寒及副伤寒杆菌、白色念珠菌、链球菌、肺炎双球菌、白喉杆菌等多种细菌有抑制作用,并有明显的抗阴道滴虫作用。此外,本品有收敛、消炎、防腐、止血等作用。中国药典 2005 年版一部收载的含有白矾的中成药有安胃片、暑症片等。

[**典型方剂**] 小儿化毒散：本品由人工牛黄、珍珠、雄黄、大黄、黄连、甘草、天花粉、川贝母、赤芍、乳香(制)、没药(制)、冰片 12 味中药组方而成。具有清热解毒,活血消肿之功效。临床上多用于热毒内蕴、毒邪未尽所致的口疮肿毒、疮疡溃烂、烦躁口渴、大便秘结。

思 考 题

1. 解毒杀虫燥湿止痒药的定义是什么?
2. 临床应用解毒杀虫燥湿止痒药应注意什么?
3. 中国药典 2005 年版一部收载的含有雄黄的成方制剂有哪些?

参 考 文 献

雷载权,陈松育,高胜敏. 中药学(第一版). 上海:上海科学技术出版社,1995

第二十二章 拔毒化腐生肌药

［教学目标］

1. 掌握拔毒化腐生肌药的含义及临床应用。
2. 熟悉拔毒化腐生肌药的应用特点。
3. 了解拔毒化腐生肌药的现代研究进展。

第一节 拔毒化腐生肌药的定义

凡以拔毒化腐、生肌敛疮为主要作用的药物,称为拔毒化腐生肌药。本类药物多为矿石重金属类药物,多具剧毒,以外用为主。

第二节 拔毒化腐生肌药的临床应用

本类药物主要适用于痈疽疮疡溃后脓出不畅,或溃后腐肉不去,伤口难以生肌愈合之证。此外,某些药物亦兼有解毒明目退翳的功效,可用于治目赤肿痛、目生翳膜等。本类药物外用方法有:可研末外撒;或研末后香油调敷;或制成膏药敷贴;或制成眼药点眼及用开水溶化后洗眼疾等。本类药物多具剧毒,应用时应严格控制剂量和用法。外用时亦不宜过量和持续使用,特别是重金属类剧毒药物,如升药等,不宜在头面部使用,以防发生中毒。制剂时,应严格遵守炮制及制剂法度,以减轻其毒性,确保临床用药安全。

第三节 拔毒化腐生肌药的现代研究

本类药物主要有升药、硼砂等。

升药性热,味辛,有大毒,归肺、脾经。用于痈疽溃后脓出不畅;或腐肉不去,新肉难生,有良好的拔毒化腐排脓作用,为外科要药。本品主含氧化汞,另含少量硝酸汞。对多种细菌如绿脓杆菌、乙型溶血性链球菌、大肠杆菌及金黄色葡萄球菌均有不同程度的抑制作用。

硼砂性凉,味甘、咸,归肺、胃经。用于咽喉肿痛、口舌生疮等证,有清肺化痰功效,可与其他清热化痰药配伍同用。本品主要成分为四硼酸钠。对皮肤黏膜有收敛保护作用和抑制某些细菌生长的作用,内服可防止尿路感染。中国药典

2005 年版一部收载的含有硼砂的成方制剂有冰硼散、桂林西瓜霜、珍视明滴眼液等。

［**典型方剂**］桂林西瓜霜：本品由西瓜霜、硼砂（煅）、黄柏、黄连、山豆根、射干、浙贝母、青黛、冰片、无患子果（炭）、大黄、黄芩、甘草、薄荷脑 14 味中药组方而成。具有清热解毒、消肿止痛之功效。临床上多用于风热上攻、肺胃热盛所致的乳蛾、喉痹、口糜，症见咽喉肿痛、口舌生疮、牙龈肿痛或出血；急、慢性咽炎，扁桃体炎，口腔炎，口腔溃疡，牙龈炎见上述证候者及轻度烫伤（表皮未破）者。

药理毒理学研究表明，本品对革兰氏阴性菌大肠杆菌、革兰氏阳性菌金黄色葡萄球菌均有抑制作用，具有较好的抑菌、消肿、止痛、祛痰及化腐生肌作用，且按拟用日剂量及疗程在临床上应用是安全的。

思　考　题

1. 试述拔毒化腐生肌药的定义。
2. 拔毒化腐生肌药适用于哪些病证?
3. 为减少拔毒化腐生肌药的毒副作用常有哪些处理方法及使用方法?

参 考 文 献

邹节明，潘佐静，张家铨，等. 桂林西瓜霜药效学及毒理学研究. 中国中西医结合耳鼻喉科杂志，2003，11(4)：159～163

实验部分

实验一　部分中药原植物的认识

一、实验目的

了解部分中药原植物的生长环境、外观特征。

二、实验内容

组织学生到中药生长地(如山林等),观察部分中药原植物的生长环境、生长状态、外观特征等,并对其入药部位、采集、加工、性味归经、临床应用做进一步的了解。

实验二　部分中药饮片的认识

一、实验目的

了解部分中药饮片的外观特征、气味。

二、实验内容

准备麻黄、桂枝、桑叶、菊花、栀子、黄芩、黄连、苦参、金银花、地黄、大黄、厚朴、苍术、茯苓、陈皮、山楂、麦芽、槟榔、川芎、附子、干姜、山茱萸等中药饮片,逐一对其产地、采集、加工、性味归经、临床应用等加以了解,并熟悉各味药的外观特征、气味,能从外观上对其进行简单地辨认。

第二部分

中药化学成分分类及其概况

第一章　绪　论

[教学目标]

1. 掌握中药化学的概念、研究对象、内容、目的。
2. 了解中药化学的发展概况。

第一节　中药化学的概念和研究对象

中药化学是应用现代化学理论、方法与技术研究中药中化学成分的一门学科。其研究内容主要包括:中药中各类型化学成分的结构特点、理化性质、提取分离的方法与技术以及各类型化学成分的结构检识、测定等知识。

中药中所含的化学成分极为复杂,一种中药就含有多种类型的化学成分,中药之所以能够防病治病,其物质基础在于所含的有效化学成分。通常把具有生物活性、起治疗作用的、能用分子式和结构式表示并具有一定的物理常数(如熔点、沸点、旋光度、溶解度等)的单体化合物,称为有效成分,如麻黄中具有平喘作用的有效成分是麻黄碱、伪麻黄碱,能扩张支气管平滑肌,达到平喘的作用;尚未提纯的单体化合物或含有有效成分的混合物,一般称为有效部位,如三七总皂苷;而与有效成分共存的其他成分视为无效成分。无效成分也是相对而言的,过去认为蛋白质、多糖为无效成分,但现代药理研究表明,一些蛋白质和多糖有提高免疫力、抗肿瘤的作用,如香菇多糖,灵芝多糖等。

第二节　中药化学发展概况及展望

中药来自植物、动物、矿物,是药物的重要组成部分。早在商代初期,人们就从中药中提取制备有效部位,用于防病治病,如中药煎汤内服或外用;明代《本草纲目》详细记载了用升华法等制备、纯化樟脑的过程;《白猿记》记述了从新鲜草乌中提取分离得到结晶形乌头碱的方法;《医学入门》中记载了用发酵法从五倍子中制备没食子酸的过程,这是世界上最早制备有机酸的记载。这些都说明了我国古代药学家在中药化学领域的突出贡献。据国外文献记载,1805 年德国药师塞图尔从阿片中提取的吗啡碱,被认为是中药中第一个天然活性成分;20 世纪 50 年代初,从印度民间草药萝芙木中发现了降压成分利血平;20 世纪 50 年代末期,从长春花中得到了抗癌成分长春花碱;特别是紫杉醇的问世被誉为

20世纪90年代国际上抗癌三大成就之一,是一种非常有发展前途的抗癌新药。近几十年来,随着先进的科学技术、分离分析方法的不断发展,各种色谱技术的广泛应用,中药化学成分的提取、分离和纯化技术也有了很大进步,亲水性成分、微量成分、类似结构的复杂混合物成分的分离已经不再困难;同时红外、核磁共振、质谱等波谱新技术的问世,使结构鉴定工作趋向微量、快速和准确,研究中药化学成分的周期大大缩短。

据文献报道,目前我国有中草药资源8 000多种,少数民族用药3 000多种,其中绝大部分是植物药,少数为动物药和矿物药,如此丰富的资源为进一步开发中药有效成分提供了雄厚的物质基础。但是新中国成立前,受整个国家的经济实力及科学技术综合发展水平等条件的限制,中药化学研究基本没有什么突破,更没有建立起中药化学制药工业。新中国成立以来,尤其近一二十年来,与其他各项科学事业一样,中药化学迎来了蓬勃发展的新时代。麻黄素、芦丁、西地兰等十几种中药产品的工业生产已经进行多年,甾体激素类药物的原料——薯蓣皂苷元的工业生产及其资源开发研究更取得巨大的成就,不仅保证国内需要,还有大量出口。文献报道,目前已在涉及的500多种药材中,发现了8 000多种化合物。除原有的中国科学院上海药物研究所、昆明植物所、中国医学科学院药物研究所及药用植物资源开发所外,全国各地的医药院校、卫生部门几乎也都普遍设立了从事中药化学的研究机构。中药化学在中药现代化的进程中发挥着前所未有的作用,并成为医药高等院校的必修课程。近十年来,随着对外开放政策的贯彻执行,大大地推动了我国科学界与国外同行间的学术交流及人员交往,中药化学则是在药学及化学领域中与国外人员交往最为频繁、学术交流最为活跃的一个学科。这对提高我国研究水平,促进研究队伍的成长起到了重要作用。目前,我国中药化学研究工作的步伐已经大大加快,研究水平也有很大提高,加上我国丰富的资源,相信在21世纪一定能对人类的健康事业做出更大的贡献。

第三节 研究中药化学的目的和意义

中药防治疾病的物质基础是其中的有效化学成分,因此,只有在搞清楚成分的基础上,才能有效地进行药材的引种栽培,产品的质量控制、工艺改进及稳定性考察,研究药物体内代谢,探讨中药临床疗效,进而研制有自主知识产权的创新药物。因此,中药化学成分这门学科,是一切有关中药研究的关键。

一、探索中药防治疾病的原理

寻找中药活性成分,应用现代医学技术观察其在体内的吸收,分布和排泄过程;研究有效成分的化学结构、理化性质和生理活性之间的关系,用以逐步阐明中医中药防治疾病的原理,从而推动中西医药的结合。例如丹参的抗血栓生物活性成分主要是丹参酮,其作用机制是提高血小板内 cAMP 的水平,从而抑制 TXA_2 的合成。大黄利胆作用的活性成分主要是大黄素、大黄酸,其作用机制是促进胆红素及胆汁酸分泌,使奥狄氏括约肌舒张,胆囊收缩,胆汁排出增多。中药复方制剂是在中医治则治法的指导下,配伍组合而成,是中医用药的特点之一。不但要研究单味药的有效成分,还要对复方进行化学和药理学的研究,使之更接近于中医用药的实际和特点,有助于中药性能、配伍规律、中医中药理论的阐明。中药复方的活性成分和作用机制是非常复杂的,中药复方在临床上的效果必然是各种成分相互间复合作用的综合结果,而阐明这些相互作用则是揭示中药药效本质的重要方面。

二、控制中药及其制剂的质量

中药作为一种药用植物,其品种、产地、采收季节、贮存条件、品种变异或退化等各种自然及人工条件都可影响药材有效成分的生物合成、积累及保持,临床疗效也随之不同,制剂质量也不易稳定。只有搞清楚中药的有效成分和化学成分,才能有效地进行产品的质量控制。中国药典 2005 年版一部对 571 种中药材及制剂建立了活性成分或指标成分的含量测定方法,1 523 个品种采用对照品进行了薄层鉴别。例如:牡丹皮以丹皮酚计含量不得少于 1.2%;八珍丸以芍药苷计小蜜丸每 1g 含量不得少于 0.64mg,大蜜丸每丸不得少于 3.6mg。

三、改进药物剂型,提高临床疗效

制剂的有效性、安全性、合理性,反映了医药水平和用药效果。我国药物剂型从汤剂开始,距今有 3 000 多年的历史,发展到明代《本草纲目》中,已记载有汤、丸、散、膏、药酒、浸剂、栓剂、糖浆剂、锭剂等 40 多种,但仍存在给药途径少、剂型粗糙、显效慢、难以定量控制等问题。随着科学蓬勃发展,医药科学也得到了长足发展,出现了一些新剂型如片剂、注射剂等,尤其是给药途径的革新,给治疗疾病带来了十分有利的条件。此外在改进剂型时应遵循中医用药的法则和理论,要防止生物活性成分发生变化或损失而失去改进剂型的意义。

四、扩大药源、开发新药

清楚中药中的主要有效成分后,即可根据有效成分的化学结构和理化性质,研究同科属的其他植物中是否也含有这种化学成分,从而寻找临床用药和工业生产的代用品。如具有抗菌消炎作用的小檗碱,最初是从毛茛科植物黄连中得到的,后来发现在小檗属的三颗针、防己科的古山龙、芸香科的黄柏等植物中也含有此成分,目前三颗针、古山龙均已成为提取小檗碱的主要原料。具有抗癌作用的秋水仙碱,原植物秋水仙产于欧洲和非洲,而国内出产的山慈姑和嘉兰均有此成分,可作为提取秋水仙碱的原料。

研究中药有效成分,可以以有效成分为先导化合物,进行结构修饰或改造,以增强疗效降低毒副作用,探索开发高效低毒的新药。如我国研制的青蒿素是一种高效、速效的抗疟新药,其缺点是水溶性小,体内半衰期短,通过结构修饰制成青蒿琥珀酸单酯,可以制成注射剂,同时半衰期延长,抗疟活性提高9倍;香菇中的香菇嘌呤具有降低胆固醇的作用,若将香菇嘌呤分子中的羧基变为酯的结构,其降低胆固醇的活性可提高10倍。

思考题

1. 试说明中药化学、有效成分和有效部位的概念。
2. 中药化学研究的目的和意义是什么?

参考文献

姚新生. 天然药物化学(第四版). 北京:人民卫生出版社,2004

第二章　中药化学成分分类及其提取分离

[教学目标]

1. 掌握常用提取分离方法的原理及应用。
2. 熟悉中药各类化学成分的定义及溶解性质。
3. 了解提取分离的一些前沿技术。

第一节　中药各类化学成分简介

植物在生长时期进行了一系列的新陈代谢过程,形成和积累了种种化学物质。在研究有效成分时,首先要大致了解该中药含有哪些类型的化学成分。

一、生　物　碱

生物碱是含氮有机化合物,能与酸结合成盐。游离的生物碱大多不溶或难溶于水,能溶于乙醇、氯仿等有机溶剂中,生物碱盐则易溶于水及乙醇,不溶或难溶于有机溶剂。多具有特殊而显著的生理活性,是中药中一类重要的化学成分。

二、糖 和 苷 类

糖在自然界分布极广,是中药中普遍存在的成分,分为单糖、低聚糖和多聚糖及其衍生物。苷是一类可用稀酸或酶水解后产生糖和非糖两部分的化合物,非糖部分称为苷元。苷能溶于乙醇、甲醇,难溶于乙醚或苯中,有些苷可溶于乙酸乙酯、氯仿中,而苷元则难溶于水,易溶于有机溶剂。

三、黄　酮　类

黄酮类是一类重要的含有氧杂环的天然有机化合物,由于分子结构中含有酮式羰基,颜色多为黄色,故称黄酮。在自然界中分布广泛,迄今为止发现的黄酮类化合物已达5 000多种,数量居天然酚性化合物之首。具有多种生物活性,如芦丁可以降低血管的脆性及异常通透性,葛根素有扩张冠状动脉作用,黄芩苷有抗菌作用,水飞蓟素保肝作用显著。

四、萜类和挥发油

萜类是概括所有异戊二烯的聚合物及其含氧衍生物的总称,是一类重要的天然化合物。不仅以萜烃形式存在，大多是以各种含氧衍生物如醇、醛、酮、羧酸、酯类及苷的形式存在。

挥发油是存在于植物体内的一类具有芳香气味，可随水蒸气蒸馏，在常温下能挥发的油状液体，又称芳香油或精油。一般解表类中药中大都含有挥发油，如紫苏、薄荷等。在水中溶解度很小，在高浓度乙醇中溶解度较大。临床上有多方面的作用，如止咳、平喘、发汗、解表、祛痰、杀虫、抗菌等，是一类重要的有效成分。

五、醌　类

醌类是植物中一类具有醌式结构的物质，分布较广，中药如大黄、虎杖、何首乌、丹参等的有效成分都是醌类化合物。活性表现在多种方面，如蒽醌类成分大多具有抗菌活性，还有一定的抗肿瘤活性，如大黄素、大黄酸、芦荟大黄酸对人肝癌细胞和小鼠腹水肝癌细胞的生长和运动具有抑制作用。

六、香豆素和木脂素类

香豆素又称香豆精，是一类由顺式邻羟基桂皮酸分子内脱水环合而成的内酯化合物。广泛存在于伞形科、芸香科等植物中，具有多方面的生物活性，如抗炎抗菌、止痛等作用。

木脂素是一类由苯丙素双分子聚合而成的天然成分，其结构多变，生物活性呈多样性。如从小檗科鬼臼、八角莲等多种植物中分离的多种木脂素（鬼臼毒素、去甲鬼臼毒素）都具有抗肿瘤活性；五味子果实中的多种五味子醇均能保护肝脏和降低血清丙氨酸基氨基转移酶（ALT）水平。

七、动物药成分

中药来源于植物、动物、矿物三大类，其中药用动物也是中国医药宝库中的重要组成部分，《中药大辞典》收载动物药达740种。近十余年来，对动物药活性成分的研究发展迅速，如从胆汁中发现的鹅去氧胆酸、熊去氧胆酸有溶解胆结石的作用；从斑蝥等昆虫中提取的斑蝥素有抑制癌细胞分裂的作用。动物药的活性成分作用强、剂量小、疗效显著且专一，毒副作用低，来源及使用广泛，具有广阔的发展前景。

八、其他成分

1. 氨基酸

氨基酸是一种分子中同时含有氨基和羧基的有机化合物，在自然界分布广泛。氨基酸为无色结晶，易溶于水及稀醇，难溶于乙醚、氯仿等有机溶剂。具有酸碱两性，能成内盐，在等电点时，溶解度最小，因此可以用调节等电点的方法，从混合物中分离出某些氨基酸。

2. 蛋白质

蛋白质是由20余种α-氨基酸通过肽键结合而成的高分子化合物。多能溶于冷水成胶体溶液，不溶于高浓度醇和其他有机溶剂。性质不稳定，在酸、碱、热或某些化学试剂作用下可发生变性而沉淀。

3. 酶

酶是生物体内具有催化能力的蛋白质，催化能力很强，具有高度专一性，如麦芽糖酶只能催化水解α-苷键，而对β-苷键的水解无效。含有苷类成分的植物体，在其不同细胞内存在能水解此种苷的某种特殊酶，当细胞破裂，酶与苷接触，在温度和湿度适当的情况下，立即使苷水解。

4. 鞣质

鞣质又称单宁或鞣酸，是一类复杂的多元酚类化合物的总称，可与蛋白质结合形成致密、柔韧、不易腐败又难透水的化合物。大多为无定形粉末，能溶于水、乙醇、丙酮等极性大的溶剂，不溶于乙醚、氯仿、石油醚等极性小的溶剂。鞣质的水溶液遇重金属盐如醋酸铅、醋酸铜等能产生沉淀，还能与蛋白质、多种生物碱盐类形成沉淀。在提取中药有效成分时，一方面要考虑它的生理活性，另一方面它也常作为杂质被除去。

5. 植物色素

植物色素分为水溶性色素和脂溶性色素两大类。水溶性色素主要为黄酮苷类、蒽醌、花色素等；脂溶性色素主要包括叶绿素和胡萝卜素类等。不溶于水，难溶于冷甲醇，可溶于石油醚，易溶于氯仿、乙醚、丙酮、乙醇等有机溶剂。在碱性溶液中水解可生成水溶性的钠盐或钾盐。

6. 有机酸

中药中常见的有机酸有柠檬酸、苹果酸、琥珀酸、草酸等。它们在植物体中一般都与钾、钙、镁等金属离子或生物碱结合成盐。低级脂肪酸一般易溶于水、乙醇等，难溶于亲脂性有机溶剂，高级脂肪酸及芳香酸较易溶于有机溶剂而难溶于水，有机酸盐一般能溶于水而难溶于有机溶剂。

7. 无机成分及微量元素

植物体内的无机成分主要是钾盐、钙盐和镁盐。它们或与有机物结合存在，或以特殊形状的结晶存在于细胞中。某些中药中的无机盐含量较多，并有显著的生理活性与疗效，如夏枯草中水溶性无机盐含量约为3.5%，已证明夏枯草中的钾盐与其降压、利尿作用有关。

微量元素是指存在于人体中数量极少，甚至是痕量的元素，如铁、锰、铜、锌、钴、硒、钼、铬、碘等。某些微量元素具有重要的生理活性，如海藻、昆布中富含碘,可用于防治疾病。目前已发现微量元素与肿瘤和人体的衰老过程有关。

第二节 中药化学成分的提取

常用的提取方法有溶剂提取法、水蒸气蒸馏法、超临界流体萃取法等。

一、溶剂提取法

溶剂提取法是根据各类化学成分在不同溶剂中的溶解性不同,选择对有效成分溶解度大而对其他成分溶解度小的溶剂,将有效成分从药材组织中提取出来的一种方法。影响因素有溶剂的选择、提取方式、药材的粉碎度、温度、时间、浓度差等。

1. 溶剂的选择

选择溶剂是关键。良好溶剂的选择应遵循"相似相溶"的规律,根据溶剂的极性,被提取成分及共存的其他成分的性质来决定,同时兼顾考虑溶剂是否使用安全、易得、价廉、浓缩方便等问题。常用溶剂及其物理性质见表2-2-1。

表 2-2-1 常用溶剂主要物理性质

溶剂名称	极性	沸点/℃	相对密度	与水混溶情况
石油醚	小	30~60	0.70	不混溶(分层)
	↓	60~90	0.70	不混溶(分层)
	↓	90~120	0.70	不混溶(分层)
苯	↓	80.1	0.879	不混溶(分层)
乙醚	↓	34.6	0.713	不混溶(分层)
氯仿	↓	61.2	1.484	不混溶(分层)
乙酸乙酯	↓	77.1	0.902	不混溶(分层)
正丁醇	↓	117.7	0.810	不混溶(分层)
丙酮	↓	56.3	0.792	混溶
乙醇	↓	78.4	0.789	混溶
甲醇	↓	64.6	0.791	混溶
水	大	100	1.00	—

按极性大小顺序,可将溶剂分为水、亲水性有机溶剂、亲脂性有机溶剂三类。水是一种强极性溶剂,中药中的氨基酸、蛋白质、有机酸盐、生物碱盐及苷类等都能被水溶出,工业大生产中多采用水作为溶剂。为了增加某些成分,如生物碱或

有机酸的溶解度，也常采用酸水或碱水作为提取溶剂。

亲水性有机溶剂，通常指乙醇、甲醇、丙酮等。乙醇毒性小，价格便宜，来源方便，有一定设备即可回收反复使用，溶解性能较好，对药材细胞的穿透能力较强。亲水性的成分除蛋白质、黏液质、果胶、淀粉和部分多糖等外，大多能在乙醇中溶解，难溶于水的亲脂性成分，在乙醇中的溶解度也较大，如黄酮类、生物碱类成分。根据被提取物质的性质，还可以采用不同浓度的乙醇进行提取。用乙醇溶解出的水溶性杂质少，且提取液不易发霉变质，因此用乙醇提取的方法是历来最常用的方法之一。甲醇沸点较低，但有毒性，不适于大生产应用。

亲脂性有机溶剂，也就是一般所说的与水不能混溶的有机溶剂，如石油醚、氯仿、乙醚、乙酸乙酯等。这些溶剂的选择性能强，挥发性大，多易燃（氯仿除外），一般有毒，价格较贵，设备要求较高，且它们透入植物组织的能力较弱，很难浸出其有效成分，因此不适用于大生产，通常用于实验室小量样品的质量分析及控制。

各种化学成分极性大小与适用的提取溶剂如表 2－2－2 所示。

表 2－2－2　　中药化学成分及其适用的提取溶剂

成分的极性		成分的类型	适用的提取溶剂
强亲脂性（极性小）		挥发油、脂肪油、蜡、脂溶性色素、甾醇类、某些苷元	石油醚、己烷
亲脂性		苷元、生物碱、树脂、醛、酮、醇、醌、有机酸、某些苷类	乙醚、氯仿
中等极性	小	某些苷类（如强心苷等）	氯仿－乙醇（2:1）
	中	某些苷类（如黄酮苷类）	乙酸乙酯
	大	某些苷类（如皂苷类、蒽醌苷类）	正丁醇
亲水性		极性很大的苷、糖类、氨基酸、某些生物碱	丙酮、乙醇、甲醇
强亲水性		蛋白质、黏液质、果胶、糖类、氨基酸、无机盐类	水

2. 提取技术

（1）浸渍法　将药材粗粉装入适当的容器中，加入适宜的溶剂（如乙醇、稀醇或水），用量以能浸透药材稍有过量为度，并时常振摇或搅拌，浸渍 24h 以上，过滤，如此重复两次，合并提取液，浓缩后即得提取物。本法简单易行，但花费时间较长，浸出率较差，且如果用水为溶剂，提取液易发霉变质，须注意加入适当的防腐剂。该方法不适宜大生产。

（2）渗漉法　是将药材粉末装在渗漉器中，不断添加新溶剂，使其渗透过药材，自上而下从渗漉器下部流出提取液的一种浸出方法。当溶剂渗入药粉，溶出成分相对密度加大而向下移动时，上层的溶液或稀浸液便置换其位置，造成良好的浓度差，使扩散能较好地进行，故浸出效果优于浸渍法。在传统方剂中该方法应用较多,现一般用于实验室小量提取。

(3) 煎煮法　是我国最早使用的传统的浸出方法。所用容器一般为陶器、砂罐或不锈钢、搪瓷器皿,不宜用铁锅。武火加热时最好时常搅拌,以免局部受热太高而焦糊。有蒸汽加热设备的药厂,多采用敞口锅通入蒸汽加热。由于在煎煮过程中水分不断挥发,出膏率不易控制,因此不适于工业化大生产。

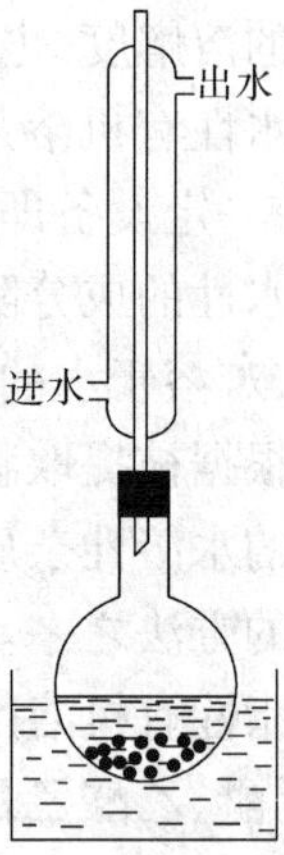

图 2-2-1　回流提取装置

(4) 回流提取法　为避免提取溶剂挥发损失,需采用回流加热装置(见图 2-2-1)。药材约为容量的5% ~10%,溶剂为药材量的 8 ~10 倍,一般回流数次至基本提尽有效成分为止。此法提取效率较浸渍法高,操作可控,大生产中多采用提取罐装置(见图 2-2-2)。

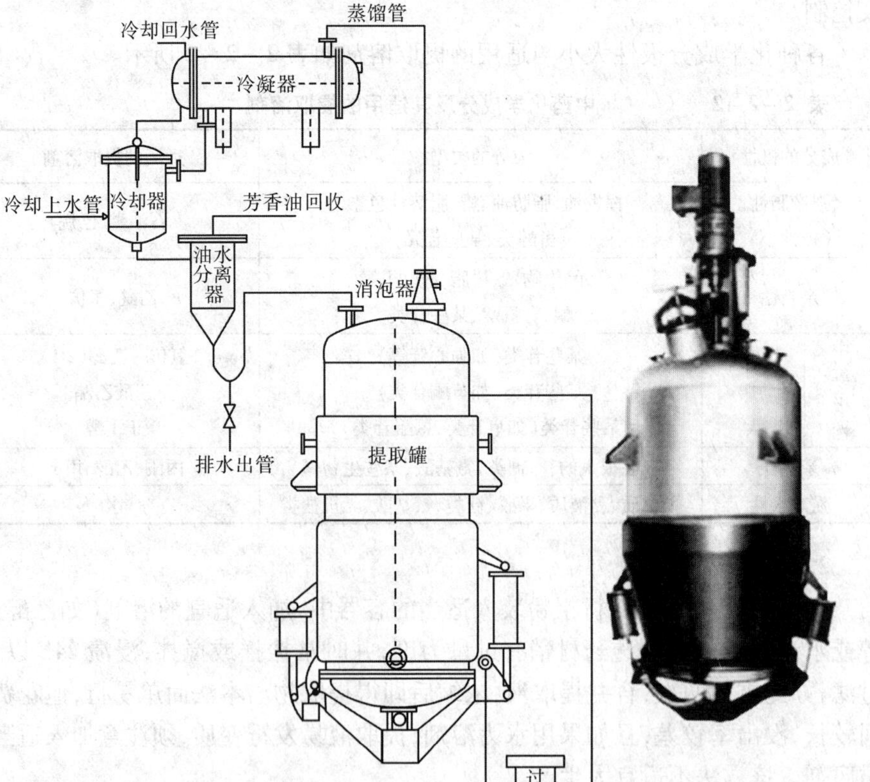

图 2-2-2　工业大生产中多功能提取罐示意图及实物

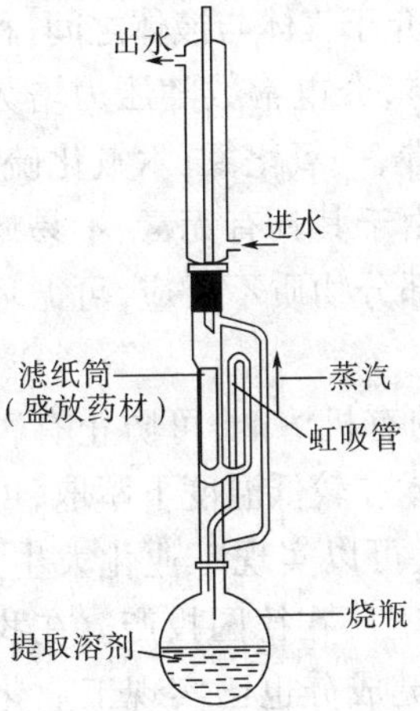

图 2-2-3　索氏提取装置

（5）连续回流提取法　应用挥发性有机溶剂提取中药中的有效成分，不论小型实验或大型生产，均以连续提取法为好，此法需用溶剂量较少，提取成分也较完全，但浸出液受热时间较长，故不适用于遇热不稳定成分的提取。实验室连续回流提取时，常用索氏提取器（见图 2-2-3）。

（6）超声提取法　是一种利用超声波浸提有效成分的方法。其基本原理是利用超声波破坏细胞，使溶剂易于渗入细胞内，加强胞内物质的释放、扩散和溶解，加速有效成分的浸出，极大地提高提取效率。该方法一般应用于实验室。

二、水蒸气蒸馏法

水蒸气蒸馏法用于提取具有挥发性，能随水蒸气馏出而不被破坏，不溶或难溶于水，与水不发生化学反应的中药化学成分。如挥发油、麻黄碱、槟榔碱、丹皮酚和蓝血醌等。实验室水蒸气蒸馏装置见图 2-2-4。工业大生产中一般应用多功能提取罐。

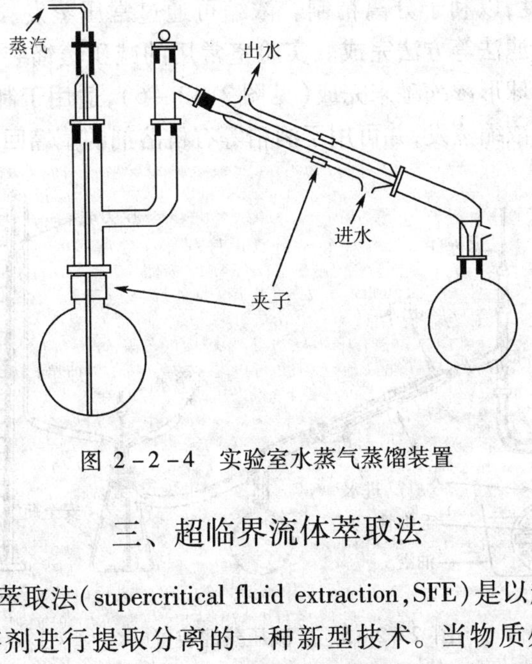

图 2-2-4　实验室水蒸气蒸馏装置

三、超临界流体萃取法

超临界流体萃取法（supercritical fluid extraction，SFE）是以超临界流体（SF）代替常规有机溶剂进行提取分离的一种新型技术。当物质处于其临界温度（T_c）和临界压力（p_c）以上时，形成一种既非液体也非气体的特殊状态，称该物质处于超临界状态。处于超临界状态的物质，其性质介于气体与液体之间，称为“超临界流体”，其扩散力和渗透能力均大大强于液体，介电常数随压力增大而增加，因此对许多物质有很强的溶解能力，如二氧化碳、一氧化氮、六氟化硫、乙烷、甲烷和氨等。目前使用最为广泛的是二氧化碳，由于其具有无毒、不易燃易爆、安全、价廉、有较低的临界压力和临界温度，对大部分物质不反应，可循环使用等优点，故最常用于天然产物的提取。

应用SFE技术萃取中草药有效成分，没有残留的有机溶剂，可防止有害物质混入产品，同时可以节省大量的有机溶剂。SFE技术在较低温度下萃取，可有效防止热敏性和化学不稳定成分的高温分解和氧化，可以实现工业化大生产。1982年应用SFE技术从茶叶中提取咖啡因的第一家工厂在德国投产。在我国应用该技术提取深水鱼油、维生素E、维生素C等保健成分也已实现工业化生产。超临界流体萃取技术另一个非常成功的应用领域是天然香料的萃取，如对名贵香料茉莉浸膏、玫瑰精油、丁香油、迷迭香料的提取等。

第三节　中药化学成分的分离

用各种方法从中药中提取得到的不同化学成分，尚需经过反复的分离精制和纯化处理。提取液一般体积较大，所含成分浓度较低，因此首先需对提取液进行浓缩，提高浓度，以利于分离精制。浓缩可通过常压蒸发、减压蒸馏、薄膜蒸发、反渗透法、超滤法等方法完成。实验室常用的减压蒸馏装置见图2-2-5。工业生产中常用球形浓缩罐来完成（见图2-2-6），适用于制药、化工、轻工等行业液体物料的浓缩蒸发，并可用于酒精等有机溶剂的蒸馏回收等工艺过程。

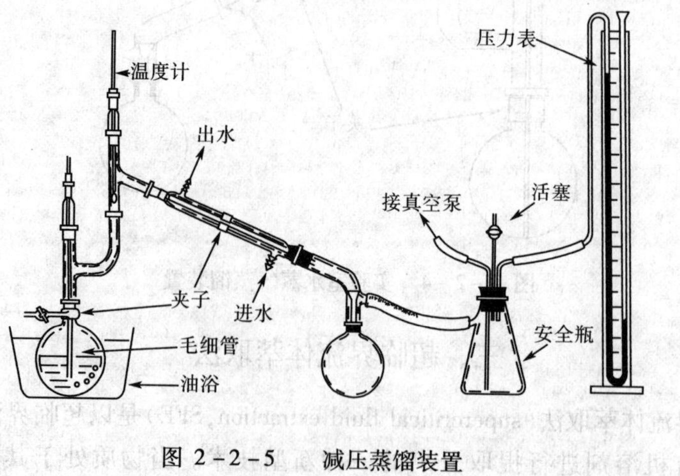

图 2-2-5　减压蒸馏装置

浓缩后的提取液进一步去除杂质，进行分离和精制，具体方法因天然产物的性质不同而异，在分离过程中，可综合运用多种方法，以达到分离目的。

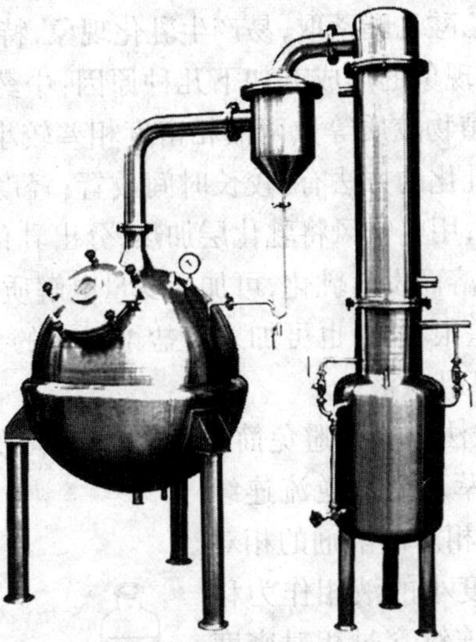

图 2-2-6　球形浓缩罐

一、两相溶剂萃取法

两相溶剂萃取法是在提取液中加入一种与其不相混溶的溶剂，充分振摇增加两相溶剂相互接触的机会，使原提取液中的某种成分逐渐转溶到新加入的溶剂中，而其他成分仍留在原提取液中，待两相溶剂完全分层后，分离两相溶剂，即使某种成分与其他成分分离。

1. 基本原理

本法是利用混合物中各成分在两种互不相溶的溶剂中的分配系数不同，而达到分离的一种方法。萃取溶剂应与原溶剂不相混溶，振摇静置后，能很好地分层。有效成分（或杂质）在萃取溶剂中应有较大的溶解度，而杂质（或有效成分）在萃取溶剂中的溶解度要小，即二者的分配系数应有一定的差别。

2. 萃取技术

(1) 简单萃取法　这是一种常用的萃取技术，小量萃取一般在分液漏斗中进行。选择一个大小适宜的分液漏斗，倒入待萃取溶液，装入量约占分液漏斗体积的1/2～2/3，盖好塞子，倒转，开启活塞，排气后关紧，开始振摇，每摇几次后，注意打开活塞排气，如此重复数次，静置，为一次萃取。若要反复萃取数次，分液漏斗内保留上层或下层液需要视实际情况而定，如乙醚脱脂，应除去上层（乙醚层），正丁醇萃取脂溶性物质，应保留上层（正丁醇层）。在操作过程中，应注意以下几点。

① 若分离水液中的成分，水液的浓度最好在相对密度1.0～1.1之间。

② 选用的萃取溶剂第一次用量一般为水液的0.8～1倍，以后的用量可适

当减少为水液的0.3~0.5倍。

③ 若选用氯仿或乙酸乙酯萃取，易产生乳化现象，特别是在碱性条件下，乳化现象更为严重。乳化现象的形成有如下几种原因：中药中含有表面活性物质（如皂苷、蛋白质、多种植物胶质等）、两液相密度相差较小或者振摇剧烈等。若乳化现象已形成，破坏乳化的方法有：较长时间放置；轻度乳化可用一金属丝在乳化层中搅动使之破坏；用电吹风将乳化层加热，分出乳化层，再用新溶剂萃取；若因两种溶剂能部分互溶而发生乳化，可加入少量电解质，利用盐析作用加以破坏；在两相相对密度相差很小时，也可加入食盐增加水的比重；滴加数滴醇类如戊醇改变表面张力，破坏乳状液。

（2）逆流连续萃取法　为了避免简单萃取法操作的麻烦及有时发生乳化现象，可采用逆流连续萃取法。逆流连续萃取法是利用两种互不相溶的溶剂的相对密度的不同，使相对密度小的液相作为移动相（或分散相），逆流连续穿过相对密度大的作为固定相（或连续相）的相液，借以交换溶质而达到分离的一种连续萃取技术，装置见图2-2-7。将密度小的相液置高位贮存器中，而密度大者则作为固定相置萃取管内，开启活塞，则高位贮存器中相液在高位压力下流入萃取管，遇瓷圈撞击分散成液滴，增大萃取接触面积，两相溶剂在萃取管内可自然分层。最后可取试样用色谱、显色反应或沉淀反应等进行检查，判断萃取是否完全。

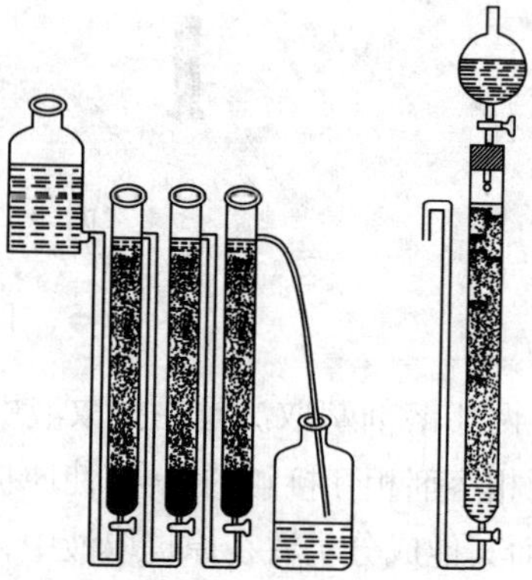

图 2-2-7　逆流连续萃取装置

（3）逆流分配法　又称逆流分溶法、逆流分布法或反流分布法。逆流分配法与两相溶剂逆流萃取法原理一致，但加样量一定，并不断在一定容量的两相溶剂中，经多次移位萃取分配而达到混合物的分离。装置见图2-2-8。逆流分配法对于分离具有非常相似性质的混合物，往往可以取得良好的效果。但操作时间长，萃取管易因机械振荡而损坏，消耗溶剂也多，应用上常受到一定限制。

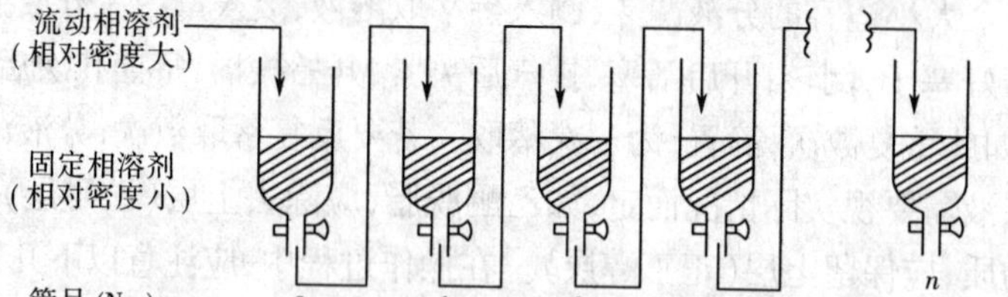

图 2-2-8　逆流分配法的分离过程示意图

(4) 液滴逆流分配法 又称液滴逆流层析法,为近年来在逆流分配法基础上改进的两相溶剂萃取法。由于移动相形成液滴,在细的分配萃取管中与固定相有效地接触、摩擦不断形成新的表面,促进溶质在两相溶剂中的分配,故其分离效果往往比逆流分配法好,且不会产生乳化现象,用氮气压驱动移动相,被分离物质不会因遇大气中氧气而氧化。但本法必须选用能生成液滴的溶剂系统,且对高分子化合物的分离效果较差,处理样品量小(1g以下),并要有一定设备。应用液滴逆流分配法曾有效地分离多种微量成分如柴胡皂苷、原小檗碱型季胺碱等。液滴逆流分配法的装置见图2-2-9,近年来虽不断在改进,但装置和操作较繁琐。

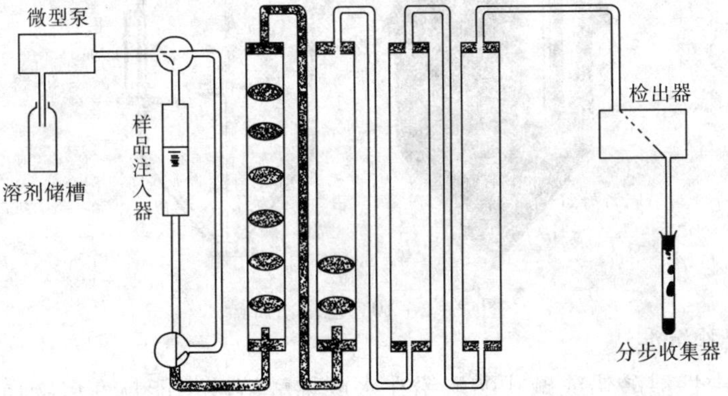

图2-2-9 液滴逆流分配法装置示意图

二、沉 淀 法

沉淀法是在中药提取液中加入某种试剂,使某类成分产生沉淀而与其他成分分离的方法,常用的有以下几种。

1. 乙醇沉淀法

在浓缩后的水提液中,加入一定量的乙醇(使含醇量达到50%、60%、70%或80%以上),则难溶于乙醇的多糖类成分(淀粉、树胶、黏液质、果胶、菊糖)和蛋白质成分从溶液中析出沉淀,过滤即可除去。本方法常用于中药各种制剂,尤其是口服液、注射液的制备。工业化生产中主要用乙醇沉淀罐(见图2-2-10)。

2. 酸碱沉淀法

本法是利用某些成分在碱(酸)中溶解,在酸(碱)中沉淀的性质进行分离的一种方法。例如某些不溶于水的含酚羟基、羧基的酸性成分(如黄酮、蒽醌、酸性皂苷),可与碱水成盐而溶于碱水,加酸后又生成原来的成分而沉淀析出,借此与其他成分分离。又如不溶于水的内酯类化合物,遇碱加热开环生成相应的羟基羧酸盐而溶于碱水,加酸酸化后又沉淀析出,从而与其他成分分离。再如游离生物碱难溶于水,遇酸水成盐而溶于酸水中,加碱碱化,则重新生成游离生物碱从溶液中析出,借此与其他成分分离。

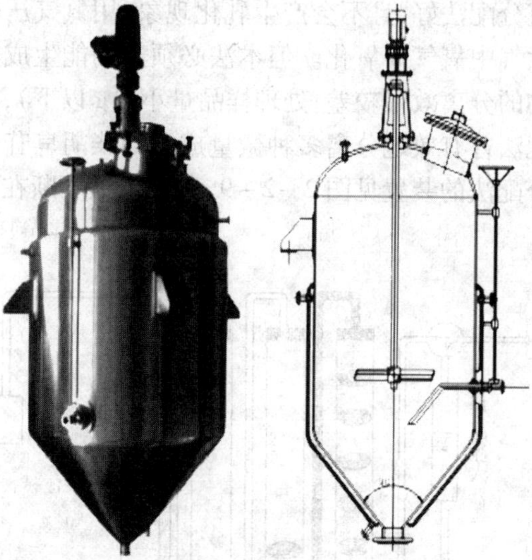

图 2－2－10　乙醇沉淀罐

3. 铅盐沉淀法

利用中性醋酸铅或碱式醋酸铅在水或稀醇溶液中能与许多物质生成难溶的铅盐或络盐沉淀,而用于分离化学成分。中性醋酸铅可以沉淀有机酸、蛋白质、氨基酸、黏液质、鞣质、酸性皂苷、树脂、部分黄酮苷和花色苷等。碱式醋酸铅沉淀范围更广,除了上述能被中性醋酸铅沉淀的物质外,还可以沉淀某些中性皂苷、异黄酮苷、糖类和一些碱性较弱的生物碱等。通常将铅盐沉淀滤出,然后将沉淀悬浮于水或稀醇中,通硫化氢气体或加硫酸钠等试剂进行脱铅,即得提取物。

三、结 晶 法

结晶法是分离和精制固体成分的重要方法之一,是利用混合物中各成分在溶剂中的溶解度不同来达到分离的方法。选用合适的溶剂,将混合物加热溶解,趁热滤去不溶的杂质,滤液低温放置或蒸去部分溶剂后再低温放置,使有效成分大部分析出结晶。必要时通过反复结晶,即重结晶的方法,得到高纯度的晶体。

四、色 谱 法

色谱法又称层析法,是利用混合物中各成分的物理化学性质差异,使各成分得到分离的一种方法，广泛地应用于中药化学成分的分离、纯化和鉴别。

1．吸附色谱法

吸附色谱法是利用被分离物质在吸附剂上吸附能力的不同，用溶剂或气体洗脱使组分分离。常用的吸附剂有如下几种。

（1）硅胶　是一种微呈酸性的多孔性物质，适用于中性或酸性成分的分离，如黄酮、蒽醌、强心苷、皂苷、有机酸及酚性化合物等。具有吸附容量高、机械强度好、分离范围广等优点，应用最为广泛。

（2）氧化铝　是一种吸附力很强的亲水性吸附剂，适用于碱性或中性的亲脂性成分的分离，如生物碱、甾体化合物、强心苷等，尤其是对生物碱的分离。

（3）聚酰胺　是由酰胺聚合而成的一类高分子化合物，商品名又称锦纶，尼龙。色谱分离常用聚己内酰胺（锦纶6）和聚己二酰己二胺（锦纶66）。

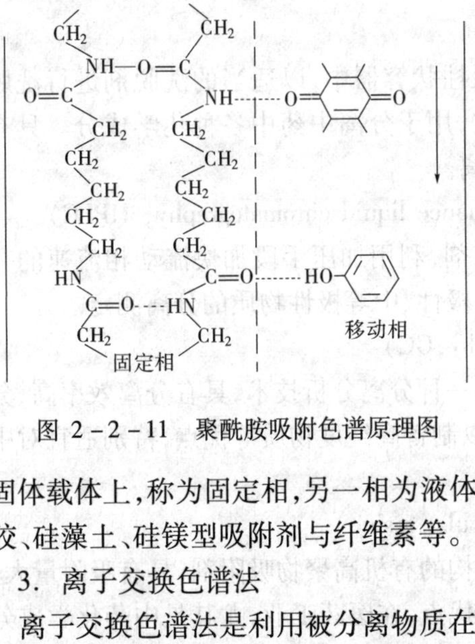

图2－2－11　聚酰胺吸附色谱原理图

其原理（见图2－2－11）是聚酰胺在分子表面及其内部均可形成氢键吸附，故吸附容量大，常用于分离黄酮类、酚类、醌类等化合物，分离效果好。对鞣质的吸附几乎不可逆，因此可用于粗提物中鞣质的去除。

2．分配色谱法

分配色谱法是利用被分离物质在两相中分配系数的不同使组分分离。其中一相被涂布或键合在固体载体上，称为固定相，另一相为液体或气体，称为流动相。常用的载体有硅胶、硅藻土、硅镁型吸附剂与纤维素等。

3．离子交换色谱法

离子交换色谱法是利用被分离物质在离子交换树脂上交换能力的不同使组分分离。常用于有机酸和生物碱的分离，一般有机酸用阴离子交换树脂分离，生物碱用阳离子交换树脂分离。

4．分子排阻色谱法

分子排阻色谱法又称凝胶色谱法，是利用被分离物质分子大小的不同导致在填料上渗透程度不同，使组分分离。常用的填料有分子筛、葡聚糖凝胶、微孔聚合物、微孔硅胶等。随着移动相流动，被分离试样中大分子化合物阻力较小，流速较快，先被洗脱，而小分子化合物阻力较大，流速较慢，则后被洗脱，使试样中大小分子化合物获得分离。其原理见图2－2－12。

凝胶色谱法主要用于蛋白质、核酸、多糖、甾体的分离和脱盐精制，另外还可用于脱色素、吸水浓缩、除热原等。

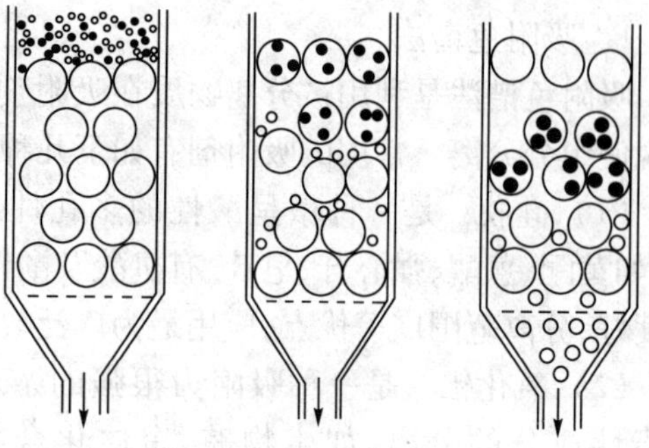

图 2-2-12 凝胶色谱法色谱分离原理示意图

○ 代表凝胶颗粒 ∘ 代表大分子物质

• 代表小分子物质

5. 薄层色谱法（thin layer chromatography，TLC）

薄层色谱法是一种微量、快速、简单、高效、灵敏的色谱分离方法。广泛应用于分析化学、药物化学等领域，还可配合柱色谱进行跟踪分离，指导溶剂系统的选择，用于鉴别、检查或含量测定。

6. 柱色谱法（column chromatography）

柱色谱法是一种将分离材料装入柱状容器中，以适当的洗脱剂进行洗脱而使不同成分得到分离的色谱分离方法，用于分离中药中各种化学成分。具有分离试样量大的特点，常用于制备性分离。

7. 高效液相色谱法（high performance liquid chromatography，HPLC）

高效液相色谱法是采用高效填充剂，利用加压手段加快流动相流速的一种高效能液相色谱法。广泛用于中药非极性、中等极性物质的分离测定。

8. 气相色谱法（gas chromatography，GC）

气相色谱法是现代应用较广泛的一种分离分析技术，具有分离效率高、分析速度快、灵敏度高、试样用量少，还可以制备高纯度物质等优点，特别适宜对中药挥发油进行分离鉴定和含量测定。

9. 大孔吸附树脂法（macro - reticular resine）

大孔吸附树脂是一种具有大孔结构的有机高聚物吸附剂，具有吸附量大、选择性好、收率高、预处理和再生方便等优点，在医药工业，尤其是中药化学成分研究方面有很好的应用。如用大孔树脂法精制三七总皂苷，提取率在88%以上。

第四节 中药化学成分鉴定和结构研究简介

中药化学成分经过提取、分离、精制成为单体化合物后，必须进行鉴定，确定其化学结构，才有可能为研究化学成分的生物活性、构效关系、体内代谢以及进行结构改造、人工合成和药物设计等研究提供必要的依据。

一、中药化学成分鉴定的一般步骤

1. 纯度测定

在进行结构研究前，首先需要判断化合物的纯度。首先应在显微镜下观察外形是否为均一的晶形。在薄层上用三种不同展开系统展开应获得单一均匀的斑点。物理常数的测定也是必不可少的，其中包括熔点、沸点、比旋光度和折光率。

2. 分子式的测定

在确定一个化合物的分子式时，可先进行元素分析，并测定各元素在化合物中的百分含量，并依据测出的分子质量，计算出该化合物的分子式。

3. 化合物功能团和分子骨架的推定

一般需要确定该化合物的不饱和度，准确计算出结构中含有的双键数或环数，并结合所测定的物理常数、定性试验、降解等反应，以及结合其他波谱数据综合分析，以确定化合物所含的功能团具有何种母核，属于哪类化合物。

4. 化合物结构式的确定

在获得各种数据以后，可与已知化合物的数据对照，推定分子结构式。一般情况要搞清楚分子的立体化学结构并用全合成加以验证。

二、结构测定常用的波谱

1. 紫外光谱（ultraviolet absorption spectrum，UV）

紫外光谱适用于鉴定不饱和键的有无，或推测不饱和键是否共轭。若两个化合物相同，则紫外光谱应完全相同。

2. 红外光谱（infrared absorption spectrum，IR）

红外光谱常用于确定已知成分，用已知的标准品与样品在同样的条件下测定红外光谱，若两个样品的光谱完全相同，则可肯定地判断它们是同一化合物。

3. 核磁共振谱（nuclear magnetic resonance，NMR）

核磁共振为确定中药化学成分的分子结构的重要手段，使成分结构鉴定更容易。常用的核磁共振谱有氢谱（$^{1}H-NMR$）和碳谱（$^{13}C-NMR$）。

4. 质谱（mass spectrum，MS）

用质谱来测定分子式和分子量是目前最快速和准确的方法，同时也是研究有机分子结构强有力的重要工具之一。

思　考　题

1. 中药中主要的化学成分类型是什么？
2. 溶剂提取法中，怎样选择合适的溶剂？如何根据化学成分和溶剂的性质选择合适的提取技术?

3. 超临界流体萃取法的优点是什么?

4. 色谱法有哪几种分类方法? 各方法的优点和缺点是什么?

5. 大孔吸附树脂常用于分离哪些成分?

6. 简述分子结构鉴定的程序。

参考文献

徐任生,陈仲良.中草药有效成分提取与分离(上).上海:上海科学技术出版社,1983

第三章　生　物　碱

［教学目标］

1. 掌握生物碱的含义及其结构特征、理化性质、提取分离和检识方法。
2. 熟悉苦参中所含主要生物碱的结构类型和理化性质。
3. 了解生物碱的分布、活性及含有生物碱类化合物的常见中药。

第一节　概　　述

生物碱(alkaloids)是指存在于生物体内的一类含氮有机化合物。从广义的范围讲,除生物体必需的含氮化合物,如氨基酸、多肽、蛋白质和B族维生素等外,其他所有的含氮有机化合物都可视为生物碱。主要分布于植物界,少数动物体中也有,另外在海洋生物中也发现有生物碱存在。在植物界主要分布在双子叶植物中,据统计有100多个科中含有生物碱,其中以毛茛科、防己科、罂粟科、豆科、芸香科等植物中较多。

生物碱多具有复杂的氮杂环结构,具有显著的生理活性,如从鸦片中分离得到的吗啡具有强烈的镇痛作用;黄连、黄柏中的小檗碱具有抗菌消炎作用;天仙子、颠茄中的莨菪碱具有止痛和解有机磷中毒的作用;喜树中得到的喜树碱和羟基喜树碱具有抗癌作用;萝芙木中的利血平具有降压作用;可待因具有止咳作用等。目前临床应用的生物碱有80多种。

第二节　生物碱的结构与分类

生物碱的分类方法有数种,如按植物来源分类、按生物合成途径分类、按结构中氮原子存在的主要杂环母核类型分类等。本书采用氮原子是否结合在环上的分类方法,将生物碱分为两大类:有机胺类和氮杂环类。

一、氮原子在环外——有机胺类生物碱

这一类生物碱的结构特点是氮原子不在环状结构内,而在侧链上。此类生物碱数目不多,从生物合成途径的角度看,主要来源于不同的氨基酸。如麻黄中的麻黄碱(ephedrine),是拟肾上腺素药,具有收缩血管、兴奋中枢神经系统作用;益母草中的有效成分益母草碱(leonurine),具有收缩子宫、降血压及镇静的作用。

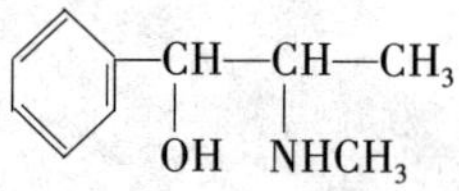

麻黄碱

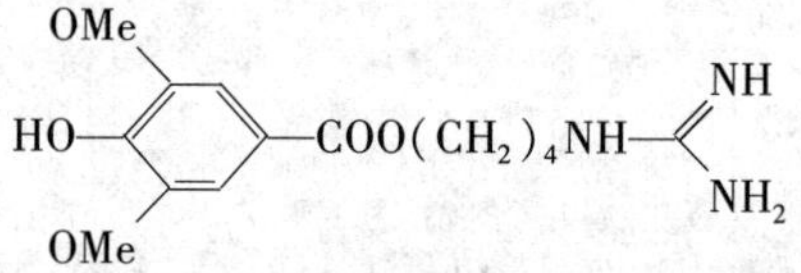

益母草碱

二、氮原子在环内——氮杂环类生物碱

这一类生物碱的结构特点是氮原子结合在环状结构内。其中大多为五元、六元氮杂环衍生物。

1. 吡咯烷类生物碱

(1) 简单吡咯类　该类生物碱结构简单,数目较少。如益母草中的水苏碱。

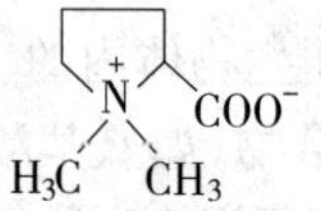

水苏碱

(2) 吡咯里西啶类　为两个分子吡咯烷共用一个氮原子的稠环化合物,多与有机酸以双内酯形式缩合。主要分布在菊科千里光属植物中。生物活性较强,但毒性也较大,特别能导致肝中毒。如阔叶千里光中具有阿托品活性的大叶千里光碱。

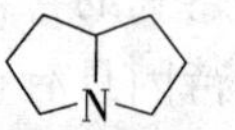

吡咯里西啶

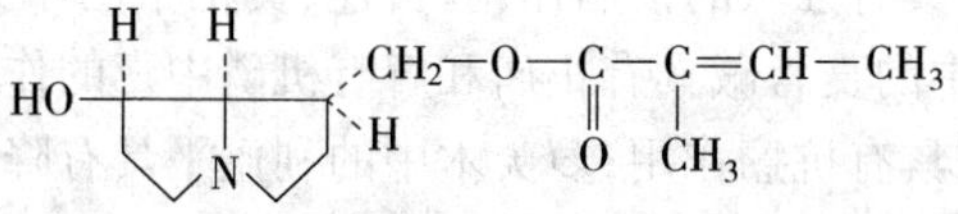

大叶千里光碱

2. 莨菪烷类生物碱

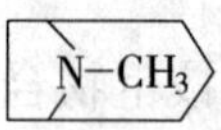

莨菪烷

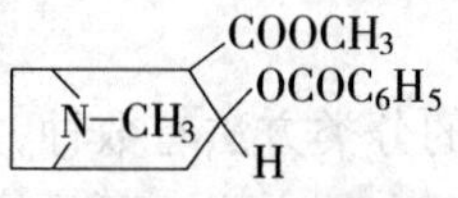

古柯碱

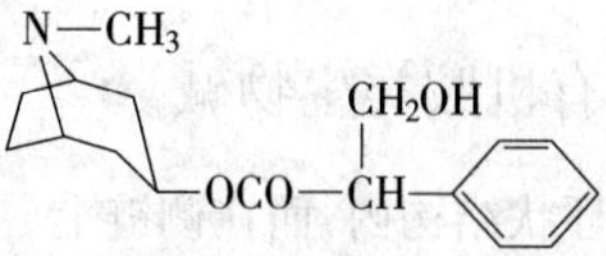

莨菪碱(阿托品)

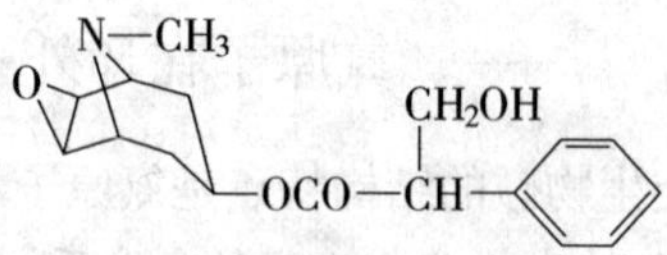

东莨菪碱

这类生物碱多数由莨菪烷环衍生的氨基醇和不同有机酸缩合成酯。主要存

在于茄科的颠茄属、曼陀罗属、莨菪属和天仙子属中，典型的化合物如莨菪碱、阿托品，为胆碱受体阻断药，具有镇痛解毒的作用；古柯碱（又称可卡因），其盐酸盐为重要的局麻药。

3．哌啶类生物碱

（1）吡啶类　结构较简单，有的呈液体，含吡啶或六氢吡啶衍生物的属此类生物碱。如烟草中的烟碱，是液态生物碱，为农业杀虫药，毒性极强，内服或吸入 40mg 即能使人致死。

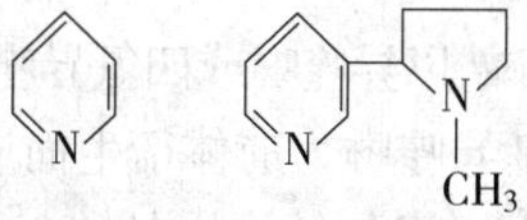

吡啶　　烟碱

（2）吲哚里西啶类　是由哌啶和吡咯啶共用一个氮原子的稠环衍生物。数目较少，但有较强的生物活性。主要分布于大戟科一叶萩属植物中。如一叶萩碱，对中枢神经系统有兴奋作用，用于面神经麻痹、神经衰弱等症。

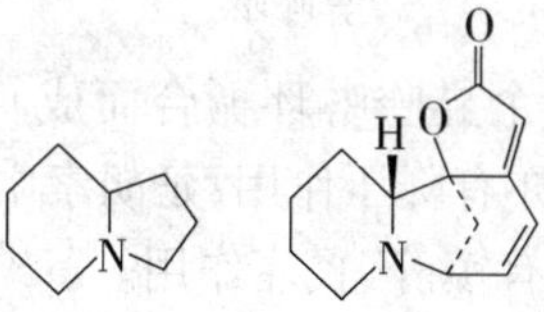

吲哚里西啶　　一叶萩碱

（3）喹喏里西啶类　这类生物碱是由两个哌啶共用一个氮原子的稠环衍生物。数目不太多，主要分布在豆科和千屈菜科植物中，如苦参中具有抗癌活性的苦参碱、氧化苦参碱。

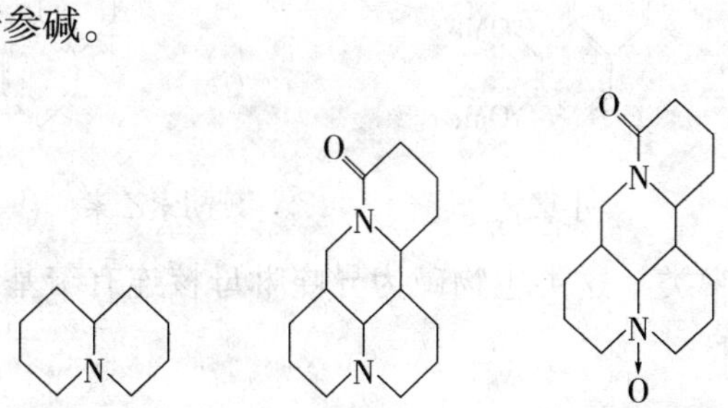

喹喏里西啶　　苦参碱　　氧化苦参碱

4．喹啉类生物碱

基本母核为喹啉环。如茜草科金鸡纳植物中的奎宁和奎尼丁，互为光学异构体，奎宁为左旋体，抗疟药，奎尼丁为右旋体，抗心律失常药；喜树中的抗癌药有喜树碱和羟基喜树碱等。

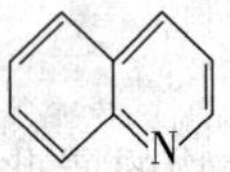

喹啉

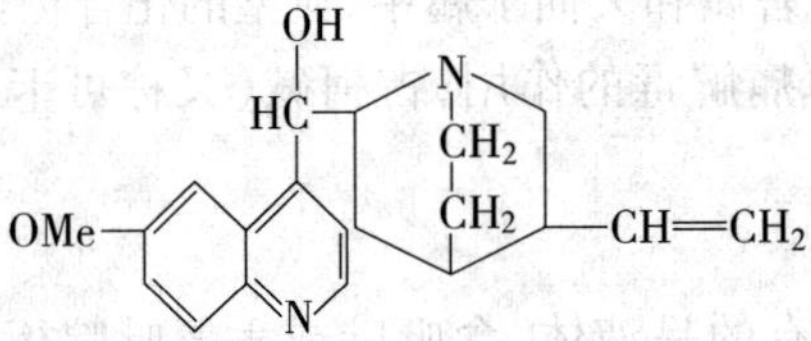

奎宁

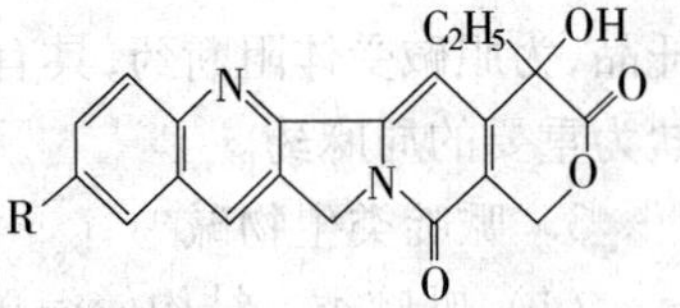

喜树碱 R=H

10-羟基喜树碱 R=OH

5. 异喹啉类生物碱

异喹啉是最大的一类生物碱,以异喹啉或四氢异喹啉为基本母核。除简单异喹啉外,其他的类型多数都以苄基异喹啉为前体衍生而成。主要分布在防已科、毛茛科、小檗科、木兰科等植物中。目前已知结构的有1 000多种,主要类型如下。

(1)简单异喹啉类

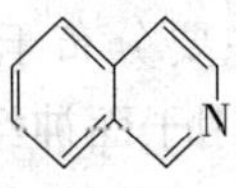

异喹啉

(2) 原小檗碱类 为两个异喹啉环稠合而成。如黄连、黄柏、三颗针中的小檗碱,具有抗菌消炎作用,亦有降压作用;延胡索中的延胡索乙素(dl - tetrahydropalmatine,四氢巴马丁)具有镇静、止痛作用。

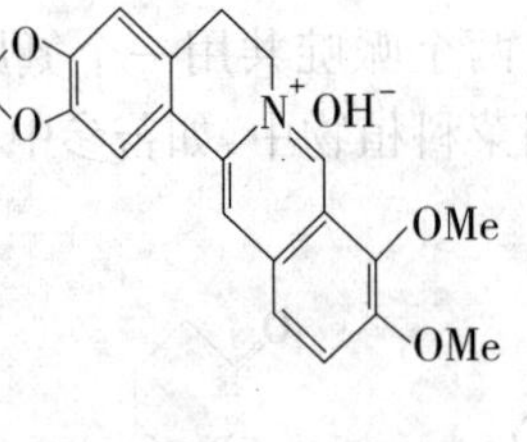

小檗碱

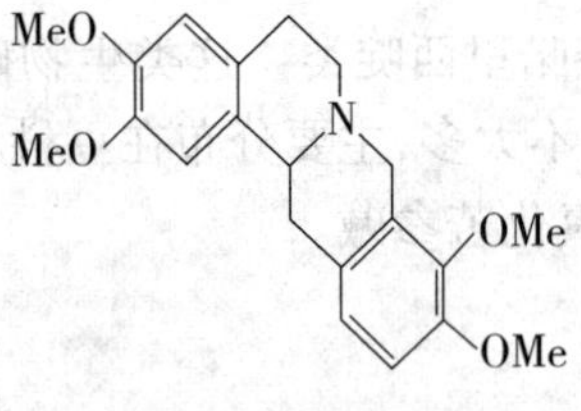

延胡索乙素

(3) 苄基异喹啉类 这类生物碱为异喹啉母核连有苄基。如鸦片中具解痉作用的罂粟碱等。

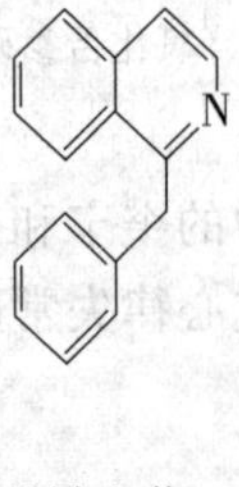

苄基异喹啉

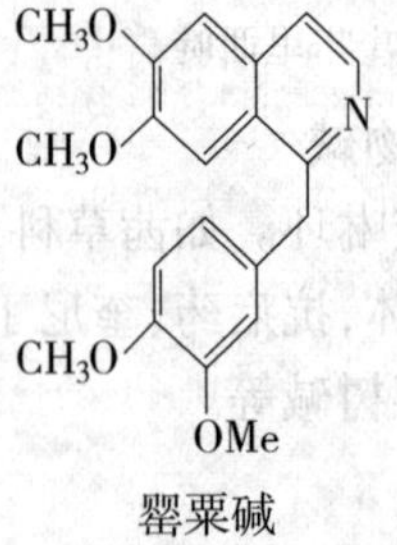

罂粟碱

（4）双苄基异喹啉类　为两个苄基异喹啉通过1~3个醚键相连接的一类生物碱。如粉防己中的粉防己碱,具有镇痛、消炎、降压、抑菌、抗癌、肌肉松弛作用。

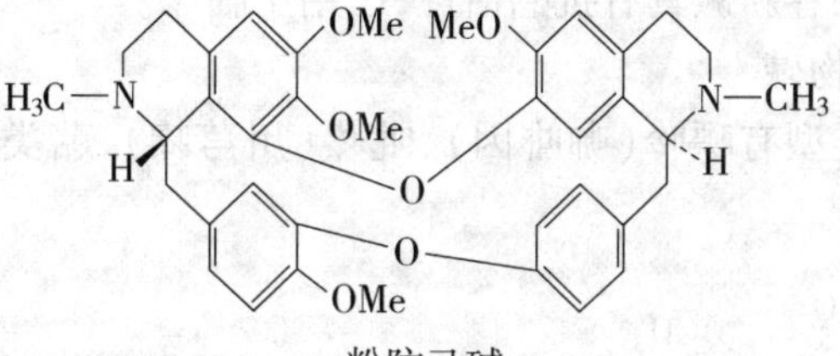

粉防己碱

（5）吗啡烷类　这类生物碱具有部分饱和的菲核。如鸦片中所含的吗啡(morphine)具有镇痛作用,可待因(codeine)具有止咳作用。

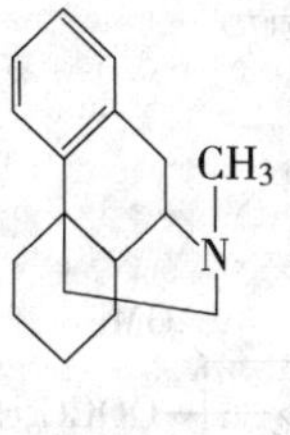

吗啡烷

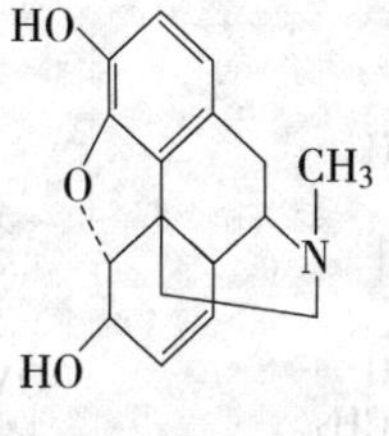

吗啡

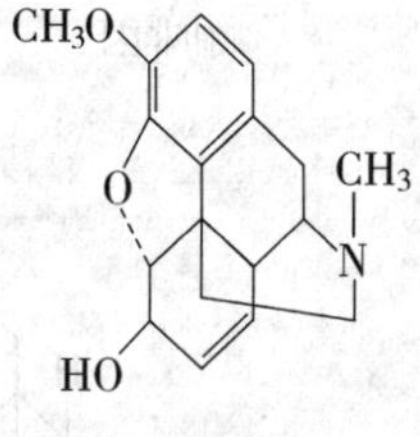

可待因

（6）阿朴菲类　是苄基异喹啉苄基部分和异喹啉部分脱去一分子氢形成的四环化合物。数目较多,已近200多个。如马兜铃中的木兰碱,具有降压作用。

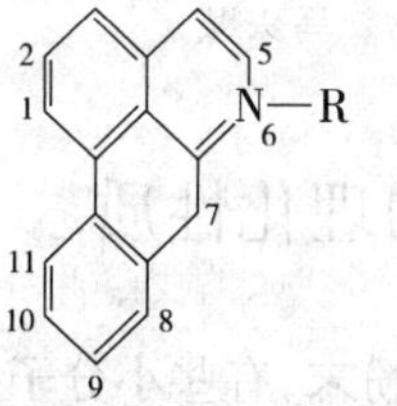

阿朴菲

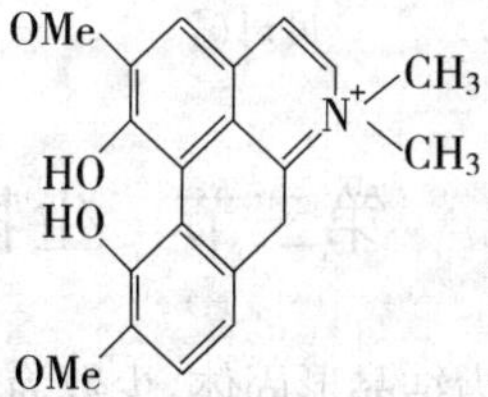

木兰碱

6. 吲哚类

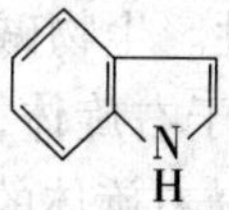

吲哚

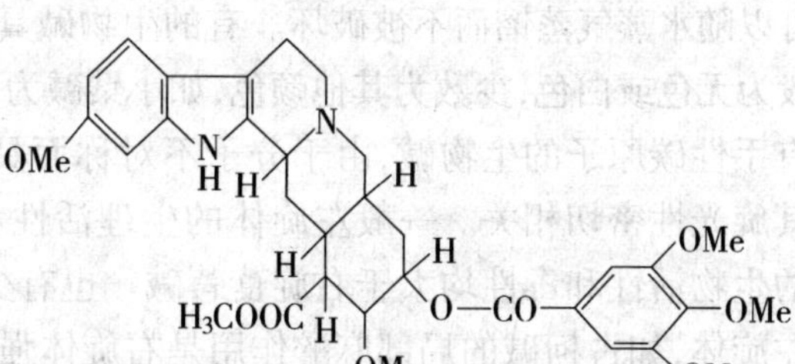

利血平

主要分布在马钱子科和茜草科,数目很多,据不完全统计已超过 1 200 多个,多具有明显的生物活性。如利血平具有降压和安定作用;士的宁具有兴奋中枢作用;长春碱、长春新碱具有抗癌活性,已用于临床。

7. 其他类生物碱

常见的结构类型有嘌呤(咖啡因)、吡嗪(川芎嗪)、萜类(乌头碱)、甾体类(贝母碱)等。

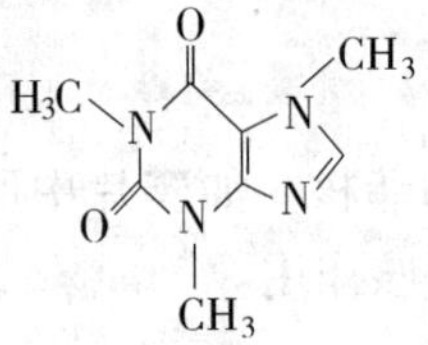

咖啡因

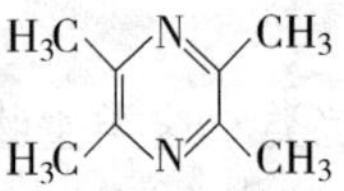

川芎嗪

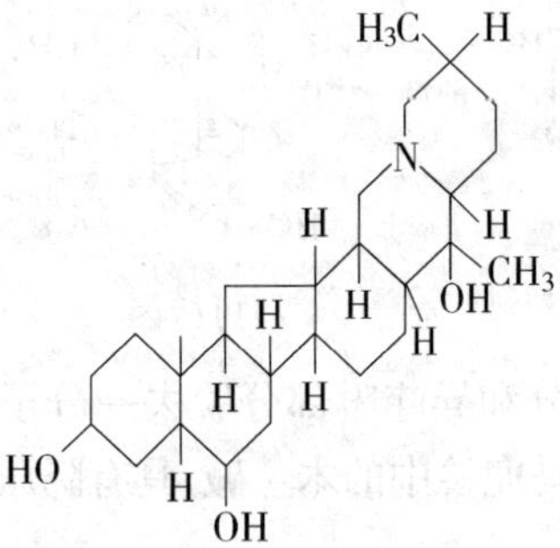

贝母碱

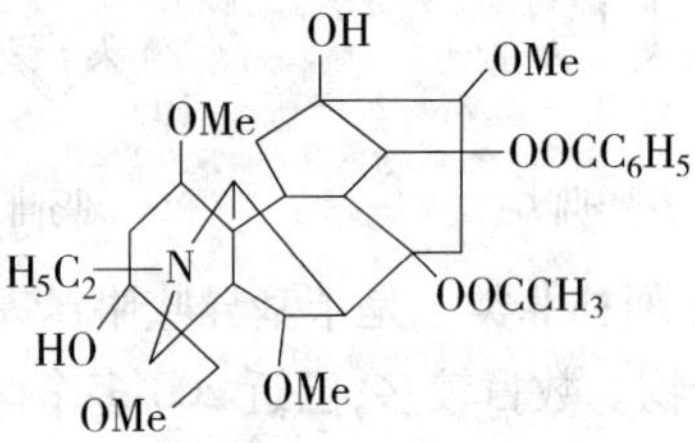

乌头碱

第三节 生物碱的理化性质

多数生物碱为结晶形固体,少数为无定形粉末,有些小分子生物碱为液体,如烟碱、槟榔碱等。一般都有一定的熔点或沸点,个别的具有双熔点,如防已诺林碱等。液体状态的生物碱及个别小分子的固体生物碱,如麻黄碱等,具有挥发性,在常压下可以随水蒸气蒸馏而不被破坏。有的生物碱具有升华性,如咖啡因等。生物碱一般为无色或白色,少数为其他颜色,如小檗碱为黄色,血根碱为红色。

含有手性碳原子的生物碱,由于分子不对称而具有旋光性。生物碱的生理活性与其旋光性密切相关。一般左旋体的生理活性和毒性强于右旋体,如左旋莨菪碱的生物活性和毒性均大于右旋莨菪碱。也有少数生物碱右旋体的生理活性强于左旋体,如古柯碱的局部麻醉作用是右旋体强。

根据溶解性质,将生物碱分为亲脂性生物碱,如绝大多数叔胺碱和仲胺碱都属于这一类;亲水性生物碱,主要是季铵型生物碱和少数叔胺类生物碱;两性生物碱，其结构中既具有碱性碳原子，又具有酸性基团，如酚羟基、羧基等，既可溶于酸水，也可溶于碱水溶液，但在 pH 8 ~ 9 时溶解性最差，易产生沉淀。

生物碱能和酸结合成盐。生物碱盐一般易溶于水，难溶或不溶于亲脂性有机溶剂，但可溶于甲醇或乙醇。

生物碱分子中的氮原子通常具有孤电子对，能接受质子，因此显碱性。其碱性强度一般用 p*K*a 表示，一般认为 p*K*a < 2 为极弱碱，p*K*a 2 ~ 7 为弱碱，p*K*a 7 ~ 11 为中强碱，而 p*K*a > 11 为强碱。化合物结构中的碱性基团的 p*K*a 大小顺序是：胍基 > 季铵碱 > 脂肪胺基和脂氮杂环 > 芳胺和芳氮杂环 > 多氮同环芳杂环 > 酰胺基。

第四节　生物碱的提取分离

一般来说，除少数具有挥发性的生物碱，如麻黄碱及一些液体生物碱，可选用水蒸气蒸馏法；具有升华性的生物碱，如咖啡碱可采用升华法提取外，绝大多数生物碱是用溶剂提取法提出总生物碱后，再进行进一步分离。

一、生物碱的提取方法

1. 酸水提取法

用酸水提取可使生物碱都以盐的形式被提出。一般用浓度为 0.1% ~ 1% 的硫酸或盐酸为提取溶剂，多采用渗漉法或浸渍法。缺点是提取液的体积较大，浓缩困难，水溶性杂质如糖类、蛋白质等提出较多。

2. 醇提取法

生物碱及其盐在甲醇和乙醇中有较大的溶解度，生产中多用乙醇作溶剂。操作时多采用加热回流提取或渗漉法。

3. 亲脂性有机溶剂提取

大多数生物碱都是脂溶性的，因此可用有机溶剂如氯仿、苯等提取。优点是所得的总生物碱一般只含有亲脂性生物碱，不含有水溶性生物碱，杂质较少，易于进一步纯化。缺点是亲脂性有机溶剂穿透力不强，需反复提取，成本高，不适合工业化生产。

二、生物碱的分离方法

1. 利用生物碱的碱性差异进行分离

醇类溶剂提取液中除含有生物碱及其盐类外，尚含有大量的脂溶性杂质，需进一步处理。总生物碱分为弱碱性、中强碱性和强碱性生物碱三部分，其中弱碱性、中强碱性生物碱又分为酚性和非酚性两类。分离生物碱单体，通常采用 pH

梯度萃取法。将总生物碱游离于亲脂性有机溶剂中,以不同酸性的试剂由弱到强依次萃取,将生物碱按碱度由强至弱的顺序,自总碱中分出,然后将各部分缓冲液碱化,有机溶剂萃取后回收溶剂,即得不同碱度的生物碱(图 2-3-1)。

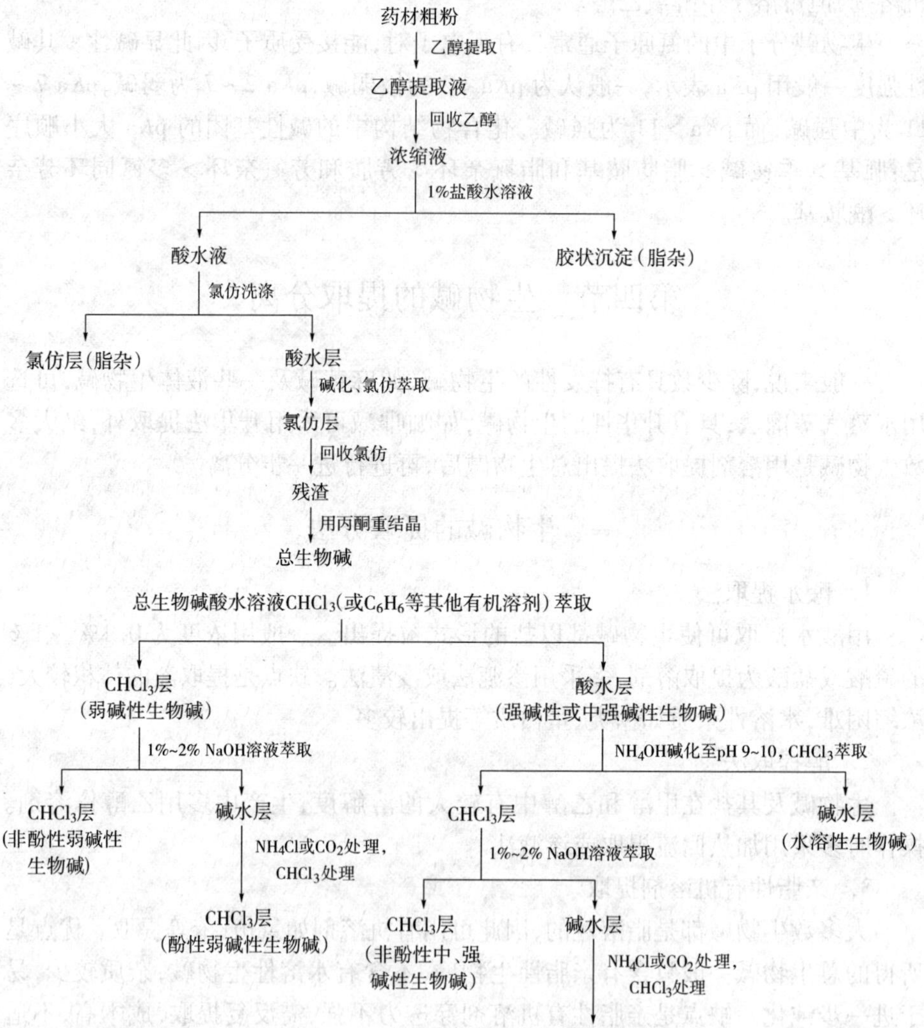

图 2-3-1 利用碱性差异分离生物碱流程

2. 利用溶解度差异进行分离

由于结构差异,生物碱在不同有机溶剂中的溶解度可能出现较大差异。如苦参中氧化苦参碱极性大于苦参碱,二者均溶于氯仿,但氧化苦参碱在乙醚中溶解度很小,利用这一点可将二者分离(见本章第六节)。生物碱与不同酸生成的盐类在不同溶剂中的溶解度也可能存在明显的差异。如麻黄中含有的麻黄碱和伪麻黄碱,它们的草酸盐在水中的溶解度不同,草酸麻黄碱较草酸伪麻黄碱难溶于水,因此可以从水溶液中先析出。

3. 利用特殊结构或官能团进行分离

（1）利用有无酚羟基或羧基　两性生物碱既能溶于酸水又能溶于碱水,通过溶于碱水而与其他的生物碱进行分离。如鸦片中吗啡和可待因的分离。

（2）利用有无内酯或酰胺结构　具有这两种结构的生物碱在碱水溶液中加热开环,生成溶于水的羧酸盐而与其他脂溶性成分分离,加酸后又环合成原来的生物碱,不溶于水而与水溶性成分分离。如苦参碱的分离。

（3）季铵碱　该类生物碱用水或酸水提取法以及醇提取法均可被提出,但进一步处理后仍留在碱水中,将碱水液用酸调 pH 弱酸性,加生物碱的沉淀试剂(如雷氏铵盐),生成不溶于水的复合物或盐而析出,过滤取沉淀,净化、分解即得水溶性生物碱。

4. 色谱方法分离

（1）硅胶柱色谱法　是较为常用的柱色谱分离方法,适用范围广,常以氯仿－甲醇系统为洗脱剂,极性由小到大梯度洗脱。

（2）氧化铝柱色谱法　用于酸性较大的生物碱的分离。如非酚性粉防己碱与粉防己诺林碱的分离。许多生物碱极性较小,氧化铝对它们吸附较小,而对杂质吸附较多,从而分离。

（3）离子交换树脂法　生物碱在中性或酸性条件下以阳离子形式存在,因此能用阳离子交换树脂进行吸附,将其从提取液中富集,再采用碱性有机溶剂进行分步洗脱或分步提取的方法,将其中的各生物碱组分一一分离。该方法技术简单,操作方便,所得的生物碱纯度高,有机溶剂用量少,树脂可反复使用,成本低,生产周期短,在生物碱的研究与生产中的应用日趋广泛。

第五节　生物碱的检识方法

一、化 学 方 法

1. 沉淀反应

沉淀反应用来快速判断植物中是否含有生物碱,以及作为生物碱提取分离过程中的追踪手段。有些生物碱不能对所有的沉淀试剂都发生反应,因此在检识生物碱时,应选择三种以上试剂同时试验。

常用的生物碱沉淀试剂名称、组成和生物碱反应产物见表 2－3－1。

在应用沉淀反应时需注意蛋白质、氨基酸、鞣质、某些苷等成分的干扰,可将酸性水提取液碱化,使生物碱呈游离状态,用氯仿提取,游离生物碱转溶于氯仿,再将含有生物碱的氯仿液以酸水提取,取此酸液加沉淀试剂。

表 2-3-1　　常用生物碱沉淀试剂

名　称	试剂组成	生成物	备　注
碘-碘化钾(Wagner 试剂)	$KI-I_2$	棕色或棕褐色沉淀	—
碘化铋钾(Dragendorff 试剂)	$BiI_3 \cdot KI$	红棕色无定形沉淀	改良碘化铋钾试剂常用于薄层显色
硅钨酸(10%)(Bertrand 试剂)	$SiO_2 \cdot 12WO_3$	淡黄色或灰白色无定形沉淀	—
硫氰酸铬铵(雷氏铵盐)	$NH_4[Cr(NH_3)_2(SCN)_4]$	难溶性复盐,往往有一定晶形和熔点(或分解点)	用于分离及含量测定
碘化汞钾	$HgI_2 \cdot 2KI$	类白色沉淀	若试剂过量,沉淀又被溶解

2. 显色反应

某些较纯的生物碱单体能与一些由浓无机酸为主的试剂反应,生成不同的颜色,可用于生物碱的检识和区别个别生物碱。以下为几个常用的显色剂。

(1) 甲醛-浓硫酸(Macquis 试剂)　30%甲醛溶液0.2mL与10mL浓硫酸混合,对吗啡显橙色至紫色,可待因显洋红色至黄棕色,古柯碱和咖啡碱不显色。

(2) 1%钒酸铵的浓硫酸溶液(Mandelin 试剂)　对阿托品显红色,奎宁显淡橙色,吗啡显蓝紫色,可待因显蓝色。

(3) 1%钼酸钠或5%钼酸铵的浓硫酸溶液(Frohde 试剂)　对小檗碱显棕绿色,吗啡显紫色转棕色。

二、色谱检识方法

生物碱的色谱检识方法在中药研究和实际工作中应用非常广泛,常用的有薄层色谱法和高效液相色谱法。

1. 硅胶薄层色谱法

由于硅胶具有弱酸性,因此强碱性的生物碱在硅胶色谱板上能形成盐,导致斑点 *Rf* 值很小或产生脱尾现象,所以常用稀碱溶液或碱性缓冲液代替水来制备硅胶板;或者在展开剂中加入适量二乙胺;或者在层析缸中放置一盛有氨水的小容器,使展开过程在碱性条件下进行。

2. 氧化铝薄层色谱法

氧化铝本身显弱碱性,且吸附力一般比硅胶强,所以适合分离亲脂性较强的生物碱。

薄层色谱后的检识,除有色生物碱可直接观察,有荧光生物碱在紫外光下观察外,多用改良碘化铋钾等生物碱沉淀试剂显色(显橘红色)。

第六节　含生物碱的中药实例——苦参

一、苦参主要化学成分及性质

苦参中主要含有生物碱类成分,属于喹喏里西啶类衍生物,其中主要是苦参碱(matrine)和氧化苦参碱(oxymatrine)。还含有羟基苦参碱(hydroxymatrine)、*N*-甲基金雀花碱(*N*-methylcytisine)和安那吉碱(anagyrine)等。在植物体内,70%以上苦参碱以氧化苦参碱状态存在。氧化苦参碱可在室温下与弱还原剂碘化钾或二氧化硫反应,还原生成苦参碱。

苦参碱可溶于水、苯、氯仿、乙醚等,微溶于石油醚。氧化苦参碱有强亲水性,水溶液呈强碱性,水溶性大于苦参碱,极难溶于乙醚。因此可利用此性质来分离苦参碱和氧化苦参碱。

苦参生物碱具有多方面的生理活性。总生物碱有消肿、抗肿瘤、抗病原体作用,同时具有抗心律失常、抗缺氧、扩张血管、降血脂、抗柯萨奇病毒等作用。

二、苦参生物碱的提取分离

(1) 提取和交换　取苦参粗粉,加适量0.1%盐酸湿润膨胀后,装入渗漉桶中,以0.1%盐酸渗漉,将渗漉液通过强酸型阳离子交换树脂柱。

(2) 总生物碱的洗脱　将上述树脂,加入10%浓氨水碱化,以手捏成团但不粘手为宜,并装入滤纸袋内,置索氏提取器中,以氯仿连续回流提取至提尽生物碱。氯仿提取液加无水硫酸钠脱水后,回收氯仿,得糖浆状的粗生物碱。

(3) 分离　将此粗生物碱以适量氯仿溶解后,加10倍量的乙醚。将醚溶部分通过氧化铝柱色谱,以苯洗脱,得苦参碱;醚不溶部分用丙酮重结晶,得氧化苦参碱。

思　考　题

1. 生物碱的溶解性有何规律?
2. 生物碱的碱性大小的影响因素有哪些?

参　考　文　献

王宇.苦参化学、工艺、制剂及质量研究近况.中成药,1997,19(4):39~41

第四章 糖和苷类

[教学目标]

1. 掌握苷类及皂苷的结构、分类、理化性质及提取分离方法。
2. 熟悉强心苷的理化性质、提取分离方法和构效关系。
3. 了解苷键的水解法及强心苷的结构分类和鉴定方法。

第一节 糖类

一、概述

糖类是多羟基醛或多羟基酮及其缩聚物，广泛存在于植物中。某些糖类有显著的生物活性和药用价值，如中药黄芪、灵芝中的多糖有增强免疫功能的作用；螺旋藻中的酸性杂多糖既可增强免疫功能又有抗辐射、抗突变的功能。因此，糖类的进一步研究开发已引起医药界的重视。

二、糖的结构及分类

1. 单糖

单糖是组成糖类及其衍生物的基本单位。常见的是五碳糖和六碳糖。天然的单糖大多以结合的形式存在，以游离状态存在的主要是葡萄糖、果糖等。常见

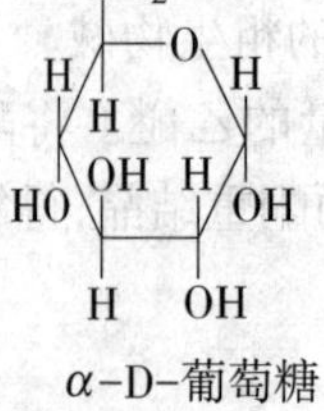

α-D-葡萄糖

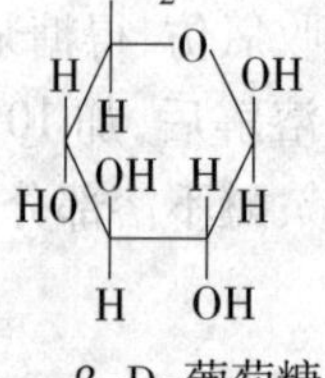

β-D-葡萄糖

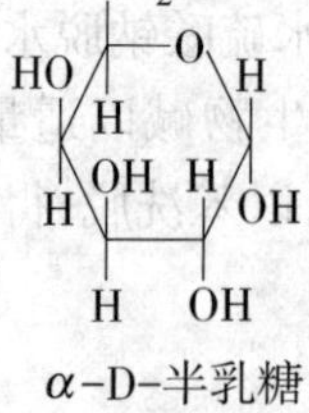

α-D-半乳糖

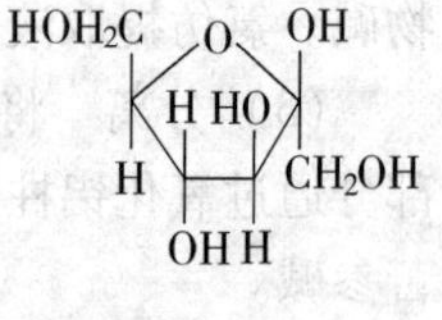

β-D-呋喃果糖

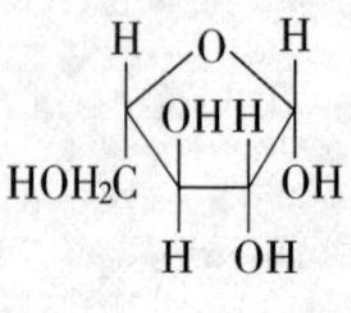

β-L-阿拉伯糖

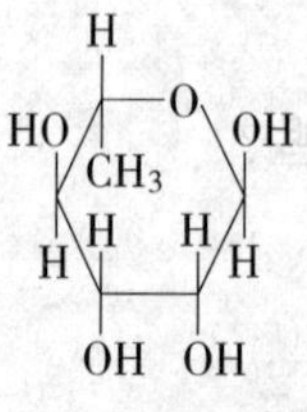

α-L-鼠李糖

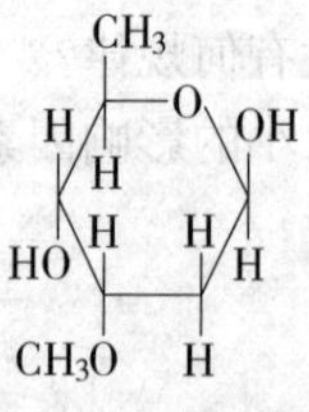

β-D-加拿大麻糖

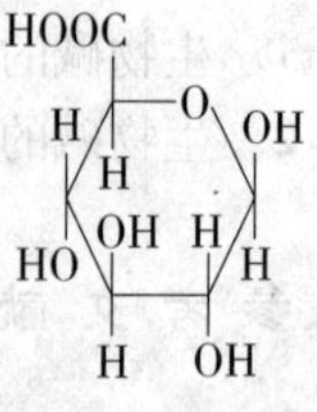

β-D-葡萄糖醛酸

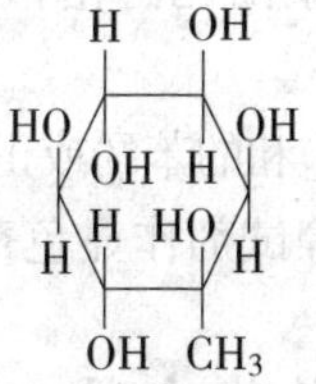

昆布醇

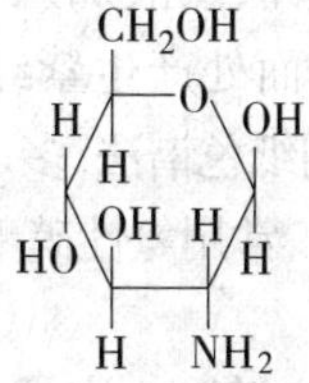

β-D-葡萄糖胺

的糖及糖的衍生物有:D－葡萄糖、D－半乳糖、D－果糖、L－阿拉伯糖以及去氧糖,如L－鼠李糖、D－洋地黄毒糖、D－加拿大麻糖;糖酸,如D－葡萄糖醛酸;糖醇,如昆布醇;氨基糖,如D－葡萄糖胺等。

2. 低聚糖

低聚糖是由2~9个分子单糖通过糖苷键聚合而成。根据有无自由的苷羟基,低聚糖可分为还原性糖和非还原性糖。如芸香糖属于还原性糖。

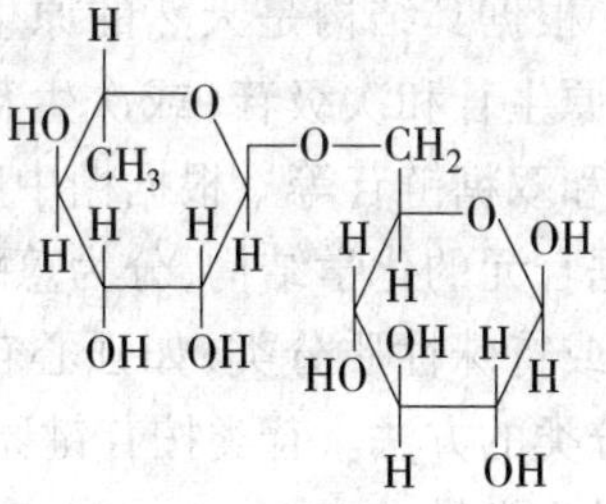

芸香糖

3. 多聚糖

多聚糖又称多糖,是指由10个分子以上的单糖聚合而成的高分子化合物。中药常见的有淀粉、菊糖、树胶、果胶、黏液质、纤维素、甲壳素等。

三、糖的理化性质与检识

1. 一般性质

单糖为无色或白色结晶,有甜味,具有旋光性和还原性,易溶于水,难溶于乙醇,不溶于亲脂性有机溶剂。多糖多为无定形粉末,无甜味也没有还原性,均不溶于乙醇等有机溶剂。

2. 糖的检识

(1) 碱性酒石酸铜反应(Fehling试剂)　凡还原性的糖与碱性酒石酸铜试剂反应都可产生黄红色的氧化亚铜沉淀,多糖、苷水解后也能产生此类反应。

(2) 氨性硝酸银试剂(Tollen试剂)反应　还原性糖与氨性硝酸银试剂反应可产生金属银,附在试管壁上呈光亮银镜或析出黑色沉淀。

(3) α－萘酚反应(Molisch试剂)　单糖、多糖和苷类都可在浓硫酸作用下

与 α－萘酚试剂反应。取供试液加入 α－萘酚乙醇溶液混匀，然后沿试管壁加入适量浓硫酸，在两液界面处产生紫红色环。

(4) 色谱检识　常用纸色谱法，多以水饱和的苯酚或正丁醇－醋酸－水(4:1:5，上层)溶剂系统为展开剂。常用氨性硝酸银等试剂作显色剂。

第二节　苷类化合物

一、概　　述

苷类(glycosides)又称配糖体，是糖或糖的衍生物与另一非糖物质通过糖的端基碳原子连接而成的化合物。其中非糖部分称为苷元，又称配糖基，糖与苷元连接的键称为苷键，形成苷键的原子称苷键原子。

二、苷的结构及分类

苷类有多种分类方法。根据其结构是天然的原生结构，还是由于各种理化因素导致的次生结构，分为原生苷和次级苷(或次生苷)。根据与苷元直接相连的糖链数目，分为单糖链苷和双糖链苷等。根据糖中所含单糖的数目，分为单糖苷、双糖苷、三糖苷等。根据苷元的化学结构，分为蒽醌苷、黄酮苷及环烯醚萜苷等。此外，按苷的生物活性或特殊性质分类，如强心苷、皂苷等。本文主要介绍按照苷键原子的不同进行分类的方法。苷类按苷键原子分类，常见的有氧苷、硫苷、氮苷及碳苷，其中氧苷最为常见。

1. 氧苷

形成苷键的原子为氧，天然的苷类成分多属于氧苷。根据苷元结构的不同，又可分为醇苷、酚苷、氰苷、酯苷和吲哚苷等。

(1) 醇苷　是由苷元的醇羟基与糖的端基羟基脱水缩合而成的苷。如龙胆苦苷。

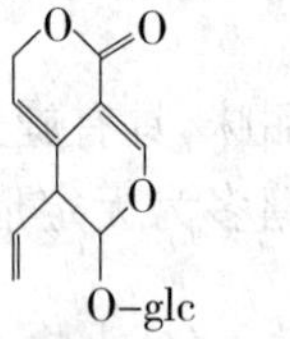

龙胆苦苷

(2) 酚苷　是由苷元的酚羟基与糖的端基羟基脱水缩合而成的苷。如天麻中具有镇静作用的天麻苷。

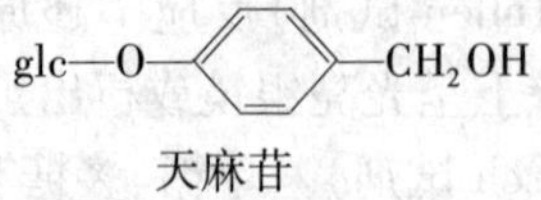

天麻苷

(3) 酯苷　是由苷元的羧基和糖缩合而成的苷,其苷键既有缩醛性质又有酯的性质,易被稀酸和稀碱所水解。如山慈姑苷 A 和山慈姑苷 B。

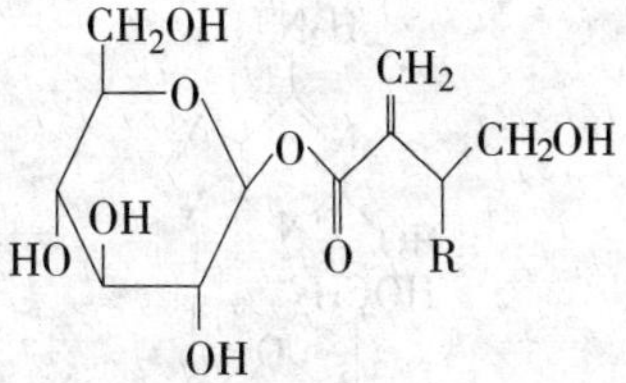

山慈姑苷A　R=H
山慈姑苷B　R=OH

(4) 氰苷　是由氰醇衍生物中的羟基与糖缩合而成的苷,苷元多属于氰醇衍生物,苷中有氰基结构(—CN),易被稀酸和酶催化水解,生成的苷元 α-羟腈很不稳定,立即分解为醛(酮)和氢氰酸,具有一定毒性。如苦杏仁苷。

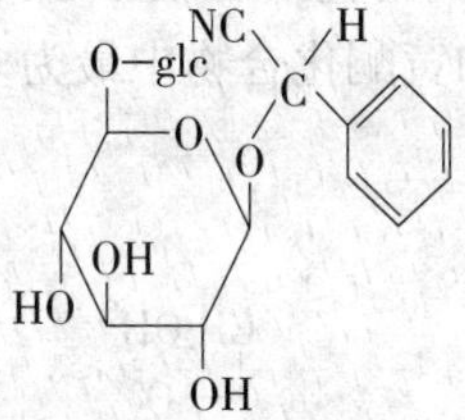

苦杏仁苷

(5) 吲哚苷　是由苷元吲哚醇中的羟基与糖缩合而成的苷,数目不多。如蓼蓝中特有的靛苷,被酸水解生成吲哚醇,在空气中易被氧化成暗蓝色的靛蓝。

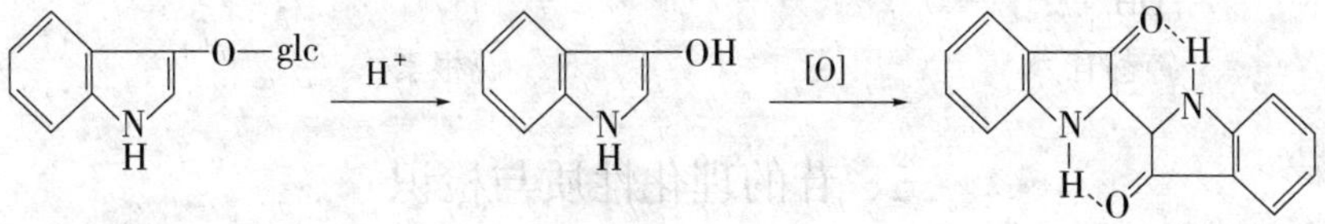

靛苷　吲哚醇　靛蓝

2. 硫苷

形成苷键的原子为硫,即糖的端基羟基与苷元上的巯基(—SH)缩合而成的苷。这类苷为数不多,常见于十字花科植物。如芥子苷。

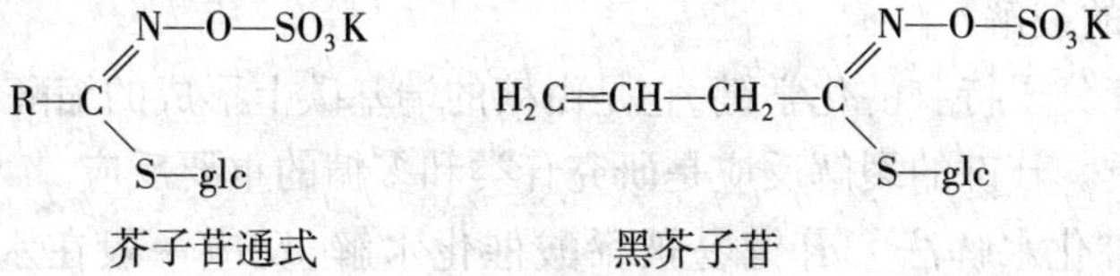

芥子苷通式　黑芥子苷

3. 氮苷

形成苷键的原子为氮,即糖上端基碳与苷元上氮原子相连而成的苷。如腺苷、鸟苷、尿苷、胞苷等核苷类，在生物化学领域中是十分重要的物质。中药巴豆中的巴豆苷也是氮苷类。

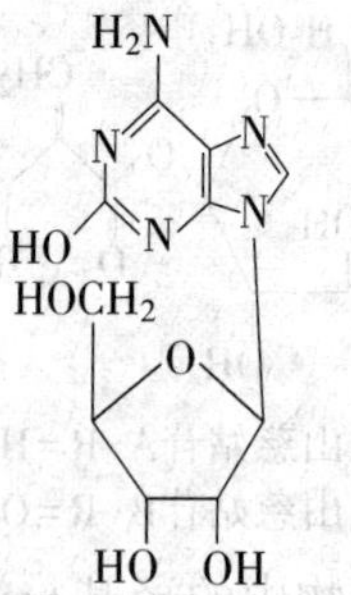

巴豆苷

4. 碳苷

形成苷键的原子为碳，即由糖直接以碳原子与苷元相连接而成的苷类。溶解度小、难水解，在蒽衍生物和黄酮化合物中最为多见，如芦荟苷、葛根素等。

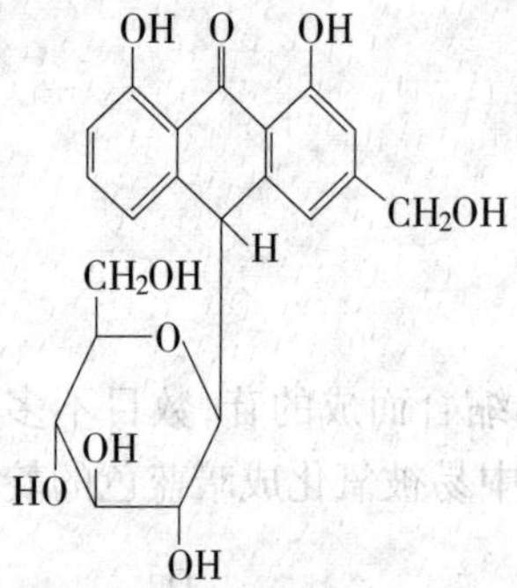

芦荟苷

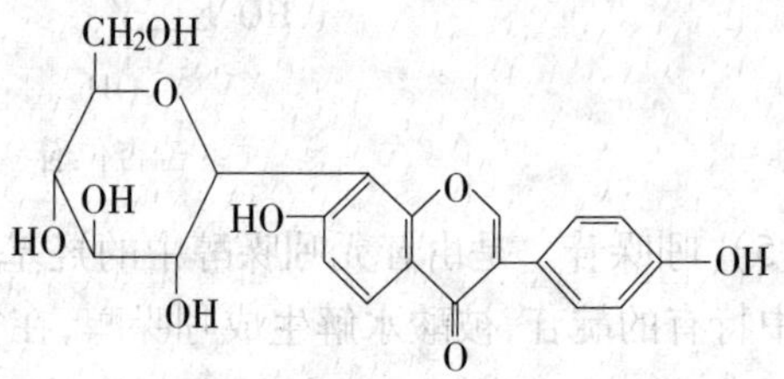

葛根素

三、苷的理化性质与检识

1. 溶解性

苷类大多数具有一定的亲水性，溶于水及甲醇、乙醇等极性较大的溶剂中，苷元一般呈亲脂性，可溶于醇、乙酸乙酯、氯仿、乙醚等有机溶剂中。碳苷与氧苷不同，无论在水或有机溶剂中，溶解度都较小。

2. 苷键的裂解

苷键是苷分子特有的化学键，它是由糖的端基碳上形成的缩醛结构，具有一般缩醛的性质。苷键的裂解反应是研究苷类和多糖的重要反应。

(1) 酸催化水解法　苷键易被稀酸催化水解，反应一般在水或稀醇中进行。水解的易难程度有如下规律：

① 按苷键原子的不同，酸水解的易难程度为：N－苷＞O－苷＞S－苷＞C－

苷。N－苷最易发生酸水解，C－苷很难发生水解。

② 按糖的种类不同，酸水解的易难程度为：呋喃糖苷＞吡喃糖苷；吡喃糖苷中，水解的易难顺序为：五碳糖苷＞甲基五碳糖苷＞六碳糖苷＞七碳糖苷＞糖醛酸；2，6－二去氧糖苷＞6－去氧糖苷＞2－羟基糖苷＞2－氨基糖苷。

酸水解反应多在稀酸水溶液或酸性稀乙醇中加热进行，比较剧烈，可以加入适量有机溶剂，使水解产生的苷元能及时转入有机溶剂，避免结构被破坏。

(2) 碱催化水解法　苷键具有缩醛结构，对碱性试剂相当稳定。但酯苷、酚苷、烯醇苷和β－吸电子基取代的苷，这些苷因具有一定酯的性质，故易被碱水解。

(3) 酶催化水解法　酶水解条件温和，利于保护苷元和糖的结构，专一性很强，如麦芽糖酶，能选择性水解α－葡萄糖苷键；苦杏仁苷酶，能水解β－葡萄糖苷。

(4) 氧化开裂法　Smith 降解法是常用的氧化开裂法。对某些用酸催化水解时苷元结构易发生改变的苷类，以及较难水解的C－苷类尤为适用。

四、苷的提取与分离

苷在甲醇、乙醇或乙酸乙酯中的溶解度比较大，所以多采用这些溶剂提取。提取时应设法抑制或破坏酶的活性，才能得到原存于植物体内的原生苷。常用的方法是采用沸水、甲醇、60%以上的乙醇等溶剂提取，也可以在中药粗粉中加入一定量的碳酸钙拌匀后再用沸水提取。如中药黄芩中的黄芩苷是主要有效成分，经酶水解后生成的黄芩素分子中具有邻三酚羟基，易被氧化转为醌类衍生物而显绿色，这是保存或炮制不当的黄芩能够变绿色的原因。在提取过程中，还要防止与酸碱的接触，避免苷类水解。

第三节　皂　苷

一、概　述

皂苷是一类结构比较复杂的苷类化合物，因其水溶液振摇后能产生大量持久似肥皂样的泡沫，故而得名。皂苷广泛存在于自然界，常分布于薯蓣科、远志科、百合科、桔梗科、五加科等植物中，如人参、甘草、柴胡、桔梗、远志等药材中均含有皂苷。具有多方面的生物活性，如甾体皂苷是合成甾体激素及有关药物的重要原料。多数皂苷对黏膜有一定的刺激性，内服有祛痰止咳作用。一些常用的祛痰中药如桔梗、远志等，均含有皂苷成分。以黄山药、蒺藜为原料研制的地奥心血康、心脑舒通，用以治疗冠心病、心绞痛等病症，其有效成分均为甾体皂苷类。

二、皂苷的结构及分类

皂苷是由皂苷元和糖两部分组成,按其苷元的结构可以划分为两大类,甾体皂苷和三萜皂苷。

1. 甾体皂苷

甾体皂苷是由甾体皂苷元和糖组成。其基本骨架为螺旋甾烷及其异构体异螺旋甾烷,是由 27 个碳原子组成。通式如下:

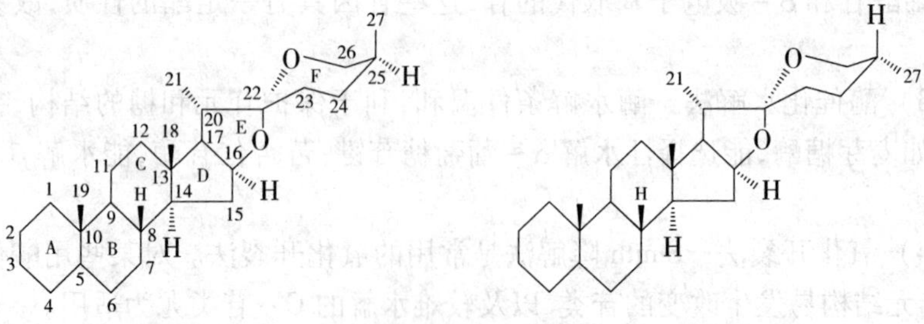

螺旋甾烷　　　　　　异螺旋甾烷

甾体皂苷元的结构具有如下特点:

(1) 基本结构均由 A、B、C、D、E 和 F 六个环组成,其中 A、B、C、D 环为甾体母核,E 环是呋喃环,F 环是吡喃环,两环以螺缩酮的形式相连接。

(2) 一般 B/C 和 C/D 环稠合为反式,而 A/B 环有反式也有顺式。

(3) 所有甾体皂苷元在 C_{10}、C_{13}、C_{20} 和 C_{25} 位上都连有一个甲基。其中 C_{25} 位上甲基有立体异构,当 C_{25} 位甲基位于环平面上的竖键(直立键)时,为 β-定向,其绝对构型为 S 型,又称 L 型,即螺旋甾烷型;当 C_{25} 位甲基位于环平面下的横键(平伏键)时,为 α-定向,其绝对构型为 R 型,又称 D 型,即异螺旋甾烷型。一般 D 型化合物比 L 型化合物较为稳定。

(4) 分子中含有多个羟基,大多数在 C_3 上有羟基;酮基一般在 C_{12} 位上。

(5) 甾体皂苷分子中不含有羧基,呈中性,故甾体皂苷又称中性皂苷。

2. 三萜皂苷

三萜皂苷元是由 6 个异戊二烯单位,30 个碳原子组成的。根据其结构不同可分为五环三萜和四环三萜两类。

(1) 五环三萜皂苷　多数三萜皂苷苷元以五环三萜形式存在,苷元中常含有羧基,故又称酸性皂苷。结构类型有 β-香树脂烷型、α-香树脂烷型和羽扇豆烷型。

① β-香树脂烷型:又称齐墩果烷型。其结构特点是 $C_3-\beta-OH$,$C_5-\alpha-H$,A/B 环反式,$C_{18}-H$,C_8-CH_3,$C_{17}-CH_3$ 均为 β-型,$C_{14}-CH_3$ 为 α 型,B/C、C/D 环均为反式,D/E 环为顺式,C_{20} 位有两个甲基。如齐墩果酸、甘草皂苷元。

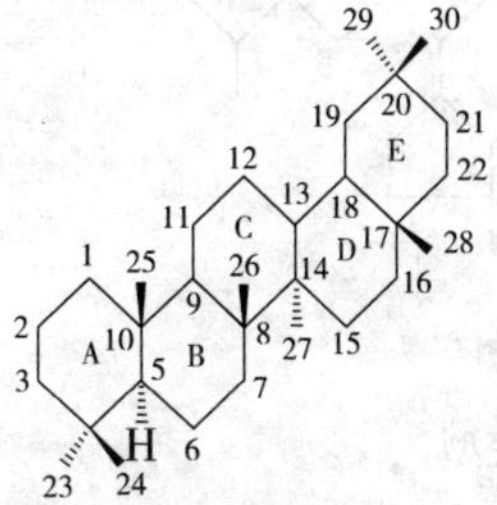

β-香树脂烷

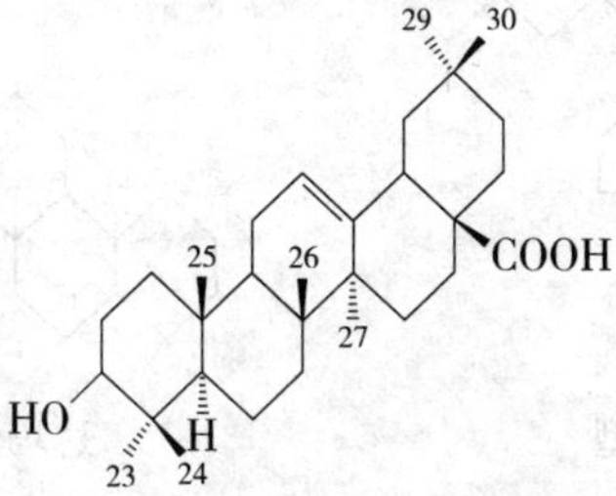

齐墩果酸

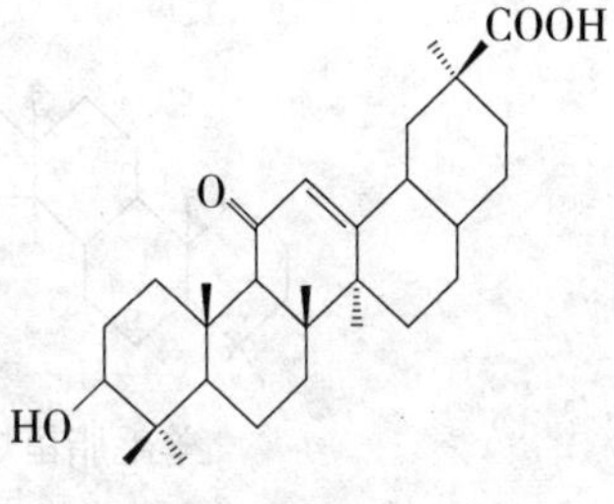

甘草次酸

② α－香树脂烷型：又称乌苏烷型或熊果烷型。与β－香树脂烷型不同之处在于两个甲基(C_{29}、C_{30})分别处于C_{19}及C_{20}位。如熊果酸、地榆皂苷元。

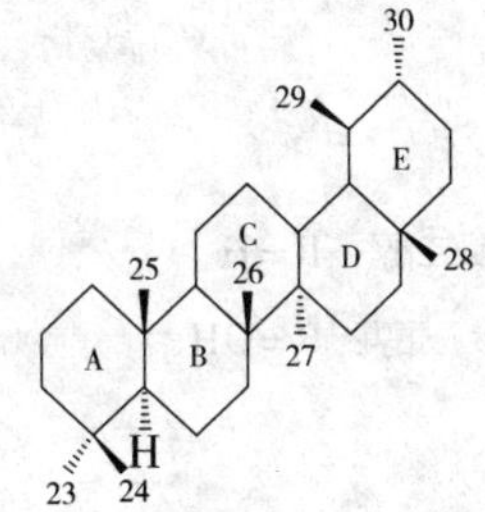

α-香树脂烷

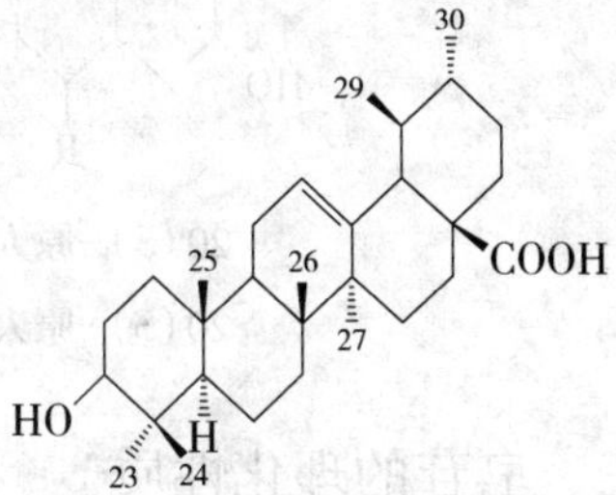

熊果酸

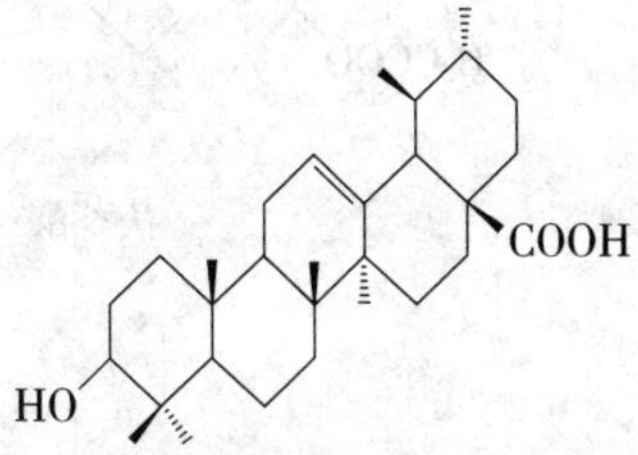

地榆皂苷元

③ 羽扇豆烷型：其结构中E环为五元碳环，C_{20}、C_{29}、C_{30}则形成不饱和侧链。如酸枣仁中的白桦醇和白桦酸等。

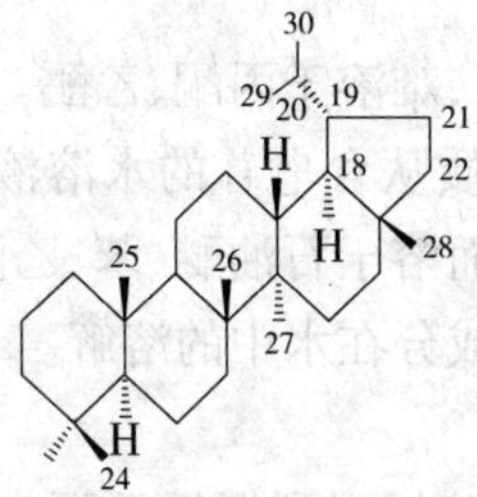

羽扇豆烷

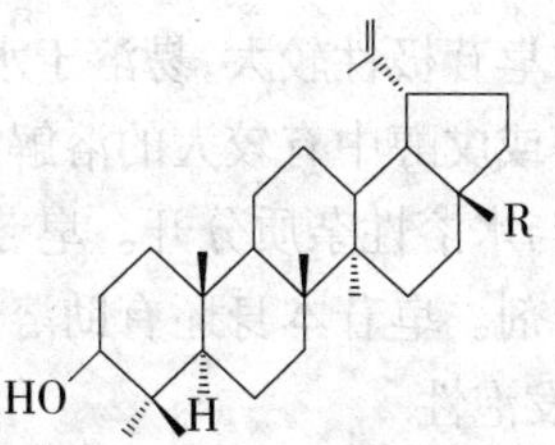

白桦醇：R＝—CH_2OH
白桦酸：R＝—COOH

(2) 四环三萜皂苷　此类型皂苷数量较少，其苷元组成四环三萜与甾体相似，大部分具有环戊烷骈多氢菲的基本母核。中药黄芪、灵芝、茯苓等均含有多种羊毛脂甾烷型三萜皂苷成分，如茯苓中的茯苓酸；绞股蓝中的84种皂苷，均具有达玛烷型的基本结构，主要是20(*S*)－原人参二醇和20(*S*)－原人参三醇。

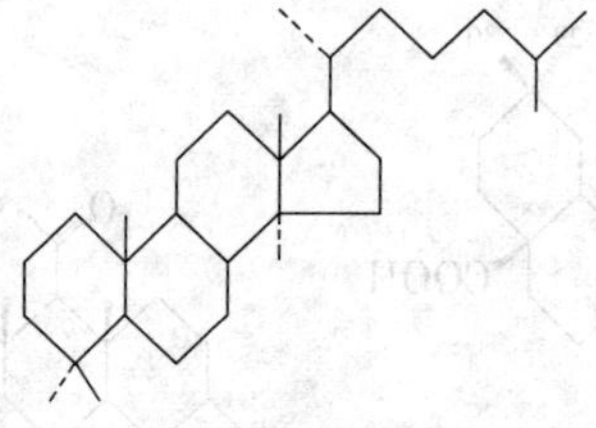

羊毛脂甾烷型

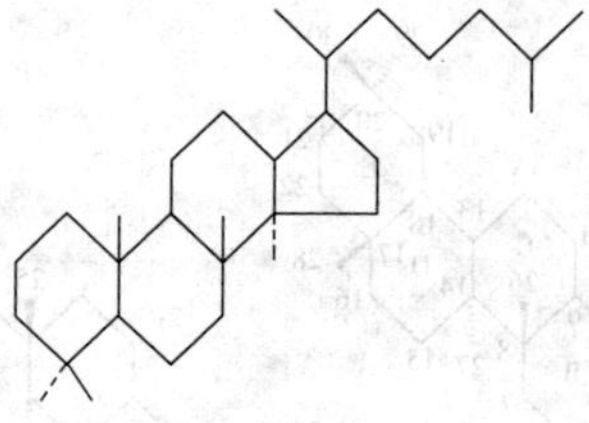

达玛烷型

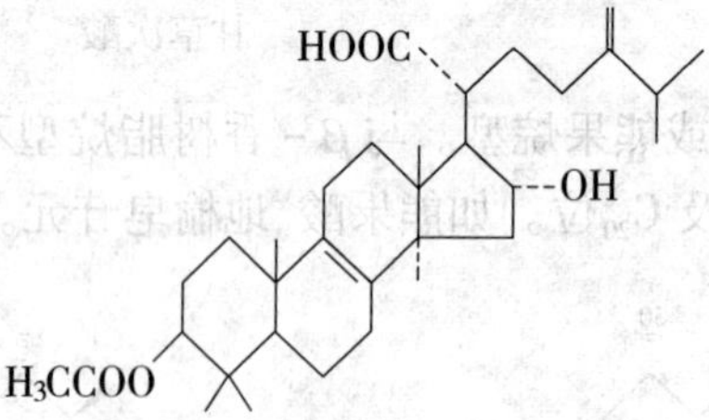

茯苓酸

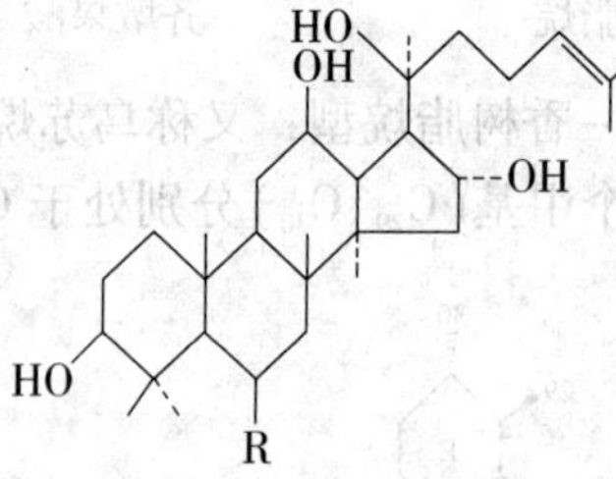

20(*S*)-原人参二醇：R=H

20(*S*)-原人参三醇：R=OH

三、皂苷的理化性质

1. 性状

皂苷的分子量较大，不易结晶，大多为无色或乳白色无定形粉末，皂苷元大多有完好的结晶。皂苷大多味苦而辛辣，有强吸湿性，对黏膜有刺激性。

2. 溶解性

多数皂苷极性较大，易溶于水、热甲醇和乙醇，难溶于丙酮、乙醚。皂苷在含水的丁醇或戊醇中有较大的溶解度，可利用此性质从含皂苷的水溶液中进行萃取，从而与水溶性杂质分开。皂苷元则不溶于水而溶于石油醚、苯、乙醚、氯仿等低极性溶剂。皂苷本身还有助溶性，可促进其他成分在水中的溶解。

3. 发泡性

皂苷有降低水溶液表面张力的作用，其水溶液经强烈振摇后可产生持久性泡沫，且不因加热而消失，可与蛋白质水溶液产生的泡沫相区别。中性皂苷的水溶液在碱性条件下能形成较稳定的泡沫，利用此性质可区分甾体皂苷和三萜皂苷：取二试管，分别加入0.1mol/L盐酸及0.1mol/L氢氧化钠溶液各5mL，再各滴加3滴中药水提液，振摇1min，如两管形成的泡沫持久相同，则中药含三萜皂苷；如碱液管的泡沫较酸液管持久时间长几倍，则含有甾体皂苷。

4. 溶血性

大多数皂苷能破坏红细胞而具有溶血作用，因此，含有皂苷的中药制成静脉注射液时，必须做溶血实验。皂苷口服无溶血毒性。

5．水解性

皂苷可被酸和酶水解，若结构中存在酯苷键，可在碱性条件下水解。一般皂苷在缓和的条件下酸水解不易完成，可在加热、加压下促进水解。在选择水解条件时，应考虑保护苷元不被异构化，可以采用温和的水解方法，如酶解法、土壤微生物培养法、Smith 氧化降解法或光解法等。

四、皂苷的检识

1．化学检识

(1) 醋酐－浓硫酸反应（Liebermann－Burchard 反应）　样品溶于醋酐中，加入醋酐－浓硫酸（20∶1）数滴，可出现三萜皂苷：黄→红→紫→褪色；甾体皂苷：黄→红→紫→蓝→绿色→褪色。用此法可初步区别甾体皂苷和三萜皂苷。

(2) 氯仿－浓硫酸反应（Salkowski 反应）　样品溶于氯仿，加入浓硫酸后，氯仿层呈红色或蓝色，硫酸层呈现绿色荧光。

(3) 三氯醋酸反应（Rosen－Heimer 反应）　将样品的氯仿溶液滴在滤纸上，喷 25% 三氯醋酸乙醇溶液，加热至 60℃，生成红色渐变为紫色的是甾体皂苷；加热到 100℃才显色，生成红色渐变为紫色的是三萜皂苷。

(4) 五氯化锑反应（Kahlenberg 反应）　皂苷与五氯化锑的氯仿溶液呈红色、棕色或紫色。

(5) 冰醋酸－乙酰氯反应（Tschugaeff 反应）　样品溶于冰醋酸中，加乙酰氯数滴及氯化锌结晶数粒，稍加热，呈现淡红色或紫色。

2．色谱检识

(1) 薄层色谱　常用的吸附剂有硅胶、氧化铝等。极性大的皂苷，常用的展开剂为以水、甲醇、丁醇、乙酸乙酯、氯仿等不同比例组成的混合溶剂，如氯仿－甲醇－水（65∶35∶10，下层）等；皂苷元和亲脂性较强的皂苷，常用以苯、氯仿、丙酮等为主的混合溶剂，如苯－丙酮（1∶1）等。分离酸性皂苷使用中性展开剂，往往产生拖尾现象，可在展开剂中加入少量的醋酸加以克服。

(2) 纸色谱　亲水性皂苷的纸色谱可直接以纸为固定相，常用的展开剂系统为水饱和的正丁醇、乙酸乙酯等混合溶剂。亲脂性皂苷以及皂苷元多选用甲酰胺为固定相，用甲酰胺饱和的氯仿、苯或其他混合溶剂为展开剂。

常用的显色剂有 10% 硫酸乙醇、三氯化锑、醋酐－浓硫酸及磷钼酸等试剂。

五、皂苷的提取分离

1．皂苷及皂苷元的提取与分离

一般选用甲醇、乙醇、水等极性溶剂进行提取。

（1）醇提后正丁醇萃取法　本法为目前提取皂苷的通法，如人参皂苷的提取（图 2－4－1）。

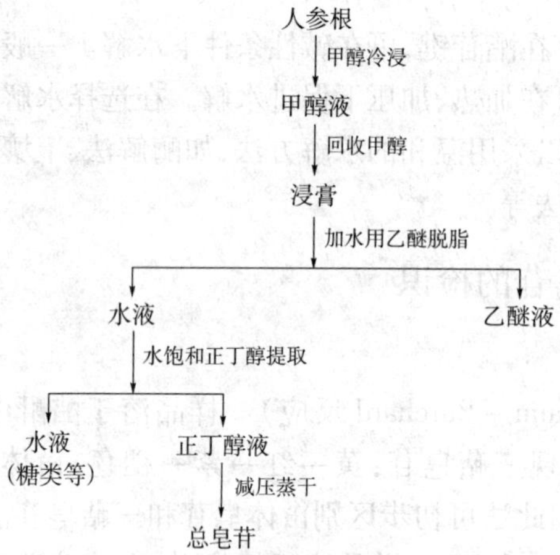

图 2－4－1　人参皂苷的提取流程图

（2）甲醇或乙醇提取——丙酮或乙醚沉淀法　由于皂苷在醇中溶解度大，在丙酮、乙醚中溶解度小，故常采用甲醇或乙醇加热提取药材，适当浓缩后，再加入适量的丙酮或乙醚，皂苷就可以析出。

（3）碱水提取法　对于酸性皂苷可先加碱水溶解，再加酸酸化使皂苷重新析出。

（4）脂溶性有机溶剂提取　一般可将粗皂苷加酸水解后，再用亲脂性有机溶剂提取，也可直接将药材加酸水解，使皂苷水解生成皂苷元，再用有机溶剂提取。

2. 皂苷的分离、精制

（1）溶剂处理法　将粗总皂苷的水溶液，加食盐饱和，用正丁醇或戊醇反复萃取，合并萃取液，减压回收溶剂，即得较纯的总皂苷。

（2）胆甾醇沉淀法　甾体皂苷可与胆甾醇生成难溶性的分子复合物，利用此性质可与其他水溶性成分分离，达到精制的目的。

（3）铅盐沉淀法　在粗皂苷的乙醇溶液中，加入过量的饱和中性醋酸铅，酸性皂苷可与之产生沉淀；加入过量的饱和碱性醋酸铅，中性皂苷也可产生沉淀，分别得到酸性皂苷和中性皂苷。

（4）色谱法　常用的一般为大孔吸附树脂法。将皂苷醇提取液减压回收乙醇后的浓缩液，通过大孔吸附树脂，先用少量水洗去糖和其他水溶性成分，再用乙醇梯度洗脱，醇洗脱液减压蒸干，可得到较纯的皂苷。

第四节　强　心　苷

一、概　　述

强心苷是存在于植物中的一类具有强心作用的甾体苷类化合物。现代药理实验证明，强心苷类化合物对人体心脏有显著的生物活性，适当剂量能使心肌收缩作用增强，心率减慢，可用于治疗心力衰竭及心律失常。含强心苷的中药在植物界分布并不广泛，常存在于一些有毒植物中。已知主要有十几个科的上百种植物中含有强心苷，其中以玄参科、夹竹桃科、百合科、毛茛科植物最为普遍。

二、强心苷的结构及分类

强心苷的结构是由强心苷元与糖两部分构成,其苷元是甾体衍生物,强心苷所连的糖大多是去氧糖。

1. 苷元部分

强心苷苷元属于 C_{17} 侧链为不饱和内酯环的甾体化合物。

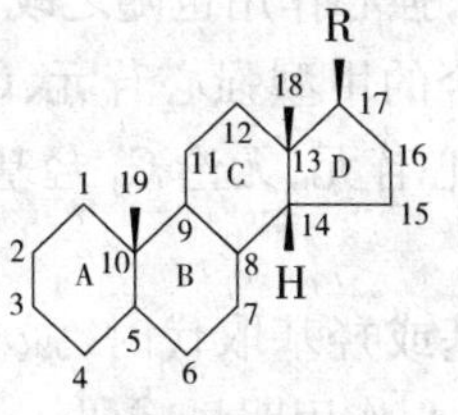

R=五元或六元不饱和内酯环

强心苷元

苷元母核中由 C_1 ~ C_{17} 组成 A、B、C、D 四个环,四个环的稠合方式为 B/C 环反式,C/D 环顺式,A/B 环多数为顺式。母核中 C_3、C_{14} 位常各有一个羟基,C_3 位羟基与糖结合成苷。甾核 C_{10}、C_{13}、C_{17} 位上有三个侧链,C_{10} 上大都为甲基,C_{13} 为甲基;C_{17} 位侧链为不饱和内酯环。根据内酯环的不同分为以下两类。

(1) 甲型强心苷元　C_{17} 侧链为五元不饱和内酯环(五元环的 $\Delta\alpha\beta-\gamma$ 内酯)的称为甲型强心苷元,又称强心甾烯型。如洋地黄毒苷元。

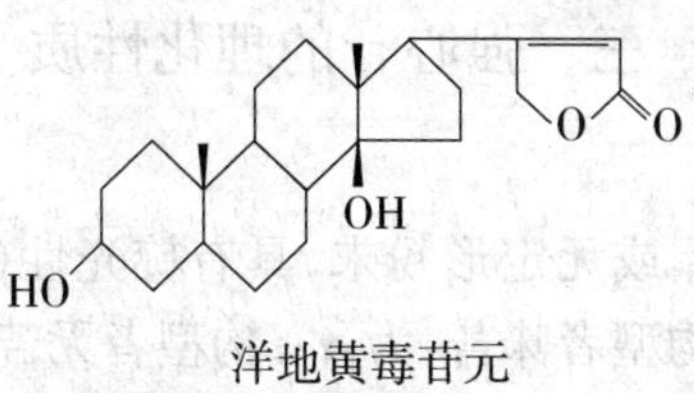

洋地黄毒苷元

(2) 乙型强心苷元　C_{17} 侧链为六元不饱和内酯环(六元环的 $\Delta\alpha\beta,\gamma\delta-\delta$ 内酯)的称为乙型强心苷元,又称海葱甾烯型或蟾酥甾烯型。如海葱苷元。

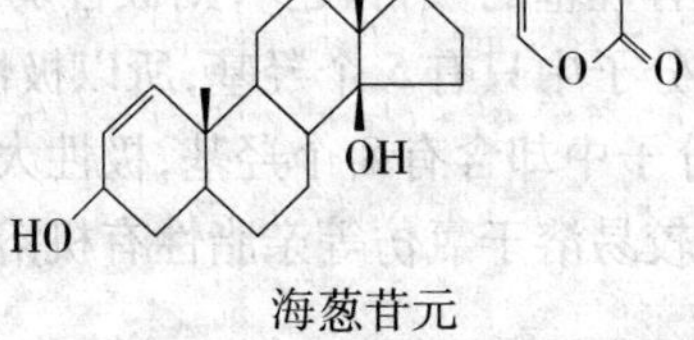

海葱苷元

2. 糖部分

强心苷中的糖类通常为 α - 去氧糖,为区别于其他苷类成分的重要特征之一。根据糖与苷元的连接方式不同,可分成以下三种类型。

(1) Ⅰ型强心苷　苷元 -(2,6 - 去氧糖)$_x$ -(D - 葡萄糖)$_y$,如毛花洋地黄苷丙。

（2）Ⅱ型强心苷　苷元－（6－去氧糖）$_x$－（D－葡萄糖）$_y$，如黄夹苷甲。

（3）Ⅲ型强心苷　苷元－（D－葡萄糖）$_y$，如乌沙苷。

植物界存在的强心苷种类以Ⅰ型、Ⅱ型较多，Ⅲ型较少。

3. 构效关系

构效关系即化学结构与生物活性之间的关系。强心苷的生物活性与结构有密切关系，当强心苷中某些结构发生改变时，强心作用也随之改变。

（1）环的稠合方式　A/B环为顺式稠合的甲型强心苷元，C_3羟基为β－构型有强心活性；A/B环为反式稠合的甲型强心苷元，无论C_3羟基为β－还是α－构型对强心活性无明显影响。

（2）取代基　当C_{10}位的角甲基被醛基或羟基取代时，强心作用增强。当C_{10}位的角甲基被羧基取代或无角甲基时，强心作用明显减弱。

（3）不饱和内酯环　C_{17}侧链上的不饱和内酯环为β－构型时，具有活性。为α－构型时，活性减弱；若内酯环的不饱和键被饱和，活性减弱，毒性减弱；若不饱和内酯环水解开环，活性降低或消失。

糖本身不具有强心作用，但糖的种类、数目可影响强心苷对心肌细胞上类脂质的亲和力，从而影响强心活性和毒性。一般乙型强心苷元的毒性大于甲型强心苷元，其毒性规律为：苷元＞单糖苷＞双糖苷。

三、强心苷的理化性质

1. 性状

强心苷多为无色晶体或无定形粉末，具有旋光性（一般为左旋），对黏膜有刺激性。C_{17}侧链为β－构型者味苦，为α－构型者无苦味。

2. 溶解性

强心苷一般可溶于水、甲醇、乙醇、丙酮等极性溶剂，难溶于乙醚、苯、石油醚等非极性溶剂。若强心苷分子中的糖及苷元结构中含有较多的羟基，则极性强，亲水性亦强；若分子中含有羟基的数目较少，则极性弱，亲脂性强。例如洋地黄毒苷虽是三糖苷，但整个分子中只有5个羟基，所以极性小，难溶于水，易溶于氯仿；乌本苷虽是单糖苷，分子中却含有8个羟基，极性大，易溶于水，难溶于氯仿。强心苷元一般难溶于水，较易溶于氯仿等亲脂性有机溶剂中。

3. 水解性

水解法是研究强心苷结构的常用方法，主要有酸水解、碱水解和酶水解。

（1）酸水解法　根据水解条件的不同，可分为温和酸水解法和剧烈酸水解法。

① 温和酸水解法：用稀酸如0.02～0.05mol/L盐酸或硫酸，可使苷元与

α - 去氧糖之间的苷键、α - 去氧糖与 α - 去氧糖之间的糖苷键水解断裂，而 α - 去氧糖与 α - 羟基糖、α - 羟基糖与 α - 羟基糖之间的糖苷键不易被水解。

② 剧烈酸水解法：用0.80～1.40mol/L盐酸或硫酸，在含水乙醇中加温加压的条件下，可使所有的糖苷键水解。常使苷元结构发生脱水，产物是单糖和缩水苷元。

（2）碱水解法　强心苷分子中的酰基、内酯环，可受碱液作用而水解或裂解。选用不同的碱，水解产物不同，如碳酸氢钠、碳酸氢钾可使 α - 去氧糖上的酰基水解，而 α - 羟基糖和苷元上的酰基一般不易被水解；氢氧化钙或氢氧化钡可使 α - 去氧糖、α - 羟基糖和苷元上的酰基都水解；氢氧化钠、氢氧化钾不但可使分子中酰基全部水解，还会使内酯环水解开环。在水溶液中，开环后酸化可重新闭环，是可逆变化。

（3）酶水解法　在植物中有水解葡萄糖的酶，无水解 α - 去氧糖的酶，因此能水解除去分子中的葡萄糖而保留 α - 去氧糖。乙型强心苷较甲型强心苷易被酶水解。

四、强心苷的检识

强心苷类的化学检识是利用苷元甾体母核、C_{17}侧链五元不饱和内酯环及强心苷特殊糖的显色反应进行的。

1. 强心苷元中甾体母核的显色反应

（1）醋酐 - 浓硫酸反应（Liebermann - Burchard反应）　将样品溶于冰醋酸中，沿壁滴加硫酸 - 醋酐（1∶20），样品与试剂呈黄→红→紫→蓝→绿色变化，最后褪色。

（2）氯仿 - 浓硫酸反应（Salkowski反应）　样品溶于氯仿，加入浓硫酸，氯仿层呈血红色或青色，硫酸层有绿色荧光。

（3）冰醋酸 - 乙酰氯反应（Tschugaeff反应）　样品溶于冰醋酸中，加乙酰氯及氯化锌结晶数粒，加热，呈紫红→蓝→绿色变化，B环有双键作用更快。

（4）三氯化锑（五氯化锑）反应　将强心苷的醇溶液点在滤纸或薄层上，喷以20%三氯化锑氯仿溶液（不含乙醇和水），于100℃加热数分钟，在可见光或紫外光下可观察到不同颜色的斑点。

（5）三氯醋酸 - 氯胺T反应（Chloramine T反应）　将样品醇溶液点在滤纸（或薄板）上，喷以三氯醋酸 - 氯胺T试剂（25%三氯醋酸乙醇溶液4mL，加3%氯胺T水溶液1mL混匀），100℃加热数分钟，于紫外光下观察。洋地黄毒苷元衍生的苷类显黄色荧光；羟基洋地黄毒苷元衍生的苷类显亮蓝色荧光；异羟基洋地黄毒苷元衍生的苷类显灰蓝色荧光。该反应可初步区别洋地黄类的苷元。

2. 不饱和内酯环的显色反应

甲型强心苷类 C_{17} 侧链为不饱和五元内酯环，在碱性醇溶液或吡啶溶液中，双键由△20(22)转至△20(21)形成 C_{22} 位活性亚甲基，从而能与某些试剂发生缩合反应，形成长共轭链体系而显色。

(1) 3,5－二硝基苯甲酸反应(kedde 反应) 取样品醇溶液，加入新配制的3,5－二硝基苯甲酸试剂(A 液:2% 3,5－二硝基苯甲酸醇溶液，B 液:2mol/L 氢氧化钾溶液)3～4 滴，产生红色或紫红色。

(2) 碱性苦味酸反应(Baljet 反应) 取样品醇溶液，加入新鲜配制的碱性苦味酸试剂数滴，放置 15min，可显橙色或橙红色。

(3) 亚硝酰铁氰化钠反应(Legal 反应) 取样品溶于吡啶中，加 3% 亚硝酰铁氰化钠试剂，滴加 10% 氢氧化钠溶液，反应呈深红色。

乙型强心苷中的六元不饱和内酯环，在碱性条件下不能产生活性亚甲基，故无上述反应。

3. α－去氧糖的显色反应

α－去氧糖即 2,6－去氧糖，是只存在于强心苷中的一类特殊的糖，检识它的存在与否，对检识强心苷的存在有重要意义。

(1) 冰醋酸－三氯化铁反应(keller－kiliani 反应) 取样品溶于冰醋酸中，加 20% 三氯化铁水溶液，沿试管壁滴加浓硫酸，观察颜色变化。如有 α－去氧糖存在，上层醋酸渐呈蓝色或蓝绿色，界面一般呈红橙色或其他颜色。此反应只对游离的 α－去氧糖或在此条件下能水解出 α－去氧糖的强心苷显色。

(2) 呫吨氢醇反应(Xanthydrol 反应) 取样品少许，加试剂(10mg 呫吨氢醇溶于 100mL 冰醋酸中，加入 1mL 浓硫酸)，置水浴上加热 3min，只要分子中含有 α－去氧糖，无论游离与否，均可呈红色。

五、强心苷的提取分离

提取强心苷中的原生苷要防止酶解作用。提取时用 70% 乙醇为溶剂，以破坏酶的活性。提取液用醋酸铅处理可除去鞣质、三萜皂苷等成分；也可通过氧化铝柱除去糖类、皂苷等水溶性杂质；用活性炭吸附法去除色素及脂溶性杂质。

第五节 含皂苷的中药实例——黄山药甾体总皂苷(地奥心血康)

地奥心血康为薯蓣科植物黄山药 *Dioscorea panthaica* prain et Burkill、穿龙薯蓣 *Dioscorea nipponica* Makino 的根茎提取物，主要成分是甾体总皂苷。具有活血化瘀，行气止痛，扩张冠脉血管，改善心肌缺血的功效，临床常用于预防和治疗冠心病，心绞痛等。常用的提取分离方法有以下几种。

一、酸水解提取流程

酸水解提取流程如图 2－4－2 所示。

穿山龙粗粉
↓ 3%硫酸水溶液，加热，加压，水解8h
水解物
↓ 水洗去酸液，干燥，粉碎
粉末
↓ 加6~8倍汽油，连续回流提取20h（加活性炭脱色）
汽油液
↓ 回收汽油，浓缩，室温析晶
薯蓣皂苷元粗品
↓ 乙醇重结晶
薯蓣皂苷元

图 2－4－2　酸水解法薯蓣皂苷元提取流程图

此法提取收率约 2%，在此条件下水解时间长，但是还有一部分皂苷未水解，影响收率。如果将原料在酸水解之前经过预发酵处理，不但能缩短水解时间，薯蓣皂苷元的收率还可提高 54%。

二、预发酵提取流程

预发酵提取流程如图 2－4－3 所示。

穿山龙粗粉
↓ 加水浸透12h，再加2倍水，40℃恒温2d发酵
发酵物
↓ 加3%硫酸，加热，加压，水解 3h
水解物
↓ 水洗去酸液，干燥，粉碎
粉末
↓ 加6~8倍汽油，连续回流提取20h（加活性炭脱色）
汽油液
↓ 回收汽油，浓缩，室温析晶
薯蓣皂苷元粗品
↓ 乙醇重结晶
薯蓣皂苷元

图 2－4－3　预发酵法薯蓣皂苷元提取流程图

思 考 题

1. 请具体说明苷的性质和苷的提取。
2. 如何区别甾体皂苷和三萜皂苷?
3. 强心苷在提取过程中要注意哪些事项?

参 考 文 献

杨云.中药化学成分提取分离手册.北京:中国中医药出版社,1998

第五章　黄　酮　类

[教学目标]

1. 掌握黄酮类化合物的理化性质及提取分离方法。
2. 熟悉黄酮类化合物的定性定量方法。
3. 了解黄酮类化合物的分类及药理活性。

第一节　概　　述

黄酮类化合物是一类重要的含有氧杂环的天然有机化合物，在自然界中分布广泛，约有20%的中药中含有黄酮类化合物，主要存在于双子叶植物中，如芸香科、唇形科、豆科、菊科等。迄今为止，发现的黄酮类化合物已达5 000多种。黄酮类化合物具有多种生物活性，如芦丁可以降低血管的脆性及异常通透性，葛根素有扩张冠状动脉作用，水飞蓟素保肝作用显著。由于其资源丰富，生物活性多样，在医药、食品以及化妆品等工业中均有广泛的应用。

第二节　黄酮类化合物的结构分类及药理活性

一、结 构 分 类

黄酮类化合物是色原酮或色原烷的衍生物，经典的概念指基本母核为2－苯基色原酮的一系列化合物，现在泛指两个苯环（A与B环）通过中央三碳链相联结而成的一系列化合物，基本骨架为$C_6-C_3-C_6$结构。

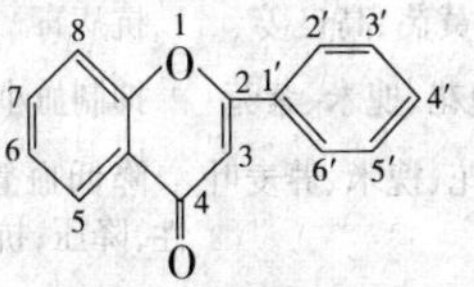

2-苯基色原酮

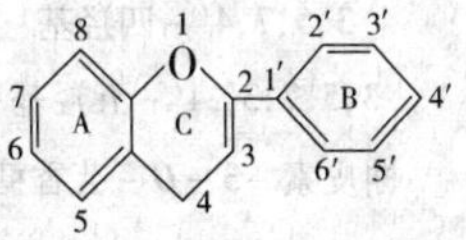

$C_6-C_3-C_6$

根据中央三碳链的氧化程度，B－环联接位置（2－或3－位）以及三碳链是否构成环状等特点，可将黄酮类化合物分为以下几类。

1. 黄酮

黄酮是以2－苯基色原酮为基本母核，3－位上无含氧取代基团的一类化合物，约占黄酮类化合物总数的1/4。此类化合物主要分布于被子植物中，如唇形科（黄芩），玄参科（大蓟）、忍冬科（金银花、忍冬藤）、菊科（菊花）等，见表2-5-1。

表 2-5-1　　黄酮

化合物	基本母核	主要存在植物	主要生物活性
	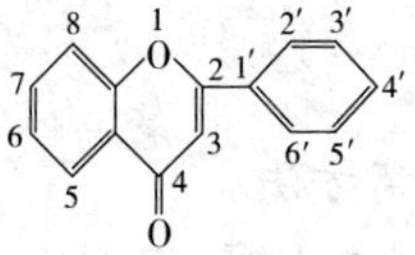		
芹菜素	5,7,4′-三羟基	芫花	抗炎、抗癌、抗 HIV 病毒
木犀草素	5,7,3′,4′-四羟基	金银花、忍冬藤	抗菌、抗炎、心血管作用、解痉、祛痰、抗癌、抑酶，抗氧化剂、利尿利胆
黄芩素	5,6,7-三羟基	黄芩	清热解毒、抑菌抗炎、降压、抗变态反应和清除超氧阴离子
刺槐苷	5,7-二羟基-4′-甲氧基-7-*O*-葡萄糖-*O*-鼠李糖	菊花	舒张血管、改善血液循环

2．黄酮醇

黄酮醇是以2-苯基色原酮为基本母核，3位上连有羟基或其他含氧取代基团的一类化合物。在所有黄酮类化合物中所占比例最大，约为1/3。此类化合物主要分布于豆科（槐米）、姜科（高良姜）、菊科（紫菀）、杜鹃花科（满山红）等，见表2-5-2。

表 2-5-2　　黄酮醇

化合物	基本母核	主要存在植物	主要生物活性
	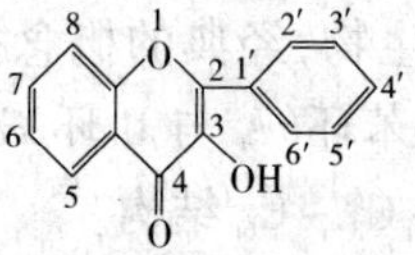		
山柰酚	3,5,7,4′-四羟基	黄芪、高良姜	抗病毒
槲皮素	3,5,7,3′,4′-五羟基	槐花、槐米、紫菀	抑制血小板聚集及血栓形成
芦　丁	槲皮素-3-*O*-芸香糖	槐花、槐米、荞麦叶	降低血管脆性及异常通透性，降压，抗血栓
金丝桃苷	槲皮素-3-*O*-半乳糖	满山红叶、贯叶连翘	消炎止痛，对心肌损伤、脑缺血损伤具有保护作用
异鼠李素	3,5,7,4′-四羟基-3′-甲氧基	黄芪、银杏叶	扩张血管和解除痉挛，抗心肌缺血
异鼠李素-3-*O*-新橙皮苷	异鼠李素-3-*O*-芸香糖	蒲黄	活血化瘀
汉黄芩素	5,7-二羟基-8′-甲氧基	黄芩	抑制肿瘤细胞作用

3. 二氢黄酮

二氢黄酮是黄酮类基本母核的2,3－位双键被氢化而成。此类化合物主要分布于芸香科(橘)、豆科(甘草)、杜鹃花科(紫花杜鹃)、蔷薇科和菊科等,见表2－5－3。

表 2－5－3　二氢黄酮

化合物	基本母核	主要存在植物	主要生物活性
	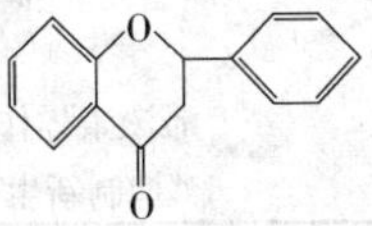		
橙皮苷	3′－羟基－4′－甲氧基－7－*O*－芸香糖	橘皮	维生素P样作用,降低血管脆性及异常通透性
甘草素	7,4′－二羟基	甘草	抗溃疡、解痉
甘草苷	甘草素－4′－*O*－葡萄糖	甘草	抗溃疡、解痉
马特西素	5,7－二羟基－4′－甲氧基－6,8－二甲基	紫花杜鹃	止咳

4. 二氢黄酮醇

二氢黄酮醇是黄酮醇类基本母核的2,3－位双键被氢化而成。此类化合物主要分布于松科(落叶松)、桑科(桑枝)、杜鹃花科(满山红)、豆科等,见表2－5－4。

表 2－5－4　二氢黄酮醇

化合物	基本母核	主要存在植物	主要生物活性
	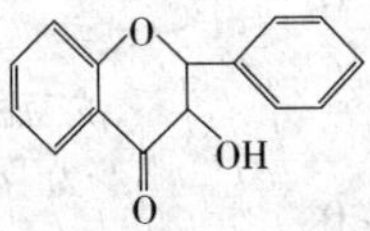		
二氢槲皮素	3,5,7,3′,4′－五羟基	落叶松	抗炎镇痛
二氢桑色素	3,5,7,2′,4′－五羟基	桑枝	抗炎
杜鹃素	5,7,4′－三羟基－6,8－二甲基	满山红	祛痰止咳
水飞蓟素	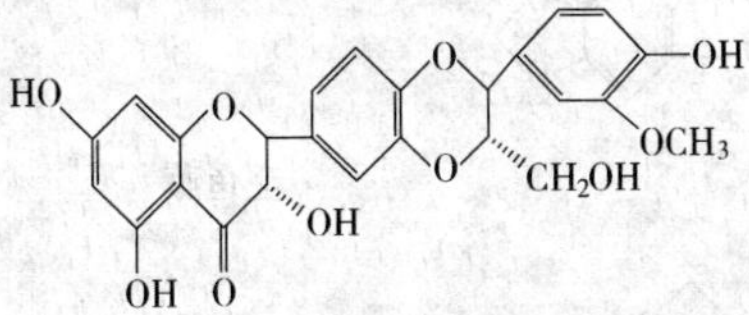	水飞蓟	护肝作用

5. 异黄酮

异黄酮是母核为3－苯基色原酮,即B环连接在C环的3－位上的一类化合物。此类化合物主要分布于豆科(葛根、大豆)、鸢尾科等,见表2－5－5。

表 2-5-5 **异黄酮**

化合物	基本母核	主要存在植物	主要生物活性
	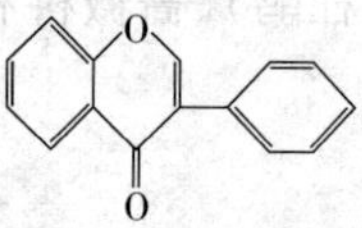		
大豆素	7,4′-二羟基	葛根	雌激素样作用,抗癌
大豆苷	大豆素-7-*O*-葡萄糖	葛根	雌激素样作用,抗癌
葛根素	7,4′-二羟基-8-C-葡萄糖	葛根	扩张冠状动脉
染料木素	5,7,4′-三羟基	大豆	雌激素样作用,抗癌,防治骨质疏松症
染料木苷	5,4′-二羟基-7-*O*-葡萄糖	大豆	抑制新生血管形成,阻止癌症发展

6. 二氢异黄酮

二氢异黄酮是异黄酮类基本母核的2,3-位双键被氢化而成。此类化合物主要分布于豆科(广豆根、毛鱼藤)等,见表2-5-6。

表 2-5-6 **二氢异黄酮**

化合物	基本母核	主要存在植物	主要生物活性
	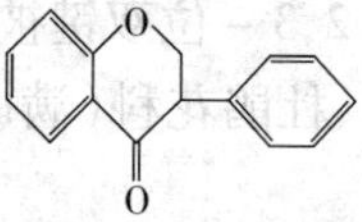		
紫檀素	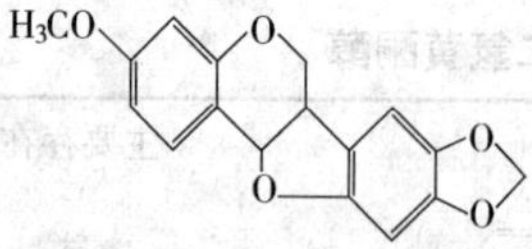	广豆根	抗癌
三叶豆紫檀苷	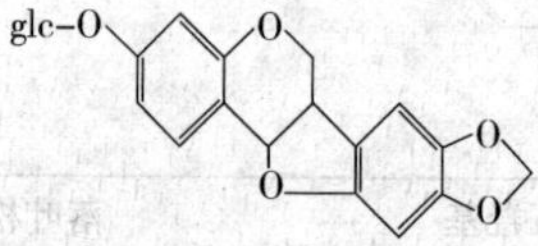	广豆根	抗癌
高丽槐素	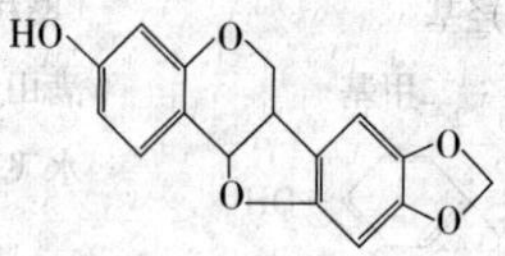	广豆根	抗癌
鱼藤酮	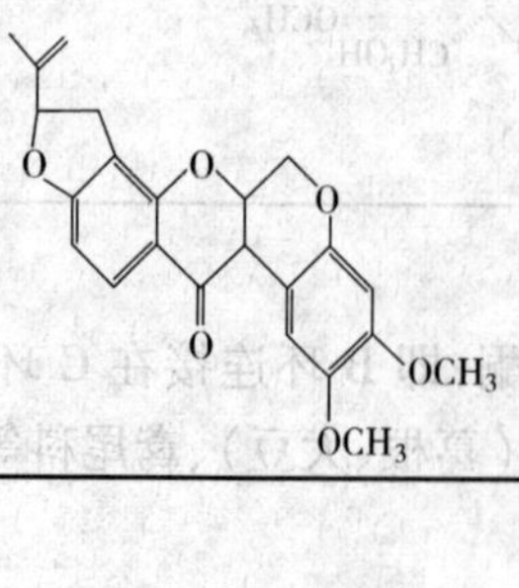	毛鱼藤	杀虫、毒鱼

7．查耳酮

二氢黄酮C环的1,2－位键断裂生成开环衍生物,即三碳链不构成环,定位与其他黄酮类化合物不同,主要分布于菊科(红花)、豆科(甘草)等,见表2－5－7。

表 2－5－7　查耳酮

化合物	基本母核	主要存在植物	主要生物活性
	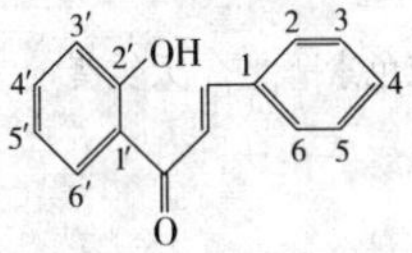		
红花苷	4,4′,5′－三羟基－6－*O*－葡萄糖	红花	活血通经,散瘀止痛
异甘草素	4,4′－二羟基	甘草	解痉,抗溃疡,单胺氧化酶有抑制作用
异甘草苷	异甘草素－4′－*O*－葡萄糖	甘草	解痉,抗溃疡,单胺氧化酶有抑制作用

8．二氢查耳酮

二氢查耳酮为查耳酮α,β位双键氢化而成,定位与查耳酮相同。此类化合物主要分布于蔷薇科(苹果种仁)、豆科(苦参)等,见表2－5－8。

表 2－5－8　二氢查耳酮

化合物	基本母核	主要存在植物	主要生物活性
	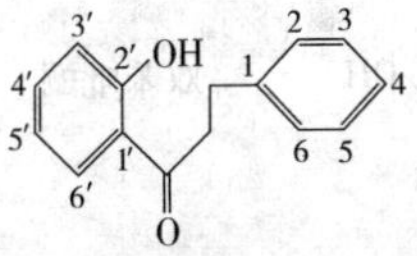		
梨根苷	4,4′－二羟基－6′－*O*－葡萄糖	苹果种仁	—
次苦参醇素	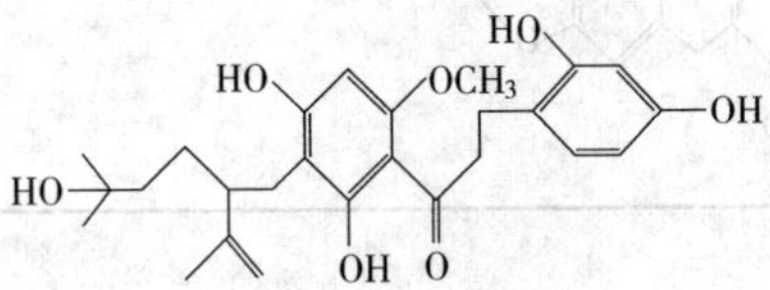	苦参	—

9．其他

其他黄酮类化合物还有黄烷醇、花色素、橙酮、双黄酮、双苯吡酮、高异黄酮等,见表2－5－9。

表 2-5-9 **其他黄酮**

化合物	结构	黄酮类别	主要存在植物	主要生物活性
儿茶素	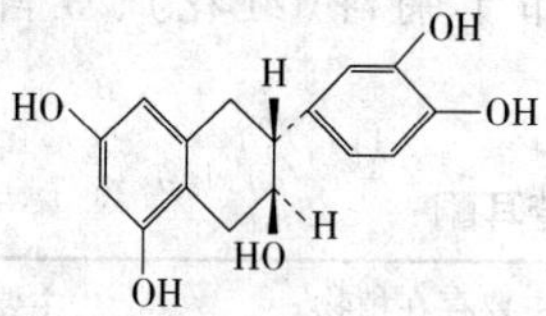	黄烷醇	黄杞、儿茶	护肝作用,抗癌
天竺葵素	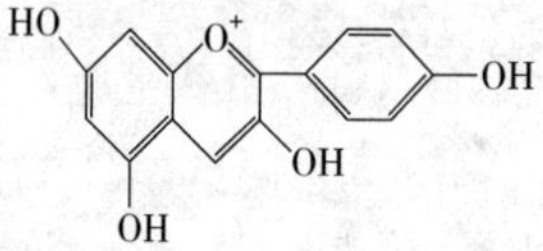	花色素	天竺葵	—
硫磺菊素	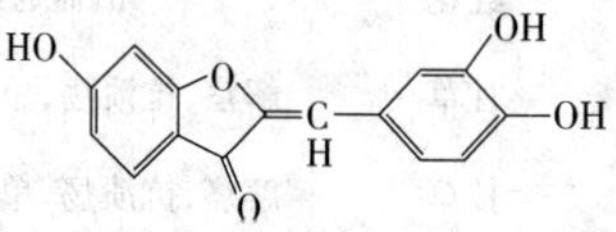	橙酮	黄花波斯菊花	—
柏黄素	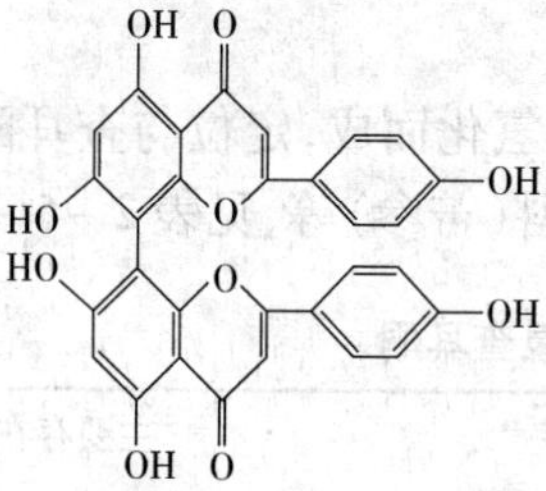	双黄酮	侧柏	—
芒果苷	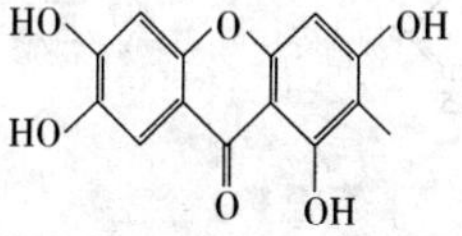	双苯吡酮	芒果、知母	祛痰,镇咳平喘
麦冬高异黄酮 A	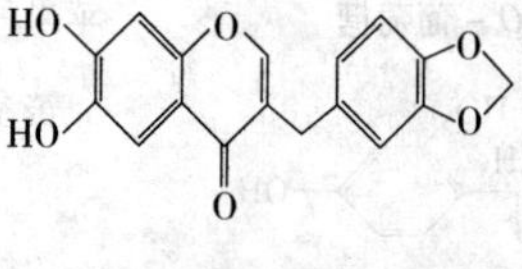	高异黄酮	麦冬	—

二、存在形式和生理活性

1. 存在形式

天然黄酮类化合物少数以游离形式(苷元)存在,多数以苷的形式存在。根据苷键的不同,又可分为氧苷和碳苷。组成黄酮苷的糖类以单糖和双糖最为常见,其中单糖主要有 D-葡萄糖、D-半乳糖、L-鼠李糖等,双糖主要有芸香糖、槐糖、新橙皮糖等。

2. 生理活性

(1) 对心血管系统的作用　以芦丁衍生物羟乙基芦丁为主要成分的维脑路通(曲克芦丁)注射液,能改善毛细血管通透性,具有抑制红细胞和血小板凝集的作用,防止血栓形成。葛根素注射液可使正常和痉挛状态的冠状动脉扩张。另外,汉黄芩黄素、黄芩苷、黄芩黄素、木犀草素等有降血脂作用。

(2) 护肝作用　水飞蓟素(包括水飞蓟宾、脱氢水飞蓟宾、聚水飞蓟宾、水飞蓟亭、水飞蓟宁)对于四氯化碳等肝毒素造成的肝损害有保护作用。

(3) 抗炎作用　芦丁、羟乙基芦丁、二氢槲皮素等对角叉菜胶诱发的大鼠足水肿、甲醛引起的关节炎及棉球肉芽肿等均有明显抑制作用。

(4) 抗菌、抗病毒作用　木犀草素、黄芩苷、黄芩素、杨梅素等均有不同程度的抗菌作用。黄芩苷、石吊兰素在我国已制成注射剂作为抗菌药物应用。槲皮素、槲皮苷、桑色素、木犀草素等均有一定的抗病毒作用。

(5) 抗癌作用　黄芩黄酮 A 抑制肝癌细胞 BEL7402 的增生,具有诱导分化作用,可降低端粒酶活性的表达。大豆总黄酮主要成分之一的染料木黄酮可明显抑制结肠癌的癌前病变发展过程。

(6) 其他　异甘草素、大豆素具有解除平滑肌痉挛的作用。法尔杜鹃素、紫花杜鹃甲素有止咳、祛痰作用。金雀异黄素、大豆素和鸡豆黄素具有雌激素样作用。杨梅素对未成熟小鼠促性腺激素的分泌有较强的抑制作用。

第三节　黄酮类化合物的理化性质

一、性　状

黄酮苷元多为结晶性固体,黄酮苷类多为无定形粉末。黄酮、黄酮醇及其苷类、查耳酮多显黄色,而二氢黄酮、二氢黄酮醇、异黄酮一般不显色或显浅色,但若在 7 - 或 4′ - 位引入—OH,—OCH_3 等供电基团,化合物颜色加深。黄酮苷元大多无旋光性,只有少数如二氢黄酮、二氢黄酮醇、黄烷及黄烷醇类具有旋光性,黄酮苷由于糖的引入均具旋光性,且多为左旋。

二、酸　碱　性

1. 酸性

黄酮类化合物含酚羟基,具有一定的酸性,可溶于碱溶液中。酚羟基酸性由强到弱顺序为:7,4′ - 二 OH > 7 - OH 或 4′ - OH > 一般酚 - OH > 3 - OH,5 - OH。如木犀草素可溶于碳酸氢钠溶液,黄芩素可溶于碳酸钠溶液,黄芩苷可溶于 0.2% 氢氧化钠溶液,汉黄芩苷可溶于 4.0% 氢氧化钠溶液。

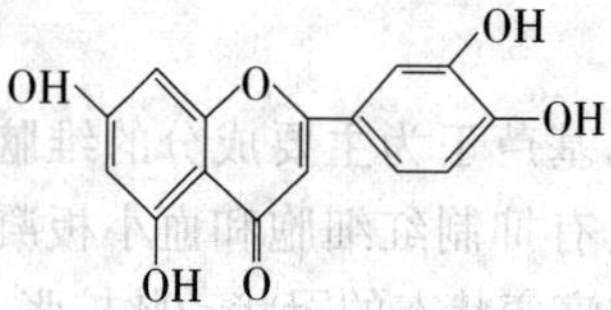

木犀草素

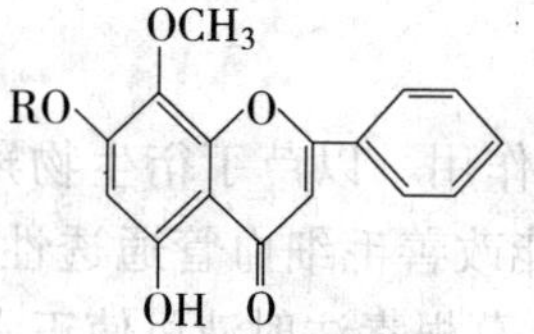

汉黄芩苷

（R=葡萄糖醛酸）

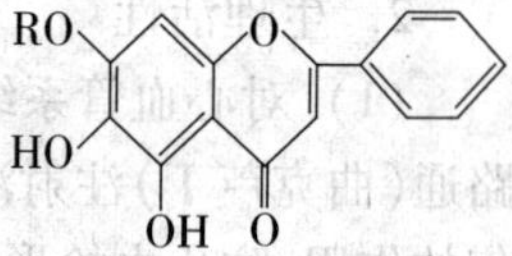

黄芩素（R=H）

黄芩苷（R=葡萄糖醛酸）

2. 碱性

黄酮类化合物表现微弱的碱性，可与强酸（如浓硫酸、盐酸等）生成氧盐，氧盐极不稳定，加水后即可分解。氧盐呈深黄色或红色，可用于鉴别。

三、溶 解 性

黄酮苷元可溶于甲醇、乙醇、乙酸乙酯、氯仿等有机溶剂，极性小的可溶于苯、乙醚，一般难溶或不溶于水。黄酮苷一般可溶于水、醇、丙酮、乙酸乙酯等极性大的溶剂，不溶于乙醚、氯仿、苯等低极性溶剂。不同位置连接的糖越多，在水中溶解度越大；同一连接位置糖链越长，在水中溶解度越大。C_3－羟基苷水溶性大于相应的 C_7－羟基苷。如异鼠李素 C_3－O 葡萄糖苷的水溶性大于异鼠李素 G－O 葡萄糖苷，是因为 C_3－O 苷与 C_4－羰基的立体障碍是分子平面性降低的缘故。

第四节 黄酮类化合物的提取分离

一、提 取 方 法

1. 醇提取法

乙醇是最常用的提取溶剂，一般提取根及根茎、茎木类生药中的黄酮苷元时，常用 90%～95% 的高浓度醇；提取叶类生药、花类生药、果实与种子类生药中的黄酮苷时，常用 60%～70% 浓度醇。

2. 水提取法

含有黄酮苷（如槐米中的芦丁）以及多糖苷类黄酮成分中药的提取，多采用水加热回流提取的方法。为了避免黄酮苷类成分发生水解，应先破坏酶的活性。

3. 碱提酸沉法

含游离酚羟基的黄酮类化合物，易溶于碱水溶液中，但却难溶于酸水溶液中，因此可以用碱水提取，再调酸性，即可沉淀析出。控制提取所用碱液以及调酸所用酸液的 pH 非常重要。如果提取纯化所用的碱液浓度过高，容易破坏黄酮母核；而酸沉过程中，所用酸的强度太强，又容易生成盐，导致析出的沉淀重新溶解。例如从菊花中提取黄酮类物质时，用 pH 10 的氢氧化钠溶液浸出效果较好；而从槐米中提取芦丁，则应用碱性较强的饱和石灰水作溶剂，有利于芦丁成盐溶解。

$$\text{原料}\xrightarrow[\text{（稀碱）}]{\text{石灰水提取}}\text{碱水液}\xrightarrow{H^+}\text{总黄酮}\downarrow\text{（苷元及苷）}$$

另外，花、果中含大量果胶、黏液质，可用石灰乳或石灰水代替其他碱性水溶液，使杂质生成钙盐沉淀，利于黄酮的纯化。

二、分 离 方 法

1. 有机溶剂萃取法

一般采用极性由小到大的顺序系统萃取，首先用石油醚除去叶绿素等脂溶性色素，然后用苯萃取，得多甲氧基黄酮或含异戊烯基、甲基的黄酮；再用氯仿或乙酸乙酯萃取，得大多数黄酮苷元；最后用正丁醇萃取，得黄酮苷类化合物，少数多糖苷残留在水液中。

2. 聚酰胺层析

聚酰胺层析是分离黄酮类化合物较为理想的层析法，载样量比较大，适合制备分离。吸附力的强弱由酚羟基的数目和酚羟基的位置来决定：数目越多，吸附力越强，则 *Rf* 值越小；反之亦然。另外，酚羟基的酸性越强，吸附力越强，则 *Rf* 值也越小。常用洗脱剂洗脱能力由小到大依次为：水 < 甲醇 < 丙酮 < 氢氧化钠水溶液 < 甲酰胺 < 脲素水溶液。符合下述规律。

（1）苷元相同，洗脱先后顺序为：三糖苷 > 双糖苷 > 单糖苷 > 苷元。

（2）酚羟基数目越多，越难洗脱；酚羟基数目相同时，酸性越弱越易洗脱；能形成分子内氢键者易洗脱，如：3 - OH、5 - OH、邻二酚羟基，而 7 - OH，4′ - OH 较难洗脱。

（3）不同类型黄酮，洗脱先后顺序为：异黄酮 > 二氢黄酮 > 黄酮 > 黄酮醇。

（4）分子中芳香核、共轭双键多者吸附力强，难洗脱。如二氢黄酮、查耳酮。

以满山红中黄酮成分的提取分离为例。

满山红含金丝桃苷、杜鹃素、山柰酚、槲皮素、杨梅素、异金丝桃苷、落新妇苷等黄酮类成分，具有镇咳、祛痰、平喘作用，临床用于治疗慢性支气管炎。

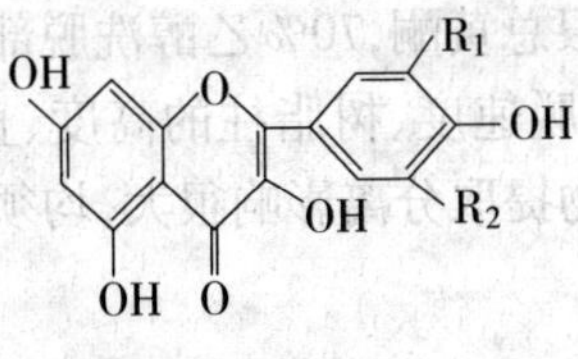

山柰酚 $R_1=R_2=H$
槲皮素 $R_1=OH$　$R_2=H$
杨梅素 $R_1=R_2=OH$

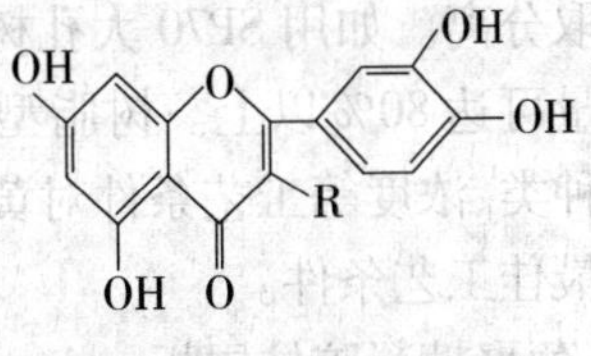

金丝桃苷 R=O-β-D-gal
异金丝桃苷 R=O-α-D-gal

提取分离流程如图 2-5-1 所示。

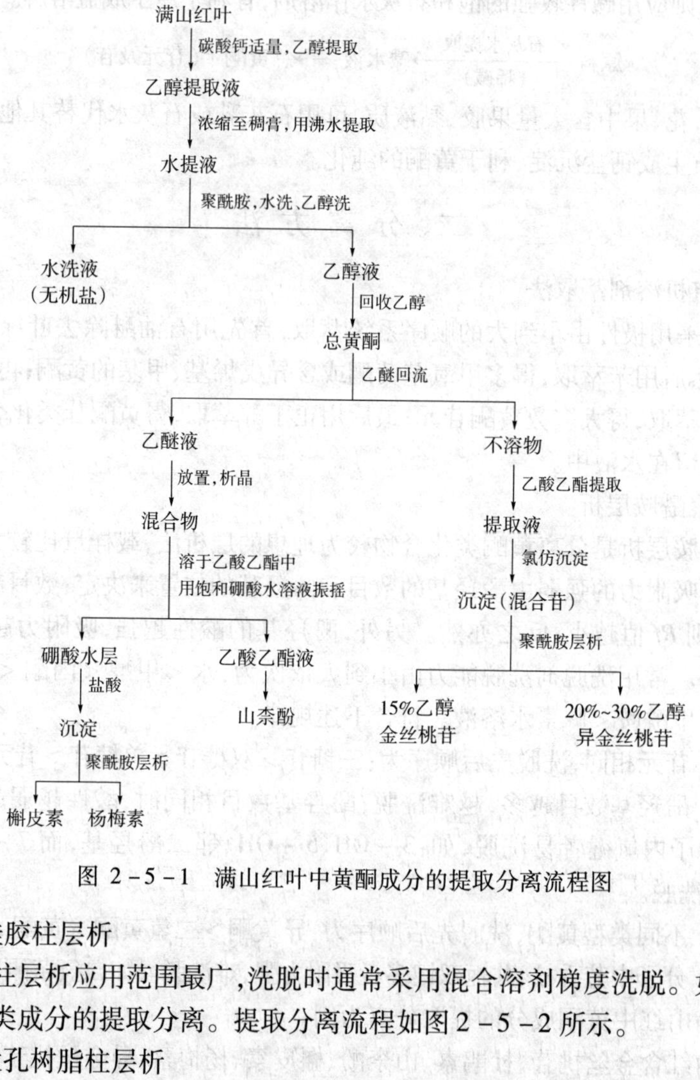

图 2-5-1 满山红叶中黄酮成分的提取分离流程图

3. 硅胶柱层析

硅胶柱层析应用范围最广，洗脱时通常采用混合溶剂梯度洗脱。如柳叶忍冬中黄酮类成分的提取分离。提取分离流程如图 2-5-2 所示。

4. 大孔树脂柱层析

大孔树脂吸附技术目前已广泛用于中药中总黄酮的富集及单一黄酮类化合物的提取分离。如用 SP70 大孔树脂分离葛根总黄酮，70% 乙醇洗脱部分葛根总黄酮含量可达 80% 以上。树脂型号、吸附洗脱速度、树脂柱的高度、直径、洗脱溶剂的种类、浓度等工艺条件对黄酮类化合物提取分离影响很大，均须进行优化以选出最佳工艺条件。

5. 葡聚糖凝胶柱层析

用于黄酮类化合物分离的葡聚糖凝胶主要有两种型号：Sephadex-G 型及 Sephadex LH-20 型，其中 Sephadex LH-20 更为常用。分离不同的黄酮类化合物原理也不同,分离黄酮苷元主要利用其吸附作用,吸附程度取决于游离酚羟基的数目;分离黄酮苷时,则是分子筛作用起主导因素,黄酮苷按分子质量由大到小的顺序流出柱体。常用的洗脱溶剂有碱性水溶液(0.1mol/L 氨水)、含盐水溶液(0.5mol/L 氯化钠等);醇及含水醇,如甲醇、甲醇 - 水;含水丙酮,甲醇 - 氯仿等。黄酮苷元的羟基数越多,越难以洗脱。黄酮苷的分子量越大,连接糖的数目越多,越容易洗脱。黄酮苷比黄酮苷元先洗脱。

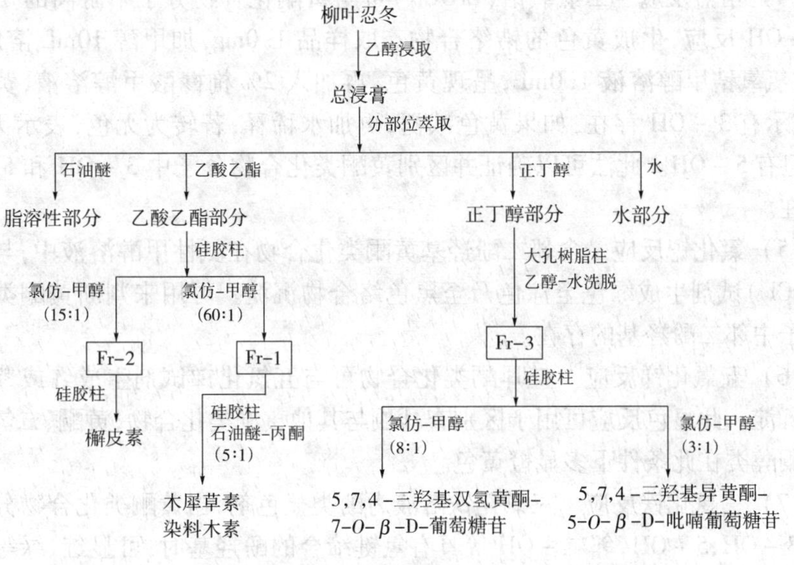

图 2-5-2　柳叶忍冬中黄酮类成分的提取分离流程图

6. 梯度 pH 萃取法

此方法适合于酸性强弱不同的黄酮苷元的分离。具体方法是将总黄酮提取物溶于丙酮,然后用 5% 碳酸氢钠,5% 碳酸钠,0.2% 氢氧化钠,4% 氢氧化钠依次萃取,达到分离目的。

第五节　黄酮类化合物的检识方法

一、黄酮类化合物的常用定性检识方法

1. 显色反应

(1) 盐酸 - 镁粉反应　取样品适量加乙醇或甲醇 1mL 溶解,加入镁粉少许,轻轻振摇,滴加几滴浓酸,1 ~ 2min(必要时微热)即可显色。注意观察加入浓酸后升起的泡沫颜色,若为红色,说明反应阳性。该法为鉴定中药中黄酮类化合物最常用的定性方法,黄酮、黄酮醇、二氢黄酮、二氢黄酮醇类化合物多显红色,少数显紫至蓝色,当有助色团(—OH,—OCH_3)引入 B 环时,颜色会加深。

（2）四氢硼钠（钾）反应　取样品适量，加甲醇 1mL 溶解，加 5～10 倍量的四氢硼钠（钾），摇匀，加浓盐酸或浓硫酸数滴，即可生成紫色至紫红色。可鉴定二氢黄酮类及二氢黄酮醇类化合物的存在。

（3）铝盐反应　铝盐可与黄酮化合物分子中的 3－羟基、4－羰基；5－羟基、4－羰基或邻二酚羟基形成黄色的络合物，并具有荧光。可用于黄酮的定性、定量检测。

（4）锆盐反应　二氯氧锆（$ZrOCl_2$）可与黄酮化合物分子中游离的 3－OH 或 5－OH 反应，生成黄色的锆络合物。取样品 1.0mg，加甲醇 10mL 溶解，加 2% 二氯氧锆甲醇溶液 1.0mL，呈现黄色，再加入 2% 枸橼酸甲醇溶液，黄色不褪，表示有 3－OH 存在，如果黄色减褪，再加水稀释，若转为无色，表示无 3－OH，但有 5－OH。此法可以确证并区别黄酮类化合物分子中 3－OH 和 5－OH 的存在。

（5）氯化锶反应　含邻二酚羟基黄酮类化合物在氨性甲醇溶液中，与氯化锶（$SrCl_2$）试剂生成绿色至棕色乃至黑色络合物沉淀。可用来判断黄酮类化合物分子中邻二酚羟基的存在。

（6）五氯化锑反应　查耳酮类化合物可与五氯化锑试剂生成红或紫红色络合沉淀。此显色反应可用于区别查耳酮与其他黄酮类化合物，黄酮、二氢黄酮及黄酮醇类在此条件下多显橙黄色。

（7）三氯化铁反应　三氯化铁溶液为酚类显色剂，当黄酮类化合物分子中含有 3－OH，5－OH，邻二－OH 等具有氢键缔合的酚羟基时，可显红、绿等较明显的颜色。另外，三氯化铁常与铁氰化钾联合使用，用于鉴别含有酚羟基的黄酮类化合物。

（8）硼酸显色反应　黄酮类化合物在酸性条件下，可与硼酸反应，生成亮黄色。在草酸存在下显黄色并具有荧光，但在枸橼酸丙酮存在的条件下，只显黄色而无荧光。可鉴定含有 5－OH 的黄酮及其苷、2′－OH 查耳酮及其苷的存在。

（9）碱性试剂显色反应　黄酮类化合物可与碱性试剂发生反应而产生色变。用氨蒸气处理，反应可逆，生成的黄色会随氨挥发而褪减；碳酸钠反应为不可逆反应，显色持久。可鉴别黄酮类化合物及其分子中特征结构，如二氢黄酮类可与碱性试剂反应，显橙黄色；黄酮醇类在碱液中呈黄色，通入空气后，即变为棕色；含邻二酚羟基或 3，4′－二羟基的黄酮类化合物，在碱液中易被氧化，生成黄色至深红色乃至绿棕色沉淀。

2．薄层鉴别

（1）硅胶薄层　是检识黄酮类化合物最常用的方法之一，常用硅胶 G、硅胶 GF_{254}，常用的展开系统有甲苯－甲酸甲酯－甲酸（5∶4∶1），苯－甲醇－醋酸（35∶5∶5）、苯－吡啶－甲酸（36∶9∶5）、苯－醋酸（45∶4）、氯仿－甲醇（7∶0.5）等。

分离黄酮苷类化合物常用的展开系统有:甲醇-乙酸乙酯-水(9:1:1)、苯-丙酮(9:1)、氯仿-醋酸-甲醇(90:5:5)等。

(2) 聚酰胺薄层　应用广泛,对含游离酚羟基的黄酮类化合物尤为适用。通常选用极性较大的展开剂:乙醇-水(3:2)、氯仿-甲醇(94:6)、水-乙醇-乙酰丙酮(4:2:1)、丙酮-水(1:1)、氯仿-甲醇-丁酮(63:25:10)等。

3. 纸色谱

适合于分离各种天然黄酮类化合物及其苷类的混合物,常采用双向薄层色谱。对于苷类,第一向展开采用醇性展开剂,第二向展开采用水性展开剂。而对于黄酮苷元,常用醇性溶剂或苯-醋酸-水(125:72:3)、氯仿-醋酸-水(13:6:1)、苯酚-水(4:1)等。黄酮类化合物连接糖链越长,*Rf* 越大(>0.5);苷元 *Rf* 较小,有的留在原点。黄酮(醇)、查耳酮的 *Rf* 小,几乎留在原点不动(*Rf*<0.02);二氢黄酮(醇)、二氢查耳酮等,因亲水性较强,*Rf* 较大(*Rf* 为 0.10~0.30)。同一类型苷元,*Rf* 依次为:苷元>单糖苷>双糖苷。但在用水或2%~8%醋酸、3%氯化钠水溶液或1%盐酸展开时,则苷元几乎停留在原点不动,*Rf* 大小顺序为:苷元<单糖苷<双糖苷。

4. 高效薄层色谱法

高效薄层色谱法是用更细颗粒的硅胶(5~10μm)制作薄层板,重现性好,灵敏度更高。许多在普通的硅胶板上难以分离的黄酮类化合物,在高效薄层板上可以较好地分离。

二、黄酮类化合物的定量方法

1. 紫外-可见分光光度法

多数黄酮类化合物,加入适量的显色剂后,在某一特定波长下会产生最大吸收,以此作为测定波长,根据吸光度计算黄酮含量。常用的显色系统有亚硝酸钠-硝酸铝-氢氧化钠、醋酸钾-三氯化铝、醋酸钠缓冲液-三氯化铝等。如中国药典2005年版一部槐花总黄酮的含量测定。

2. 高效液相色谱法

对于分离测定黄酮类化合物而言,常用的色谱柱为反相 C_{18}、C_8 柱。流动相最常用的是甲醇-水、乙腈-水。如中国药典2005年版一部黄芩中黄芩苷的含量测定。

3. 薄层扫描法

黄酮类化合物在薄层板上展开后,扫描,可用于含量测定。如中国药典2005年版一部枳实导滞丸中橙皮苷的含量测定。

第六节 含黄酮类化合物的中药实例——黄芩

一、黄芩主要化学成分及性质

黄芩中主要含有黄酮类化合物，如黄芩苷、黄芩素、汉黄芩苷、汉黄芩素、黄芩新素、7－甲氧基黄芩素、7－甲氧基去甲基汉黄芩素、黄芩黄酮Ⅰ、黄芩黄酮Ⅱ等。其中黄芩苷为主要有效成分，其苷元为黄芩素，分子中有邻三酚基，性质不稳定，暴露在空气中容易被氧化转变成醌式衍生物而显绿色。汉黄芩苷为黄芩中特有的成分，易被酶水解，其水解产物为汉黄芩素（wogonin）。

黄芩的黄酮类成分能抑制过敏性炎症渗出，降低毛细血管通透性，有抗组织胺与抗乙酰胆碱作用，能改善脂肪代谢，抑制甘油三酯及酯类过氧化作用。黄芩及黄芩苷有降压、轻度扩张血管和镇静作用。另外抗菌、抗乙型肝炎病毒、抗肿瘤、抗血栓形成及促进胆汁排泄等效果显著。

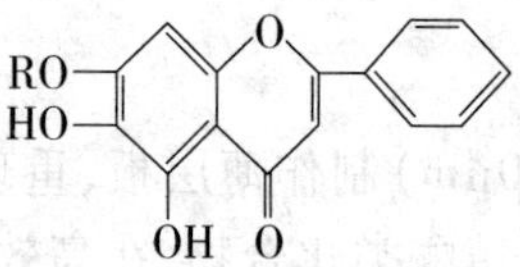

黄芩素 R=H
黄芩苷 R=葡萄糖醛酸

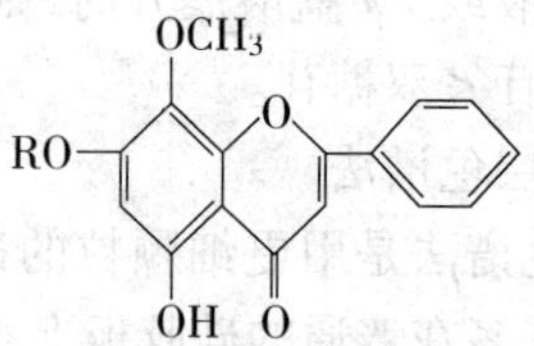

汉黄芩素 R=H
汉黄芩苷 R=葡萄糖醛酸

二、提 取 分 离

黄芩苷在热水中的溶解度较大，在强酸条件下易析出沉淀，利用此性质，可以从黄芩中提取黄芩苷。黄芩苷溶于碱，可以与酸性杂质分离，再利用黄芩苷和黄芩素在乙醇中溶解度的差异，通过重结晶，将二者分离。具体方法如下：将黄芩粗粉用水煎两次，趁热过滤，收集滤液，加盐酸调 pH 1～2，充分搅拌，加热至80℃，保温30min，过滤，沉淀用碱溶解并调节 pH 至7，加乙醇，过滤，从滤液中回收乙醇，加盐酸调 pH 1～2，充分搅拌，加热至80℃保温30min，过滤，得沉淀，分别用水、50%乙醇洗涤，再用乙醇洗涤或重结晶得到精制黄芩苷。

思 考 题

1．黄酮类化合物的基本结构以及不同类别黄酮有哪些区别？

2．举例说明自然界存在的主要含有黄酮类化合物的植物 5～8 种，并说明所含的主要黄酮类成分。

3．黄酮类的常用显色系统有哪些？通用的显色反应有哪些？

4．黄酮类成分最常用的提取方法有哪些？如何精制？

5．聚酰胺分离黄酮类化合物时，化合物的出柱规律是怎样的？

6．黄酮类化合物的鉴别手段主要有哪些？

参 考 文 献

1．李苑，张敏．中草药中黄酮类化合物提取工艺的研究概况．广东药学，1999，(9)：4～6

2．中国科学院上海药物研究所植物化学研究室．黄酮体化合物鉴定手册．北京：科学出版社，1981

3．杨云．中药化学成分提取分离手册．北京：中国中医药出版社，1998

第六章　萜类和挥发油

[教学目标]

1. 掌握萜类化合物的理化性质及提取分离方法。
2. 熟悉萜类化合物的定性定量方法。
3. 了解萜类的分类及药理活性。

第一节　萜　　类

一、概　　述

萜类是概括所有异戊二烯的聚合物及其含氧衍生物的总称,是一类重要的天然化合物。萜类化合物不仅以萜烃形式存在,大多是以各种含氧衍生物如醇、醛、酮、羧酸、酯类及苷的形式存在,还有少数以含氮、硫的衍生物存在。

二、萜类的结构及分类

开链萜烯的分子组成符合通式$(C_5H_8)_n$,随着分子中碳环数目的增加,氢原子数的比例相应减小。一般沿用经验的异戊二烯法则进行分类,即根据分子中所含异戊二烯数目和碳环数目分类,可分为以下几类(见表2-6-1)。

表2-6-1　萜的分类和存在形式

类　别	异戊二烯单位数	碳氢原子数	主要存在形式
半　萜	1	C_5H_8	挥发油
单　萜	2	$C_{10}H_{16}$	挥发油
倍半萜	3	$C_{15}H_{24}$	挥发油、苦味素、树脂
二　萜	4	$C_{20}H_{32}$	树脂、苦味素、叶绿素
二倍半萜	5	$C_{25}H_{40}$	海绵、植物病菌、昆虫代谢物
三　萜	6	$C_{30}H_{48}$	皂苷、树脂、植物乳胶等
四　萜	8	$C_{40}H_{64}$	植物胡萝卜素类
多聚萜	>8	$(C_5H_8)_n, n>8$	橡胶、巴拉达树脂、古塔胶

1. 单萜

单萜类是指分子中含两个异戊二烯单位的萜类及其含氧衍生物。按碳环数的不同可分为链状单萜、单环单萜、双环单萜等。广泛分布在高等植物的唇形科、伞形科、松科等植物的分泌组织里,是挥发油的主要组成成分。其含氧衍生物大多具有浓郁的香气，有芳香开窍、理气等多种生物活性，是医药、食品和化妆品工业的重要原料。如樟脑是樟树挥发油的主要成分，具有局部刺激作用和防腐作用；龙脑，又称樟醇，即中药冰片，分为天然龙脑和合成品两种，多用于香料、清凉剂及中成药；柠檬醛存在于多种植物的挥发油中，以柠檬油和香茅油中含量较高，香茅油具有止腹痛和驱蚊的作用；柠檬烯，是分布最广的单环萜，它是枸橼属植物果皮挥发油的主要成分。

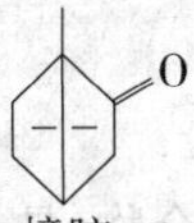

樟脑

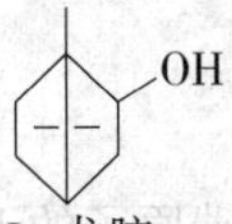

L-龙脑

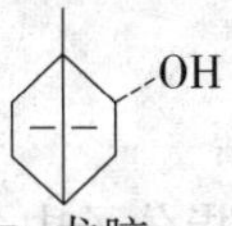

D-龙脑

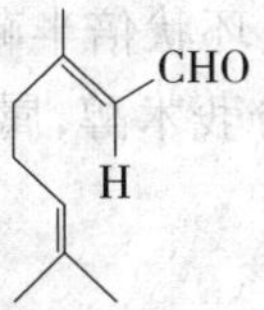

α-柠檬醛

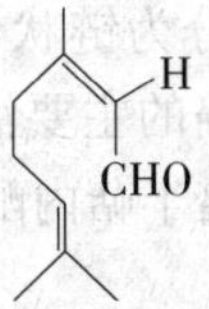

β-柠檬醛

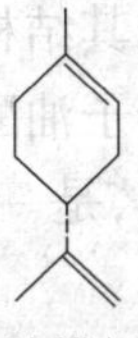
柠檬烯

2. 环烯醚萜及其苷

环烯醚萜具有环戊烷单萜骨架，为臭蚁二醛（iridoidial）的缩醛衍生物，为特殊的单萜衍生物。由于其结构为半缩醛，不稳定，在植物中多以苷的形式存在。

（1）环烯醚萜苷　以苷的形式存在，其中十碳环烯醚萜的苷类占多数。如中药栀子中的栀子苷、车叶草中的车叶草苷、玄参中的玄参苷、地黄中的梓醇等均属此类。

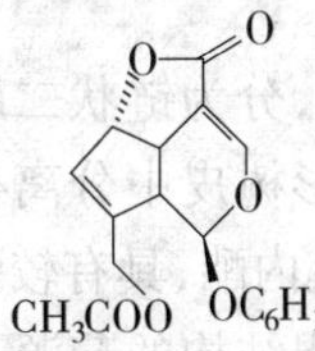

车叶草苷

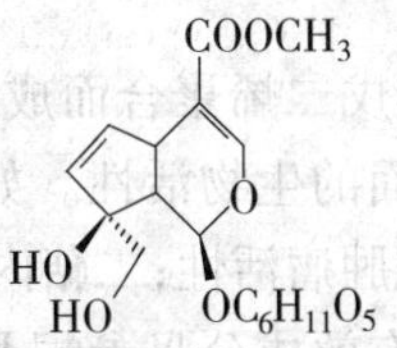

栀子苷

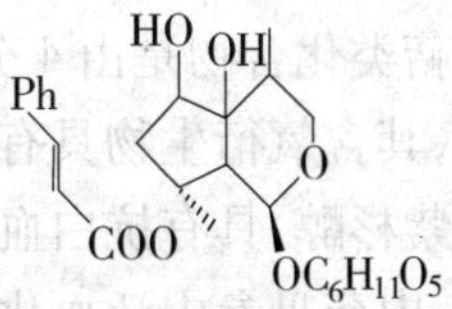

玄参苷

（2）裂环环烯醚萜苷　龙胆属、獐牙菜属多种植物中得到的龙胆苦苷，野续断中得到的野续断苷Ⅰ都属于裂环环烯醚萜苷。

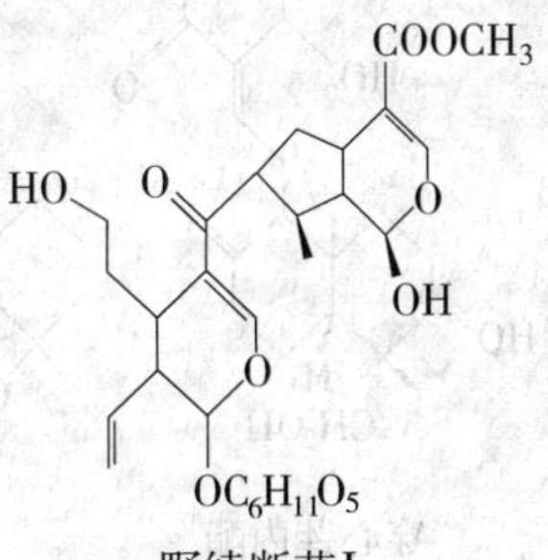

野续断苷Ⅰ

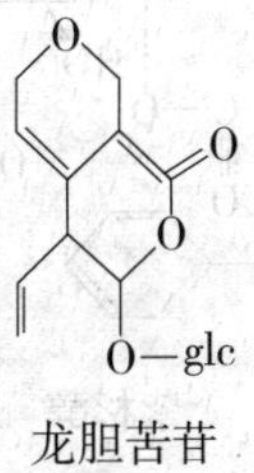

龙胆苦苷

（3）非苷环烯醚萜　如龙胆碱、非苷环烯醚萜龙胆内酯。

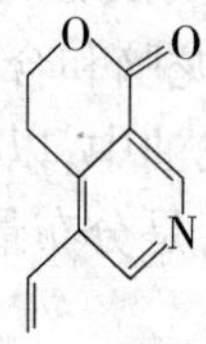
龙胆碱

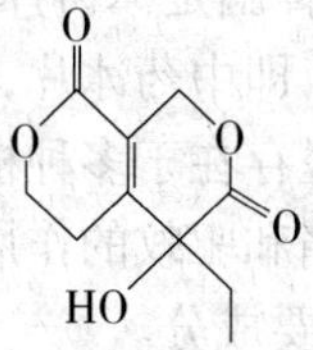
龙胆内酯

3．倍半萜

倍半萜是指分子中含有15个碳原子的天然萜类化合物，是萜类化合物中数目最多的一类。按其结构的不同，分为链状倍半萜、环状倍半萜及倍半萜内酯等。如香料原料麝子油醇；莪术抗癌的主要活性成分莪术醇，属双环倍半萜类；治疗疟疾的青蒿素，是一种新型的倍半萜内酯。

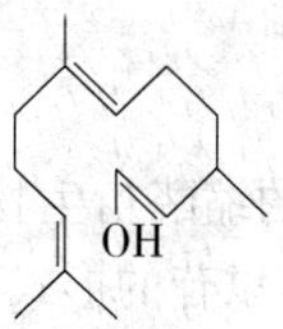
麝子油醇

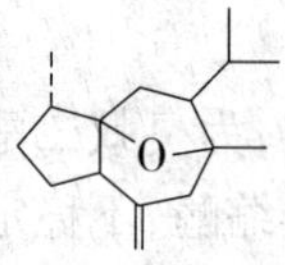
莪术醇

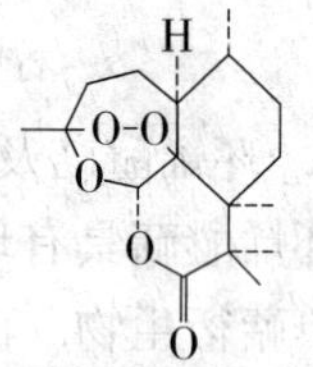
青蒿素

4．二萜

二萜类化合物是由4分子异戊二烯聚合而成的衍生物，分为链状二萜和环状二萜，其含氧衍生物具有多方面的生物活性。如从红豆杉树皮中分离得的三环二萜紫杉醇，具有抗白血病、抗肿瘤活性；二萜内酯穿心莲内酯，具有较强的抗炎活性；中药丹参中活血化瘀的有效成分丹参酮Ⅱ$_A$，为萘醌结构的萜源三环二萜成分。

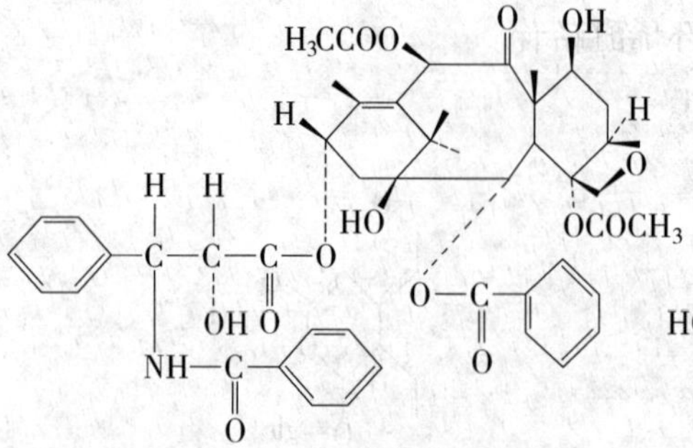
紫杉醇

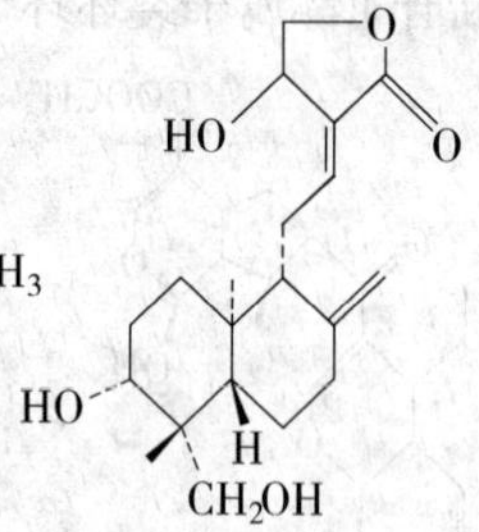
穿心莲内酯

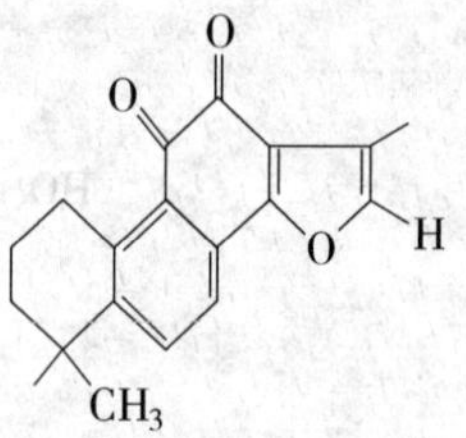
丹参酮Ⅱ$_A$

三、理化性质

1. 性状

低分子量的萜类化合物如单萜、倍半萜类化合物多为具有特殊香气的油状液体,具挥发性;分子量较高的萜类化合物为固态,多数可形成结晶体,不具挥发性。大多数萜类具有不对称碳原子和光学活性,且多有异构体存在。萜类化合物多具有苦味。

2. 溶解性

萜类化合物一般为亲脂性成分,难溶于水,易溶于亲脂性有机溶剂,可溶于醇。但萜类化合物若与糖成苷,则具亲水性,易溶于水,难溶于亲脂性有机溶剂。

3. 化学反应

(1) 加成反应　有双键和醛、酮等羰基的萜类化合物,可与卤素、卤化氢、亚硝酰氯、亚硫酸氢钠和吉拉德试剂等发生加成反应,用于萜类的分离与纯化。

(2) 氧化反应　不同的氧化剂在不同的条件下,可以将萜类成分中各种基团氧化,生成相应的氧化产物。常用的氧化剂有臭氧、三氧化铬、高锰酸钾等。

(3) 脱氢反应　脱氢反应在研究萜类化学结构中是一种很有价值的反应,环萜的碳架因脱氢转变为芳香烃类衍生物,所得芳烃衍生物容易通过波谱或化学方法鉴定。

第二节　挥　发　油

一、概　　述

挥发油是指植物中一类能随水蒸气蒸馏、与水不相混溶的油状液体的总称。因大多具有芳香性,故又称芳香油。一般具有芳香或其他特殊气味的中药都含有挥发油,如菊科的菊、蒿、艾等;芸香科的橘、吴茱萸、花椒等;唇形科的薄荷、藿香、紫苏等;姜科的生姜、砂仁等。挥发油在植物中的含量一般在1%以下;也有少数含量高的在10%以上,如丁香中挥发油含量高达14%以上。

挥发油具有广泛的生物活性,临床上主要用于止咳、平喘、祛痰、抗菌等。如细辛挥发油具有镇咳、祛痰的作用;薄荷油、砂仁油、紫苏油有驱风、健胃、止咳作用。挥发油也是香料工业、日用食品及化学工业上的重要原料。

二、挥发油的组成

挥发油的组成十分复杂,往往由十几种到数百种成分组成。按化学结构将挥发油中所含的成分分为萜类化合物、芳香族化合物、脂肪族化合物以及它们的含氧衍生物。

1. 萜类化合物

挥发油中的萜类成分主要是单萜、倍半萜以及它们的含氧衍生物。其中含氧衍生物是挥发油主要组成成分。如薄荷油中的薄荷醇,樟脑油中的樟脑等。

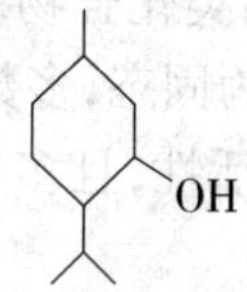

薄荷醇

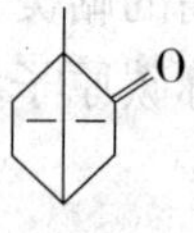

樟脑

2. 芳香族化合物

在挥发油中,芳香族化合物仅次于萜类,存在也相当广泛。大多是苯丙素衍生物,如桂皮油中的桂皮醛,丁香油中的丁香酚等。

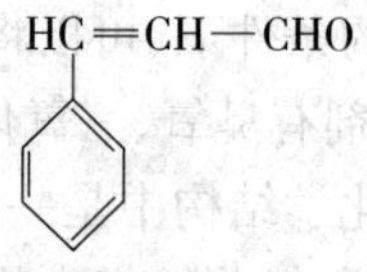

桂皮醛

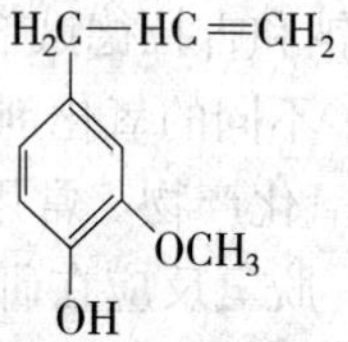

丁香酚

3. 脂肪族化合物

挥发油中的小分子化合物多为一些脂肪族化合物,如姜挥发油中的甲基庚烯酮等。

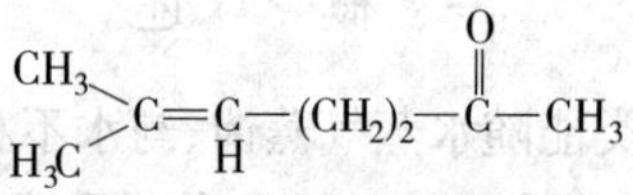

甲基庚烯酮

三、挥发油的理化性质与检识

1. 性状

为无色或淡黄色的透明油状液体,少数有颜色,如麝香草油红色。常温下为油状液体,但在低温下某些油会有结晶或固体析出,这种析出物俗称"脑",如从薄荷油中析出的薄荷脑等。大多数具有强烈的芳香气味,具有挥发性,常温下滴在纸片上可自行挥发不留油斑,借此性质可与脂肪油区别。

2. 溶解性

易溶于石油醚、苯、乙醚、氯仿及无水乙醇,可溶于高浓度的乙醇和甲醇,难溶于水。医药上常利用这一性质制备芳香水剂,如薄荷水等。

3. 物理常数

挥发油具有光学活性，比旋度在 $-117°\sim+97°$ 范围内。具有强折光性，折射率一般在 1.43～1.61 之间。相对密度一般在 0.85～1.065 之间，大部分挥发油比水轻，少数比水略重，如桂皮油。

4. 化学常数

常用的化学常数有酸值、酯值和皂化值等。酸值是指中和 1g 挥发油中游离羧酸或酚类消耗氢氧化钾的毫克数，代表游离羧酸或酚类成分的含量高低；酯值指 1g 挥发油中酯类化合物完全水解消耗氢氧化钾的毫克数，代表酯类成分的含量；皂化值是指皂化 1g 挥发油消耗氢氧化钾的毫克数，为酸值与酯值之和。

5. 不稳定性

挥发油与空气、光线长期接触会逐渐氧化变质使其相对密度增加、颜色变深、失去原有的香气，并逐渐聚合成树脂样物质，故挥发油宜贮存于密闭棕色瓶中。

6. 检识

样品制成石油醚溶液滴在滤纸上，如滤纸上的油斑在空气中能挥散，可能含有挥发油；如油斑不消失，可能含有油脂。还可用薄层色谱和气相色谱进行检识。气相色谱是研究挥发油的重要手段之一，对挥发油中的各成分常利用相对保留时间进行定性鉴别。

四、挥发油的提取分离

1. 挥发油的提取

(1) 蒸馏法　蒸馏法是从中草药中提取挥发油最常用的方法，分为水蒸气蒸馏法和共水蒸馏法。蒸馏出的挥发油冷却后可与水分层，若挥发油在水中溶解度稍大或挥发油含量低不易分层，可采用盐析法，使其从水中析出，或盐析后用亲脂性有机溶剂萃取。

(2) 溶剂提取法　有些挥发油成分遇热不稳定，不宜采用水蒸气蒸馏法提取，可用低沸点的有机溶剂，如乙醚、石油醚（30～60℃）回流提取或冷浸，提取液低温蒸去溶剂即得粗制挥发油。此法所得挥发油含杂质较多，其他脂溶性成分如树脂、油脂、蜡等也同时被提出，故需用高浓度的乙醇溶解，再放冷至 -20℃，除去析出的固体物，减压蒸去乙醇，可得较纯的挥发油。

(3) 超临界流体萃取法　该法是一种新的提取分离技术，主要利用二氧化碳、氧化亚氮、乙烷等介质通过加压、加温达到超临界流体状态，具有优于液体的浸透性和近于气体的流动性等特性来提取挥发油成分。具有防止氧化、热解及提高挥发油质量等优点。目前此项技术在月见草、桂花、柠檬等药材挥发油的提取应用上均获得了良好的效果。

2．挥发油的分离

由于挥发油是混合性成分，不易分离，所以此处仅做简单介绍。常用的方法是冷冻法，即将挥发油置于0℃以下，使含量高的成分析出结晶（脑），即可将脑与挥发油中的其他成分分离，取出后经结晶，再经重结晶，可得粗品。此法优点是操作简单，但有时分离不完全。

思考题

1．简述挥发油的组成。

2．常用的挥发油的提取方法有哪些？

参考文献

全健．超临界流体萃取技术在提取中药挥发油中的应用．广东微量元素科学，2001，8（7）：13～15

第七章　醌　类

［教学目标］

1. 掌握醌类化合物的分类及基本结构，蒽醌的理化性质，提取分离和检识方法。

2. 熟悉大黄中所含主要醌类化合物的结构、提取分离、鉴别方法。

3. 了解醌类化合物的分布及含有醌类化合物的常用中药。

第一节　概　　述

醌类化合物（quinonoids）是植物中一类具有醌式结构的物质，一般分布于蓼科、茜草科、豆科、鼠李科等植物中，如大黄、虎杖、何首乌、丹参等的主要成分都是醌类化合物。天然的醌类化合物活性表现在多方面，蒽醌类成分大多具有抗菌活性，如柯桠素是治疗湿疹、疥癣的有效药物；番泻叶、生大黄泻下作用的主要成分为蒽醌类；蒽醌类化合物还有一定的抗肿瘤活性，如大黄素、大黄酸、芦荟大黄酸对人肝癌细胞和小鼠腹水肝癌细胞的生长和运动具有抑制作用。

第二节　结构类型及分类

醌类化合物主要分为苯醌、萘醌、菲醌和蒽醌四种类型。

一、苯醌类化合物

分为邻苯醌和对苯醌两大类。邻苯醌结构不稳定，天然存在的主要是对苯醌的衍生物，具有显著的活性。如木桂花果实中的信筒子醌具有解热解毒、抗炎、抗生育作用；广泛分布于生物界的辅酶 Q_{10} 用于治疗心脏病、高血压及癌症。

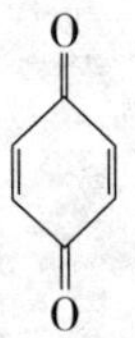

对苯醌

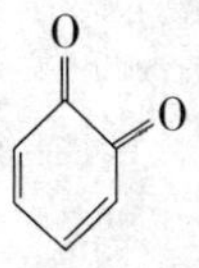

邻苯醌

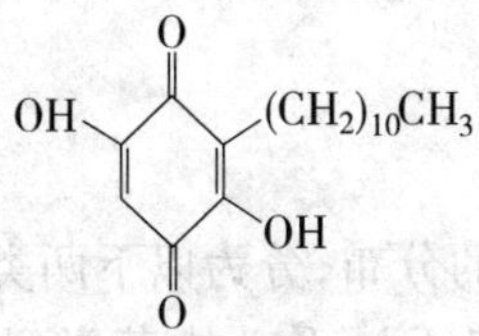

信筒子醌

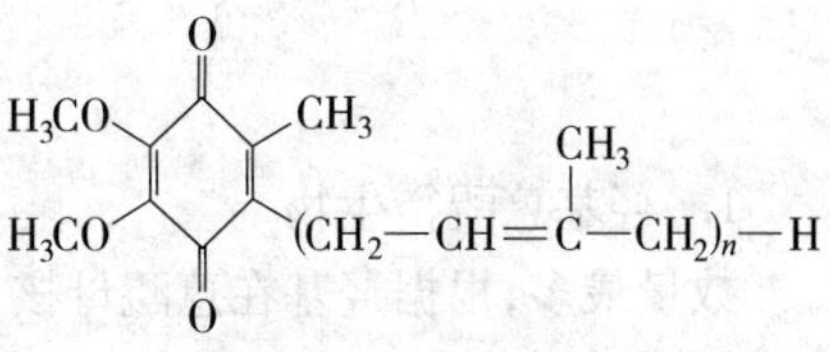

辅酶Q类(*n*=6~10)

二、萘醌类化合物

天然存在的萘醌类化合物大多是α-萘醌类衍生物，有较强的生物活性。如胡桃叶及未成熟果实中含有的胡桃醌具有抗菌、抗癌及中枢镇静作用；从紫草和新疆紫草中分离出来的紫草素和异紫草素类衍生物具有止血、抗炎、抗菌、抗癌及抗病毒作用。

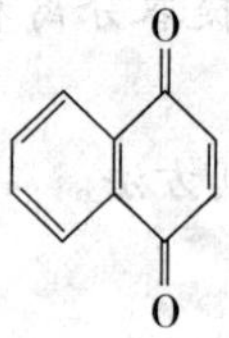

α-(1,4)萘醌

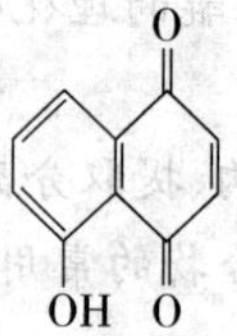

胡桃醌

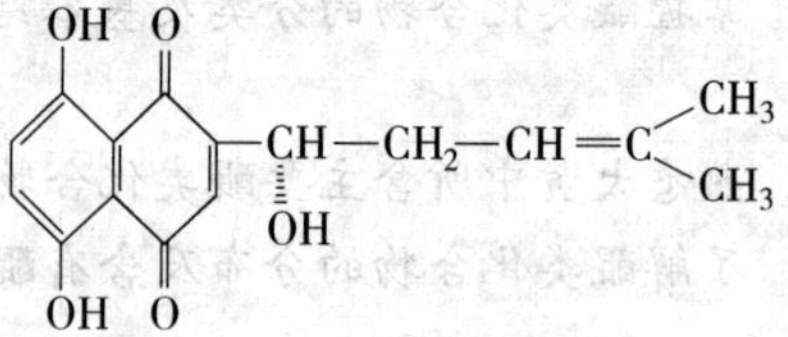

紫草素

三、菲醌类化合物

天然菲醌分为邻菲醌及对菲醌两种类型，如丹参中的多种菲醌衍生物。

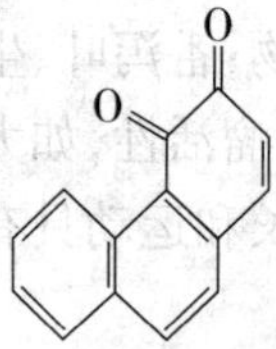

邻菲醌

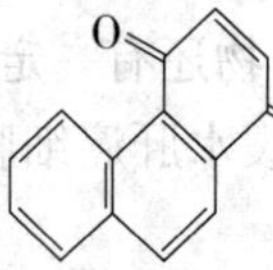

对菲醌

四、蒽醌类化合物

天然蒽醌类的基本母核是蒽的中位羰基衍生物，如下。

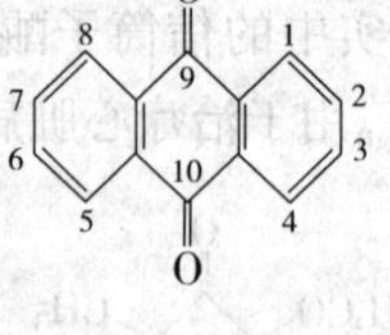

1、4、5、8位为α位
2、3、6、7位为β位
9、10位为中位

1. 羟基蒽醌衍生物

数量最多，根据羟基在蒽醌母核上的分布，分为以下两类。

(1) 大黄素型　羟基分布在两侧苯环上，称为大黄素型。

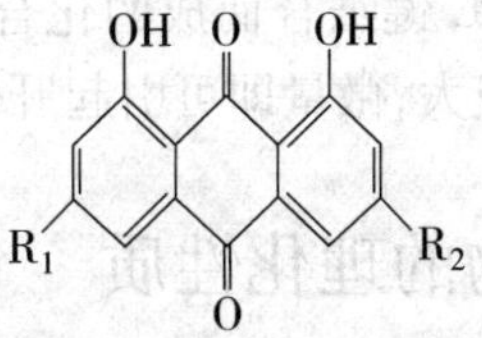

	R_1	R_2
大黄酸	—H	—COOH
大黄素	—OH	$—CH_3$
芦荟大黄素	—H	$—CH_2OH$
大黄素甲醚	$—OCH_3$	$—CH_3$
大黄酚	—H	$—CH_3$

（2）茜草素型　羟基分布在一侧苯环上，称为茜草素型。

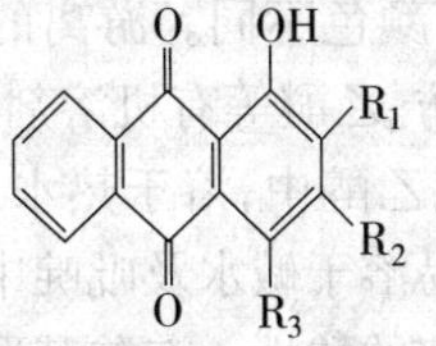

	R_1	R_2	R_3
茜草素	—OH	—H	—H
羟基茜草素	—OH	—H	—OH
伪羟基茜草素	—OH	—COOH	—OH

2. 蒽酚或蒽酮衍生物

蒽酚、蒽酮是互变异构体，均是蒽醌的还原产物，如柯桠素。

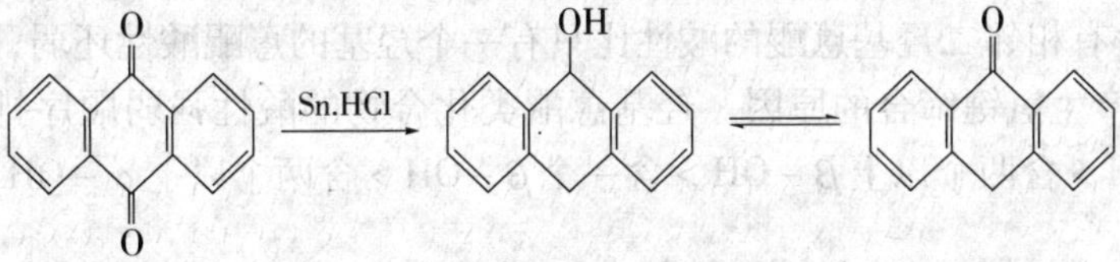

蒽醌　蒽酚　蒽酮

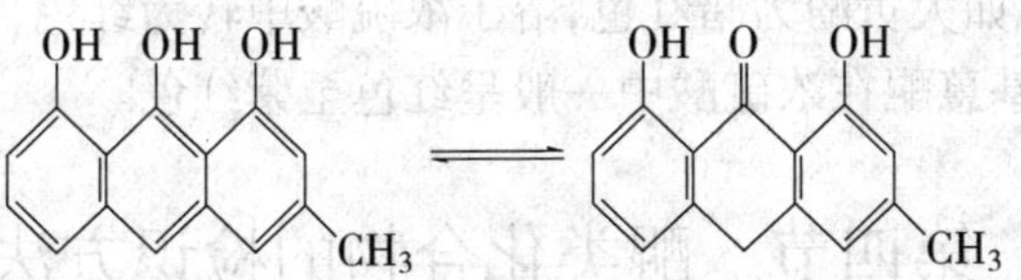

柯桠素

3. 双蒽核类

（1）二蒽酮类　是由两分子蒽酮脱去一分子氢聚合而成的化合物，多以苷的状态存在，如大黄、番泻叶中的致泻成分番泻苷 A、B、C、D 等。

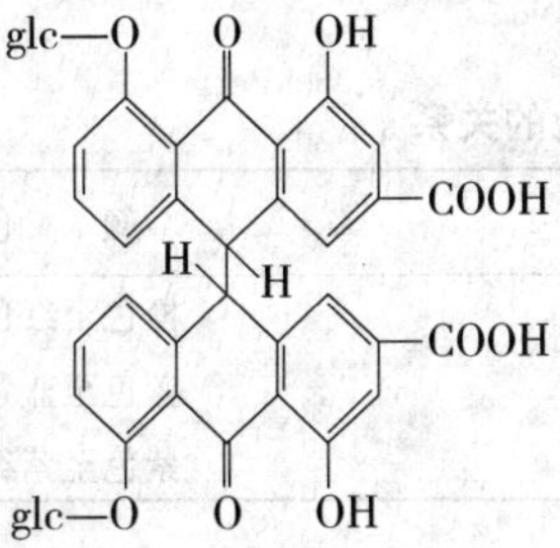

番泻苷A

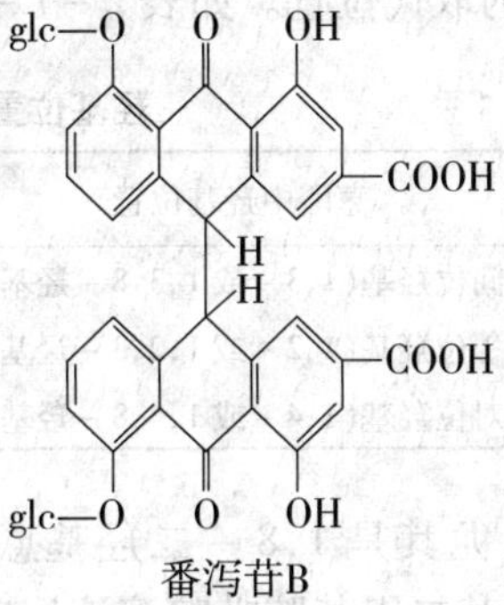

番泻苷B

（2）二蒽醌类　为两分子蒽醌通过 C—C 键结合而成的化合物，如变质的大米或花生中存在的黄色霉素，此成分毒性极大，微量即可引起肝硬化。

第三节　醌类化合物的理化性质

苯醌、萘醌、菲醌类成分多为有色结晶，其苷类多呈粉末状，颜色有红、橙、黄等。蒽醌类化合物多有荧光，在不同的 pH 条件下颜色不同。游离的醌类衍生物一般具升华性，极性较小，可溶于乙醇、丙酮、氯仿、乙醚等有机溶剂中，不溶或难溶于水；与糖结合成苷后极性增大，易溶于甲醇、乙醇中，溶于热水，几乎不溶于乙醚、氯仿等有机溶剂中；羟基蒽醌的苷元及苷易溶于碱水及吡啶中。

醌类化合物通常具有酚羟基、羧基，故具有一定的酸性。有羧基取代的酸性较强，可溶于碳酸氢钠水溶液中；β－羟基蒽醌的酸性强于 α－羟基蒽醌，可溶于碳酸钠溶液中，含 α－羟基者只能溶于氢氧化钠溶液中；酚羟基数目增多则酸性增强，但含有相邻二羟基蒽醌的酸性比只有一个羟基的蒽醌酸性还弱，这是由丁相邻羟基产生氢键缔合的原因。羟基蒽醌类化合物的酸性强弱顺序排列如下：含 －COOH ＞含两个以上 β－OH ＞含一个 β－OH ＞含两个以上 α－OH ＞含一个 α－OH。

醌类结构中羰基上的氧原子有微弱的碱性，可与强酸形成氧盐，同时伴有颜色的显著改变。如大黄酚为暗红色，溶于浓硫酸中转为红色，大黄素由橙红色变为红色，其他羟基蒽醌在浓硫酸中一般呈红色至紫红色。

第四节　醌类化合物的检识方法

羟基蒽醌及其苷类遇碱液呈红色或紫色，这是检识羟基蒽醌类化合物的最常用方法。此种红色物质不溶于有机溶剂，加酸则颜色褪去。蒽醌类化合物中，如有 α－酚羟基或邻二酚羟基结构存在，可与铅、镁等金属离子形成螯合物，用于判断羟基的取代位置。如表 2－7－1 所示。

表 2－7－1　　羟基位置与颜色的关系

蒽醌中羟基位置	颜　色
间位羟基（1，3－或 1，3，8－羟基）	橙色至红色
邻位羟基（1，2－或 1，2，3－羟基）	蓝色至蓝紫色
对位羟基（1，4－或 1，4，8－羟基）	紫色至紫红色

蒽酮类，尤其是 1，8－二羟基蒽酮衍生物，其亚甲基上的氢很活泼，可与 0.1% 对亚硝基二甲苯胺吡啶溶液反应显色。醌类化合物在碱性条件下加热，能

迅速被醛类还原,再与邻二硝基苯反应,生成紫色化合物。苯醌及萘醌类成分可与无色亚甲基蓝溶液反应呈现蓝色。

此外还可用薄层色谱检识,多用硅胶作吸附剂,根据极性不同选择展开剂,如氯仿－甲醇(3∶1)、苯－乙酸乙酯(3∶1)等。展开后一般用氨熏或喷以碱溶液,颜色加深或变红。

第五节　提取与分离

游离醌及其苷类通常采用乙醇、甲醇为溶剂进行提取。具有羧基、酚羟基而显酸性的醌类化合物,可用碱液使其成盐溶于水而提取,再加酸酸化而使其游离而沉淀析出。小分子的醌类有挥发性,可随水蒸气馏出而被提取。

游离蒽醌类成分酸性强弱有明显差异,可将样品溶于氯仿、乙醚等有机溶剂中,用不同浓度的碳酸氢钠、碳酸钠、氢氧化钠溶液按 pH 由低到高依次萃取,再将碱水萃取液酸化,即可得到不同酸性的蒽醌类化合物。流程如图 2－7－1 所示。

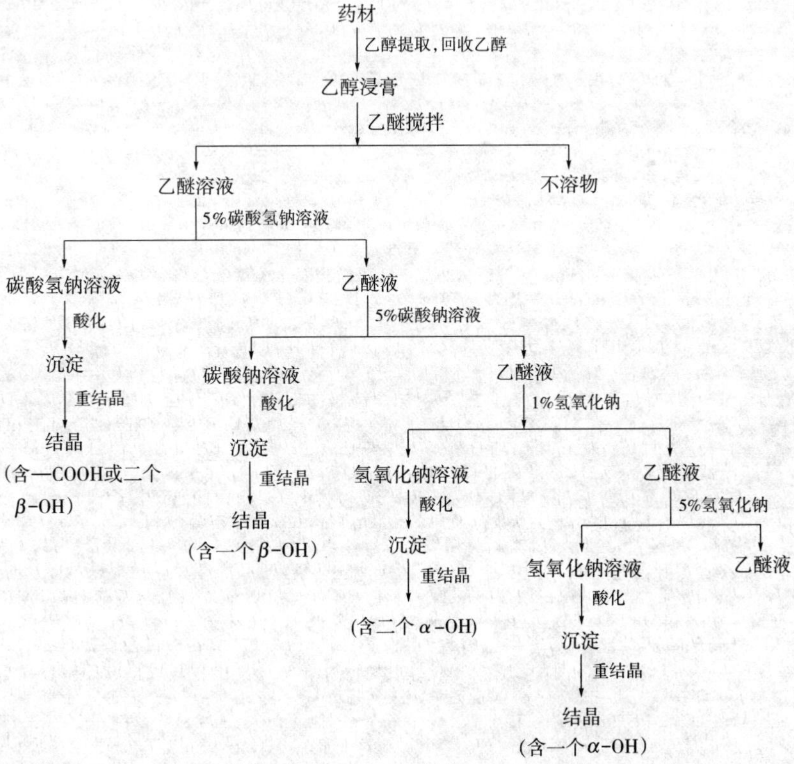

图 2－7－1　蒽醌类化合物的提取分离流程图

思 考 题

1. 醌类化合物分为哪几类？简单蒽醌衍生物分为哪几种类型？有何结构特点？

2. 蒽醌类化合物有哪些显色反应？

3. 大黄中主要蒽醌类化合物有哪些？如何提取分离？

参 考 文 献

姚新生. 天然药物化学(第三版). 北京:人民卫生出版社,2001

第八章　香豆素和木脂素

［教学目标］

1. 掌握香豆素类化合物的分类及基本结构，理化性质，提取分离和检识方法。

2. 熟悉木脂素类化合物结构、提取分离、鉴别方法。

第一节　香　豆　素

香豆素(coumarin)，又称香豆精，因最早从豆科植物香豆中提得并且有香味而得名，是一类由顺式邻羟基桂皮酸分子内脱水环合而成的内酯化合物，具有苯骈 α－吡喃酮的基本母核。

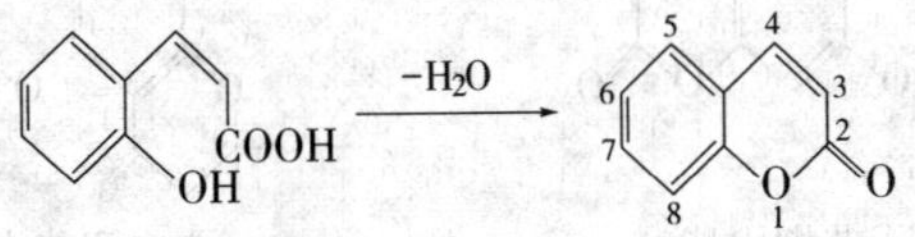

顺式邻羟基桂皮酸　　　　香豆素

香豆素广泛存在于伞形科、芸香科等植物中，具有多方面的生物活性，如抗炎、抗菌、止痛等作用。

一、结构与分类

香豆素的母核为苯骈 α－吡喃酮。根据其结构特征可分为五大类，即简单香豆素类、呋喃香豆素类、吡喃香豆素、异香豆素类和其他香豆素。

1. 简单香豆素

简单香豆素是指仅在苯环上有取代基的香豆素。绝大多数天然香豆素成分在7－位有含氧官能团。如伞形花内酯(即7－羟基香豆素)，常被认为是香豆素类成分的母体，还有如秦皮中的七叶内酯和七叶苷等。

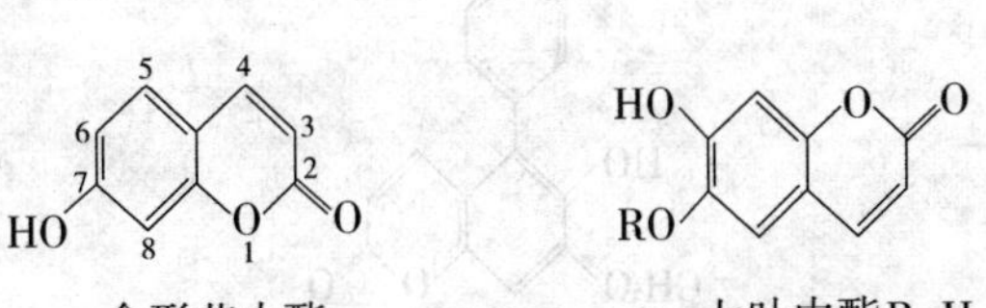

伞形花内酯　　　　七叶内酯R=H
七叶苷　R=glc

2. 呋喃香豆素

呋喃香豆素是指香豆素母核苯环上7-羟基与邻位异戊烯基环合成骈氧五元环,根据骈环的位置,可分为6,7-呋喃香豆素(线型)和7,8-呋喃香豆素(角型)。前者以补骨脂内酯为代表,又称补骨脂内酯型;后者以白芷内酯为代表,又称异补骨脂内酯型。

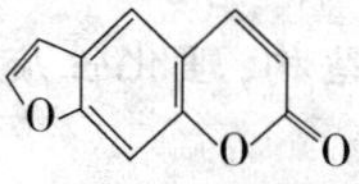
补骨脂内酯

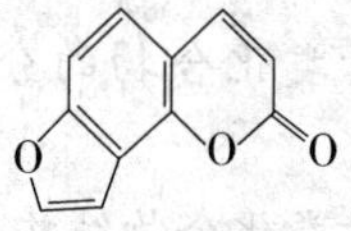
白芷内酯

3. 吡喃香豆素

吡喃香豆素是指香豆素母核苯环上7-羟基与邻位异戊烯基环合成2,2-二甲基-α-吡喃酮环结构,可分为6,7-吡喃香豆素(线型)和7,8-吡喃香豆素(角型)。前者以花椒内酯为代表,后者以邪蒿内酯为代表。

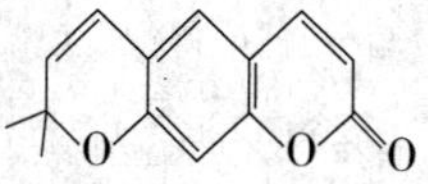
花椒内酯

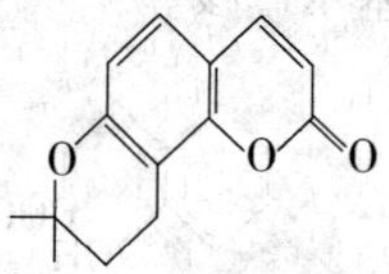
邪蒿内酯

4. 异香豆素

异香豆素为香豆素的异构体,代表化合物有茵陈炔内酯等。

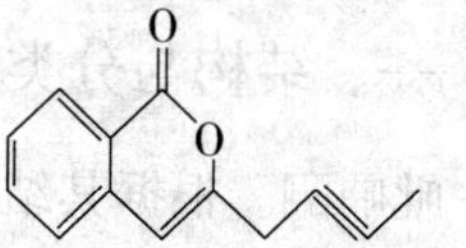
茵陈炔内酯

5. 其他香豆素

其他香豆素是指α-吡喃酮环3,4-位有取代基的香豆素,如黄檀内酯。

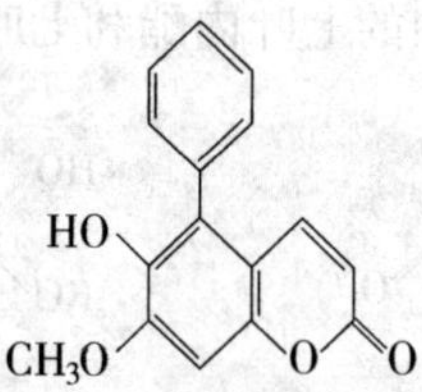

黄檀内酯

二、理化性质

1. 性状

游离香豆素多数有较好的结晶,且大多有香味。分子量小的有挥发性,能随水蒸气蒸馏,并能升华。香豆素苷多数无香味和挥发性,也不能升华。羟基香豆素在紫外光下多显现蓝色荧光,在碱溶液中荧光更为显著,荧光强弱与分子结构中取代基的种类和位置有一定关系,一般在 C-7 位引入羟基即有强烈的蓝色荧光,加碱可变为绿色荧光;但在 C-8 位再引入一羟基,则荧光减至极弱,甚至不显荧光。

2. 溶解性

游离香豆素能溶于沸水,难溶于冷水,易溶于甲醇、乙醇、氯仿和乙醚;香豆素苷能溶于水、甲醇和乙醇,而难溶于乙醚等极性小的有机溶剂。

3. 与碱的作用

香豆素分子中的内酯环在强碱溶液中可开环,生成顺式邻羟基桂皮酸盐,加酸又可重新闭环成为原来的内酯。但若与碱长时间加热,则可转变为稳定的反式邻羟基桂皮酸盐。因此用碱提取香豆素时,应避免长时间加热。

4. 显色反应

(1) 异羟肟酸铁反应　香豆素的内酯环在碱性条件下开环,与盐酸羟胺缩合成异羟肟酸,酸性条件下与三价铁离子络合成盐而显红色。

(2) 三氯化铁反应　具有酚羟基的香豆素可与三氯化铁试剂产生颜色反应。

(3) Gibb′s 试剂(2,6-二氯苯醌氯亚胺)反应　在弱碱性条件下,该试剂可与酚羟基对位的活泼氢缩合成蓝色化合物。

(4) Emerson 试剂(4-氨基安替比林和铁氰化钾)反应　该试剂可与酚羟基对位的活泼氢缩合成红色化合物。

Gibb′s 反应和 Emerson 反应都要求必须有游离的酚羟基,且酚羟基的对位无取代才显阳性。判断 C-6 位是否有取代基,可先水解其内酯环,生成酚羟基,用 Gibb′s 或 Emerson 反应加以鉴别,如为阳性,表示 C-6 位无取代。

三、提取与分离

小分子的香豆素类具有挥发性,可用水蒸气蒸馏法进行提取。由于香豆素类可溶于热碱液中,加酸又析出,故可用 0.5% 氢氧化钠溶液加热提取,提取液冷却后用乙醚除去杂质,加酸调节 pH 至中性,适当浓缩,再酸化,则香豆素类即可沉淀析出。

第二节 木 脂 素

木脂素是一类由苯丙素双分子聚合而成的天然成分,分为二类,一类由桂皮酸或桂皮醇组成的γ-碳原子氧化型,称为木脂素或 Haworth 木脂素;另一类由丙烯基苯或烯丙基苯组成的γ-碳原子未氧化型,称为新木脂素。生物活性多样,如从小檗科鬼臼、八角莲和山荷叶等多种植物中分离的多种木脂素(鬼臼毒素、去甲鬼臼毒素)都具有抗肿瘤活性;五味子果实中的多种五味子醇均能保护肝脏和降低血清丙氨酸氨基转移酶(ALT)水平;厚朴中的木脂素成分厚朴酚有镇静和肌肉松弛的作用。

一、结构与分类

1. 简单木脂素

简单木脂素是由两分子苯丙素以侧链β-碳原子相连而成的一类化合物,其基本骨架为:

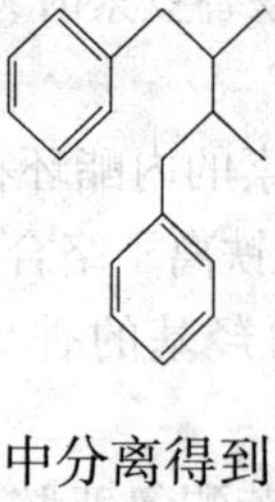

此类木脂素较多,如从珠子草中分离得到的叶下珠脂素。

2. 环木脂素类

有苯代二氢萘、苯代萘、苯代四氢萘三种类型,自然界存在的以苯代四氢萘为多。中国紫杉中的异紫杉脂素为苯代四氢萘型。结构中有内酯环时,也称为环木脂内酯,如远志中的赛菊芋脂素。

3. 联苯木脂素类

为两个苯丙素以苯环直接相连而成的化合物。如从厚朴中分得的厚朴酚、和厚朴酚及从五味子果实中得到的五味子素。

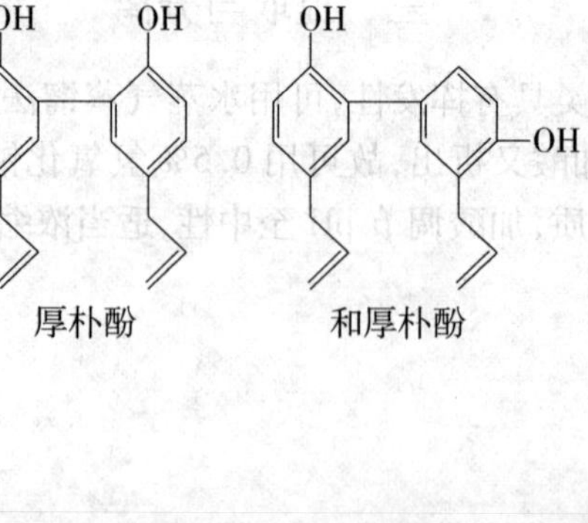

厚朴酚　　和厚朴酚

4. 聚木脂素类

聚木脂素为近年来才发现的。如牛蒡子根中的拉帕酚 A 是由三分子苯丙素相聚而成的木脂素；丹参中主要纤溶成分丹参酸乙则是由四分子苯丙素聚合而成的。

二、理 化 性 质

多数为无色或白色结晶(新木脂素除外)。多数无挥发性，少数能升华，如去甲二氢愈创木酸。游离木脂素偏亲脂性，难溶于水，能溶于氯仿、乙醚、乙醇等。与糖结合成苷者水溶性增大，易被酶或酸水解。木脂素分子结构中常含醇羟基、酚羟基、亚甲二氧基及内酯环等官能团，具有这些官能团所具有的化学性质。

三、提取与分离

提取木脂素常用乙醇或丙酮等亲水性有机溶剂，提取液浓缩成浸膏后，再用石油醚、乙醚等依次萃取，可以得到不同极性的木脂素。粗提后的浓缩液直接用柱色谱分离得到单体。一般用的吸附剂为硅胶或中性氧化铝，洗脱剂可用石油醚－乙酸乙酯、苯－乙酸乙酯等梯度洗脱。

思 考 题

1. 简述香豆素类化合物的主要结构类型并举例说明。
2. 香豆素类化合物有哪些主要理化性质？这些性质在提取、鉴定中有何应用？

参 考 文 献

肖崇厚. 中药化学. 上海：上海科技出版社，1987

第九章　动物药成分

［教学目标］

1. 熟悉动物药的分类、理化性质、提取分离和检识方法。
2. 了解蟾酥、麝香中主要化学成分的结构、提取分离、鉴别方法。

第一节　概　　述

中药来源于植物、动物、矿物三大类，其中药用动物也是中国医药宝库中的重要组成部分，在我国有悠久的历史。春秋战国时期的《山海经》，收载动物药67种；秦汉时期的《神农本草经》收载动物药65种；唐代《新修本草》收载动物药128种；明代李时珍《本草纲目》收载动物药461种；清代赵学敏《本草纲目拾遗》收载动物药128种；近代的《中药大辞典》收载动物药达740种。据统计，现今中国已知可供入药的动物已有900余种，是世界医药学中的一个重要宝库。近十余年来，对动物药活性成分的研究得到了迅速的发展，如从蟾酥中分离出的脂蟾毒配基兼有升压、强心、兴奋呼吸等作用；从胆汁中发现的鹅去氧胆酸、熊去氧胆酸有溶解胆结石的作用；从斑蝥中提取的斑蝥素有抑制癌细胞分裂的作用，其半合成品羟基斑蝥胺与斑蝥素的作用类似，但毒性却比斑蝥素轻。

第二节　胆汁酸类成分

一、胆汁酸的结构特征及其分布

天然胆汁酸是胆烷酸的衍生物，在动物胆汁中它们通常与甘氨酸或牛磺酸以肽键结合成甘氨胆汁酸或牛磺胆汁酸，并以钠盐形式存在。

1. 结构特征

胆汁酸异构现象主要是由分子中碳环和环上取代基在空间排布不同而引起的，B/C环以反式稠合，C/D环也几乎以反式稠合，A/B环以顺反两种方式稠合，以顺式稠合者为正系，如胆酸（cholic acid）；以反式稠合者为别系，如别胆酸（allo-cholic acid）。$C_{10}-CH_3$、$C_{13}-CH_3$及C_{17}侧链均为β-构型，C_3-OH及C_6、C_7、C_{12}上的-OH以α-构型居多。

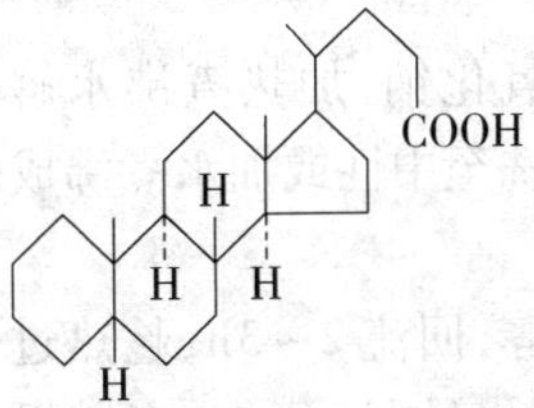
胆烷酸

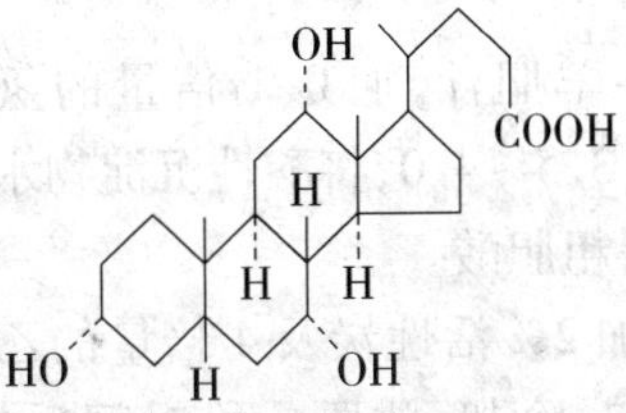
胆酸

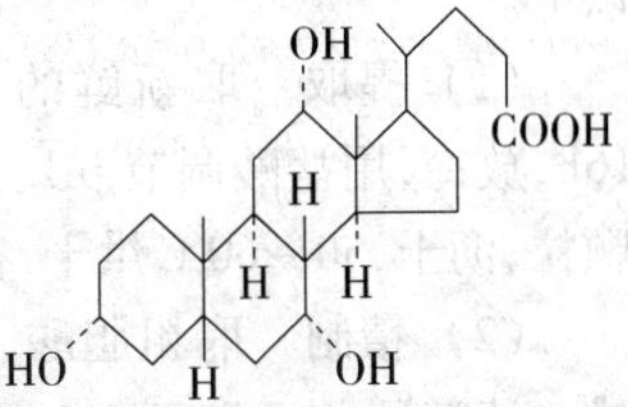
别胆酸

2. 分布

在高等动物的胆汁中,胆汁酸是含有24个C原子的胆烷酸衍生物,其中最常见的有胆酸、去氧胆酸(deoxycholic acid)、鹅去氧胆酸、猪去氧胆酸等。而在鱼类、两栖类和爬行类动物中发现的胆汁酸,则有27个C原子或28个C原子,它们均为粪甾烷酸的羟基衍生物。

二、胆汁酸的性质

胆酸通常呈结晶状,去氧胆酸、鹅去氧胆酸一般为无定形粉末。游离的胆汁酸难溶于水,易溶于有机溶剂,与碱成盐后易溶于水。利用此性质可以精制各种胆汁酸。胆汁酸酯化后容易结晶析出。胆汁酸在乙醚中与氢化锂铝作用,或在乙醇中与金属钠作用,羧基发生还原反应。

三、胆汁酸的检识反应

1. 颜色反应

(1) 取未稀释的胆汁1滴置试管中,加蒸馏水4滴及10%蔗糖溶液1滴,摇匀,倾斜,沿管壁加入浓硫酸5滴,冷却,在两液分界处出现紫色环。所有胆汁酸均为阳性。其原理是蔗糖与浓硫酸作用生成羟甲基糠醛,与胆汁酸结合成紫色物质。

(2) 取1mL胆汁加45%硫酸6mL及0.3%糠醛1mL,塞紧振摇后,在65℃水浴中放置30min,胆酸存在的溶液显蓝色。

2. 薄层色谱检识

鉴别游离胆汁酸常用的展开剂为异辛烷-异戊醚-冰醋酸-正丁醇-水(10:5:5:3:1);结合型胆汁酸常用的展开剂为氯仿-甲醇-水(65:25:4)、正丁醇-冰醋酸-水(17:2:1)。常用的显色剂有磷钼酸、硫酸乙醇等。

四、主要胆汁酸的提取分离方法

1. 胆酸的提取和精制

胆酸存在于许多脊椎动物的胆汁中,尤以牛、羊胆汁中含量最为丰富,牛胆汁含有近6%的牛磺胆酸或甘氨胆酸的钠盐;新鲜羊胆汁中,胆酸含量可达6%

以上。

（1）提取　取新鲜的牛羊胆汁，加0.1倍量的氢氧化钠，加热煮沸水解16h，放冷，用盐酸调节pH至3.5～4.0，将酸性沉淀物水洗至中性或加水煮沸成颗粒，沥干，50～60℃烘干，得粗胆酸。

（2）精制　取粗胆酸，加2%活性炭及4倍量的乙醇，回流2～3h，趁热过滤。滤液回收乙醇至1/3量时冷却，放置一段时间后析出结晶，研细，离心甩滤，滤饼用少量乙醇洗涤1～3次，至无腥味，再以乙醇重结晶一次，得胆酸精制品。

2. 去氧胆酸的提取和精制

兔胆汁是提取去氧胆酸的理想原料。

（1）提取　称取新鲜的兔胆汁，按上述从牛羊胆汁中提取粗胆酸的方法提取。

（2）精制　取粗去氧胆酸溶于10%氢氧化钠溶液中，加5%活性炭煮沸10min，抽滤，滤液用盐酸调节pH至2～3，析出白色沉淀，水洗至中性，干燥，加4倍量的60%醋酸回流溶解，减压回收醋酸至1/2量，冷却，析出结晶，过滤，结晶加水煮沸4h脱酸，过滤，干燥，得去氧胆酸精制品。

3. α－猪去氧胆酸的提取和精制

α－猪去氧胆酸易溶于乙醇和冰醋酸，溶于乙酸乙酯、丙酮和苯。

（1）提取　取猪胆汁，用工业盐酸酸化至刚果红试纸变蓝，析出黑色胶状沉淀，虹吸除去乳状液，沉淀物用水冲洗后加1.5倍固体氢氧化钠，加水加热溶解，煮沸水解16h，冷却成胶状沉淀，虹吸除去上层碱液，沉淀再加水溶解，用稀盐酸酸化至刚果红试纸变蓝，析出白色沉淀，过滤，水洗至中性，晾干，得粗品。

（2）精制　取粗品α－猪去氧胆酸，加4倍量乙酸乙酯加热回流溶解，加5%活性炭煮沸10min，冷却至30～40℃，抽滤，滤渣再加3倍量乙酸乙酯回流，过滤，合并滤液，加20%无水硫酸钠干燥，过滤，浓缩至原体积的一半左右，冷却，析出结晶，再用乙酸乙酯或丙酮重结晶，得α－猪去氧胆酸的精制品。

第三节　蟾蜍浆和蟾酥

一、来　源

蟾蜍浆为脊索动物蟾蜍科中华大蟾蜍（*Bufo bufo gargarizans* Cantor）、黑眶蟾蜍（*Bufo melanostictus* Schneider）的耳下腺及皮肤腺的白色分泌物，蟾酥则是由蟾蜍浆加工干燥而成，是中成药“六神丸”等的组成成分之一。

二、主要化学成分及结构

1. 脂溶性成分

(1) 蟾蜍甾二烯类　基本母核有 24 个 C 原子，C_3 位上为 β - OH，C_{14} 位为 β - OH 或 14β,15β - 环氧，A/B 环为顺式属粪甾烷型，B/C 环为反式，C/D 环为顺式。有游离型和结合型两类，游离型称蟾毒配基，结合型为蟾毒配基的酯类。

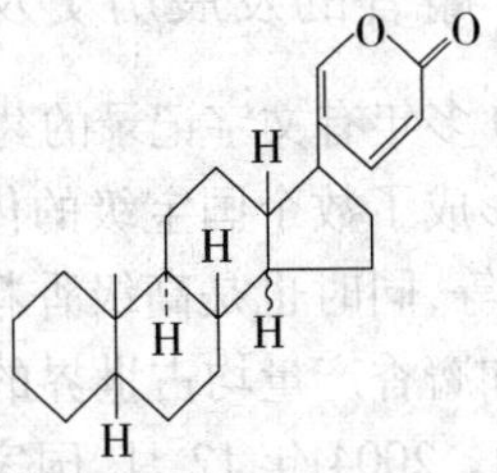

(2) 强心甾烯蟾毒类　此类成分数量较少。如沙门苷元 - 3 - 辛二酸精氨酸酯等。

2. 水溶性成分——吲哚类生物碱

分离出蟾酥碱、蟾酥甲碱等近十种吲哚衍生物。

3. 其他

含有氨基酸、多糖、肾上腺素等。

三、性　质

一般为白色棱状结晶或淡黄色结晶粉末，无臭、味苦。蟾毒配基和蟾毒类易溶于甲醇、乙醇和氯仿，微溶于乙酸乙酯、乙醚，不溶于石油醚和水。而蟾酥碱等吲哚类生物碱可溶于水，但不稳定。

四、检 识 反 应

1. 显色反应

亚硝酰铁氰化钠试剂、间二硝基苯试剂、3,5 - 二硝基苯甲酸试剂等对强心甾烯蟾毒类有显色反应；浓硫酸可使蟾蜍甾二烯类显色。

2. 薄层色谱法

一般用硅胶薄层色谱，展开剂为丙酮 - 氯仿 - 环己烷(3:3:4)，显色剂为 10% 硫酸乙醇溶液等。

3. 高效液相色谱法

通常以 C_{18} 柱为分析柱，含水有机溶剂作流动相。

第四节 麝　　香

麝香是鹿科动物林麝、马麝、原麝的雄体香囊中的分泌物。在《神农本草经》中被列为上品,是珍贵的中药材。具有兴奋中枢神经、刺激心血管、雄性激素样作用、抗炎、增强β-肾上腺素功能的作用。

一、麝香的发展历史及前景

麝香在我国已有近2000多年有文字记录的药用历史,发展至今已有398种中成药配伍使用了麝香,并形成了数个国宝级的传统中成药,如安宫牛黄丸、速效救心丹、片仔癀、云南白药等,同时也是高级香料的主要原料之一。我国是世界麝的主要分布国,资源量和麝香产量均占世界的约70%。目前我国野生麝类资源已到了濒临灭绝的境地。2004年12月,国家林业局、卫生部、国家工商总局、国家药监局和国家中医药管理局联合发文《关于进一步加强麝、熊资源保护及其产品入药管理的通知》,通知要求严格限定天然麝香、熊胆粉在中成药中的使用范围;特别是对天然麝香的使用范围,须严格限定于特效药、关键药等重点中成药品种。

人工麝香从20世纪70年代开始研制,于1993年获卫生部批准为一类新药并进行试生产,人工麝香Ⅲ期临床试验2 000例,证明它与天然麝香具有同等功效。2004年3月,国家批准以原料药的形式正式生产人工麝香。随着国家进一步加强对天然麝香的管理,未来的人工麝香市场将会越来越大。

二、化学成分

1. 大环化合物

麝香中所含的大环化合物有麝香酮、麝香醇、降麝香酮等,其中麝香酮是主要有效成分之一,天然麝香含麝香酮0.5% ~2%。麝香酮有特异强烈香气,对冠心病有类似硝酸甘油的疗效,而且副作用小。

2. 性激素

麝香中含有10余种性激素,雄性激素含量在0.5%左右。

3. 蛋白质、多肽和氨基酸

麝香中含蛋白质约25%,多肽有MP和麝香65等。

4. 脂肪酸、胆固醇酯和蜡

麝香中脂肪酸含量约5.16%,含胆固醇0.78% ~1.19%。

5. 无机成分

麝香中含K、Na、Ca、Mg、Al及硫酸盐、磷酸盐和碳酸铵等。

6. 其他成分

麝香中还含有尿素、纤维素等。

三、生 理 活 性

麝香药效神奇，因其辛香走窜，开窍醒神，对中风昏迷、小儿惊风、心腹暴痛、活血散结等均有疗效，用于跌打损伤、外伤急救，疗效更为显著。近代药理研究证明，它对大肠杆菌、金黄色葡萄球菌有抑制作用，对淋巴结核、小儿麻痹后遗症引起的瘫痪等，均有一定疗效。

思 考 题

熊胆、麝香、蟾酥中的主要有效成分是什么？具有哪些理化性质？怎样检识？

参 考 文 献

郑汉臣，蔡少青. 药用植物学与生药学. 北京：人民卫生出版社，2003

第十章 其他成分

［教学目标］

1. 掌握鞣质分类及基本结构、理化性质、提取分离和检识方法。
2. 熟悉有机酸类化合物结构、提取分离、鉴别方法。

第一节 有 机 酸

有机酸是分子中含有羧基(不包括氨基酸)的一类酸性化合物,在植物界广泛存在,常与钾、钠、钙、镁等阳离子或生物碱结合成盐。生物活性多样,如地龙中的琥珀酸具有止咳平喘作用;茵陈中的绿原酸具有利胆和抗菌作用;鸦胆子中的油酸具有抗癌作用;丹参中的水溶性成分丹酚酸 B 在治疗心脑血管疾病、肝病等方面有显著疗效。

一、结构与分类

有机酸按结构可分为三类,即脂肪族有机酸、芳香族有机酸和萜类有机酸。

1. 脂肪族有机酸

脂肪族有机酸包括饱和及不饱和脂肪酸。如当归酸、琥珀酸、乌头酸等。

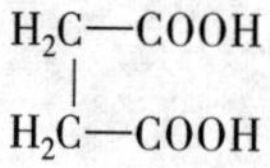

琥珀酸

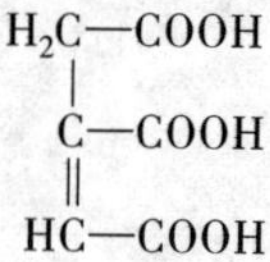

乌头酸

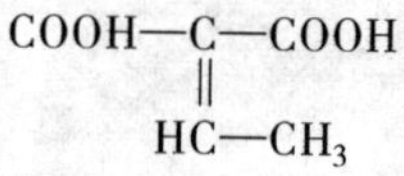

当归酸

2. 芳香族有机酸

芳香族有机酸包括多元酚类。如对羟基桂皮酸、咖啡酸、阿魏酸等。

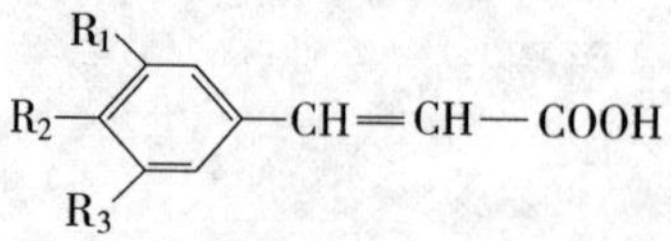

	R_1	R_2	R_3
对羟基桂皮酸	H	OH	H
咖啡酸	OH	OH	H
阿魏酸	OCH_3	OH	H

3. 萜类有机酸

萜类有机酸属萜类化合物。如甘草次酸、齐墩果酸等。

二、理 化 性 质

含8个碳原子以下的低级脂肪酸和不饱和脂肪酸大多为液体，易溶于水或乙醇，随分子中所含碳原子数目的增多，水溶性降低，亲脂性增高。较高级的饱和脂肪酸、多元酸和芳香酸多为固体，一般难溶于水，易溶于乙醇、乙醚中。有机酸均溶于碱水，与碱结合而成盐。

三、提取与分离

1. 有机溶剂提取

利用游离的有机酸易溶于有机溶剂而难溶于水，而有机酸盐易溶于水的性质，先酸化使有机酸游离，再用合适的溶剂（苯或氯仿）提取。

2. 水或碱水提取

用水或稀碱水（10%碳酸氢钠）直接提取有机酸盐，提取液酸化后滤出沉淀，再用适当的有机溶剂萃取游离的有机酸。

3. 离子交换法

将水提液通过强碱性阴离子交换树脂，使有机酸根离子交换在树脂上，然后用稀酸洗脱即可得游离的有机酸，或用稀氨水洗脱，有机酸即成铵盐而溶于洗脱液，收集洗脱液，酸化，即得游离的有机酸。也可将水提液先通过强酸性阳离子交换树脂，以除去碱性物质，而酸性和中性物质则通过树脂流出，再将流出液通过强碱性阴离子交换树脂，有机酸根离子即被交换在树脂上，糖和其他中性杂质可流经树脂而被除去，将树脂用水洗净后，用稀酸或稀碱溶液即可将有机酸从柱上洗下。

四、检 识 方 法

1. 显色反应

（1）溴酚蓝试验　样品滴在滤纸上，加0.1%溴酚蓝试剂，蓝色背景上即呈现黄色斑点。

（2）芳香胺－还原糖试验　样品滴在滤纸上，滴加苯胺（5g）和木质糖（5g）的50%乙醇溶液，125～130℃加热，出现棕色斑点。

2. 色谱检识

纸色谱和薄层色谱是有机酸常用的检识方法，为防止在展开过程中发生解离而产生拖尾现象，常用的方法是调节展开剂的pH，加入甲酸或醋酸或浓氨水，使其以分子状态或转为铵盐的状态进行展开。纸色谱中常用的展开剂为正丁醇－冰醋酸－水（4:1:5），薄层色谱中常用的展开剂为氯仿－甲醇（1:1）等。常用的显色剂为pH指示剂，如溴甲酚绿、溴甲酚紫及其混合指示剂等。当展开剂中含有酸性组分时，在显色之前，应先将薄层在120℃加热60min，以除去薄层板上的酸性成分，保证分离斑点的显色效果。

第二节 鞣 质

鞣质又称鞣酸或单宁，是一类分子量大，结构复杂的多元酚类化合物，广泛存在于高等植物中，一些寄生于植物体的昆虫也含有较多量的鞣质，如五倍子中的鞣质含量达到60%～70%。鞣质类具有收敛性，临床上可用作止痢药，用于治疗胃肠出血、水泻等病症，外用可以治疗烧、烫伤等症，用于保护创面、防止细菌感染。

一、结构与分类

1. 可水解鞣质

分子中含有苷键和酯键，可以在酶或稀酸的作用下，水解而失去鞣质的性质。根据其水解产物的不同，可分为两大类。

(1) 没食子酸鞣质　水解后生成没食子酸和糖(或多元醇)，如大黄、五倍子中的鞣质。

(2) 逆没食子酸鞣质　水解后生成逆没食子酸和糖，如诃子中的鞣质。

2. 缩合鞣质

缩合鞣质一般不能水解，但经酸处理后可生成不溶于水的棕红色沉淀，称为鞣红或鞣酐。天然鞣质多属此类，如茶叶、桂皮、四季青等所含鞣质均属缩合鞣质。

通过以下几种反应，作为区别可水解鞣质与缩合鞣质的依据，如表2－10－1所示。

表2－10－1　两类鞣质的鉴别反应

试剂	可水解鞣质	缩合鞣质	试剂	可水解鞣质	缩合鞣质
稀酸(共沸)	无沉淀	暗红色鞣红沉淀	石灰水	青灰色沉淀	棕或棕红色沉淀
溴水	无沉淀	黄色或橙红色鞣红沉淀			

二、理化性质

多为无定型粉末，易吸潮，可溶于水、乙醇、乙酸乙酯等，不溶于石油醚、无水乙醚、氯仿等。具较强的还原性，氧化后颜色加深，削皮的苹果，茶叶水等放置后颜色加深即属于其中的鞣质被氧化。鞣质可与蛋白质类结合生成不溶于水的复合物，与生物碱及铜、铅等重金属类作用产生沉淀，与氢氧化钙试液亦产生沉淀，此性质用于鞣质的提取分离与检识。临床上通常利用此性质，将鞣质作为生物碱或重金属中毒的解毒剂。

三、鞣质的提取与去除方法

1. 提取方法

鞣质的提取多采用乙醚－乙醇(4:1)的混合溶剂或水，用水提取时，可将提取液用蛋白质或生物碱等进行沉淀处理。由于鞣质易氧化、缩合或水解，因此提取时应注意防止结构发生变化。

2. 去除方法

鞣质是影响中药制剂质量的重要因素，易导致药品的变色、潮解、沉淀等。鞣质能与蛋白质结合生成水不溶性沉淀，因此在中药注射剂制备过程中必须注意除尽鞣质，常用的去除方法如下。

(1) 明胶沉淀法　水溶液中加入适量的明胶溶液，与鞣质产生沉淀，滤除沉淀，水溶液加适量乙醇，沉淀过量的明胶，然后回收乙醇即可。

(2) 热－冷处理法　鞣质的水溶液是一种胶体溶液，高温条件可使胶粒聚集，破坏胶体的稳定性，达到去除的目的。

(3) 石灰法　在中药水提取液中加入氢氧化钙，钙离子与鞣质结合生成沉淀，或提取前在药材中拌入石灰乳，鞣质与钙结合成不溶性化合物，选用合适的溶剂提出有效成分。

(4) 聚酰胺吸附法　鞣质分子中含有多个酚羟基，因此，可用聚酰胺将鞣质吸附，与有效成分分开。

此外，氨水沉淀，氢氧化铝沉淀，白陶土、活性炭等吸附法也常应用于除去鞣质。

第三节　氨基酸蛋白质和酶

一、氨　基　酸

氨基酸广泛存在于植物体内，常见的氨基酸多属 α－氨基羧酸，具有 R—CH(NH_2)—COOH 的通式，分为两类：一类由蛋白质水解而来，是构成生物有机体蛋白质的氨基酸。如临床上组氨酸用于治疗胃、十二指肠溃疡及肝炎；另一类是自然界存在的游离氨基酸，称天然氨基酸，目前已发现300余种。有些中药的有效成分就是氨基酸，如使君子中的使君子氨酸、南瓜子中的南瓜子氨酸可抑制血吸虫和绦虫。

1. 性质

氨基酸分子中既有羧基又有氨基，与强酸、强碱均能成盐，同时分子内氨基与羧基可相互作用生成内盐。当将氨基酸溶液调至特定的 pH,使分子中氨基和羧基的电离恰好相等,整个氨基酸分子不显电性,此时的溶液 pH 称为氨基酸的等电点(pI),在此条件下,氨基酸溶解度最小,易于析出,常用这种性质进行氨基酸的分离和精制。

2. 显色反应

(1) 茚三酮反应　为氨基酸薄层色谱中常用的专属显色剂,一般氨基酸呈紫色,个别氨基酸呈黄色。

(2) 吲哚醌试剂　不同氨基酸与吲哚醌试剂产生不同的颜色。

(3) 1,2 - 萘醌 - 4 - 磺酸钠(Folin 试剂)试验　氨基酸与 Folin 试剂产生不同的颜色。

二、蛋白质和酶

蛋白质是由 α - 氨基酸通过肽链结合而成的一类高分子化合物。在中药中,蛋白质作为有效成分而存在的很少。近年来随着研究工作的不断深入,陆续开发了中药中具有不同活性的蛋白质。如番木瓜中的蛋白质水解酶,可作为驱除肠内寄生虫药,称为木瓜酶。随着治肿瘤药物研究的深入开展,单克隆抗体的出现,为一些毒蛋白的应用开辟了新的领域。酶是一类具有专一催化能力的蛋白质,通常一种酶只能催化某一种特定的反应。能溶于水,在加热或用强酸、强碱、乙醇等处理时则变性而失去活性。

1. 性质

(1) 分子量大　蛋白质属于高分子化合物,有显著的胶体性质,不能透过半透膜。

(2) 溶解性　大多数蛋白质能溶于水,不溶于甲醇、乙醇等有机溶剂。

(3) 两性电离和等电点　蛋白质亦有氨基酸的性质,调节 pH,可使蛋白质带不同的电荷,利用此性质,用电泳方法来鉴别和制备蛋白质。

(4) 蛋白质的变性　高温、高压、紫外线等物理因素或强酸、强碱、乙醇等化学因素,可以改变蛋白质的结构和性质,使之产生凝聚,溶解度降低,从而沉淀析出,此种现象称为蛋白质的变性。

(5) 蛋白质的盐析　蛋白质溶液中加入大量强电解质,如氯化钠、硫酸钠等可使蛋白质沉淀析出,盐析的蛋白质加水亦可溶于水。

(6) 水解和酶解　蛋白质在酸、碱、酶作用下可逐步水解,最终产物为 α - 氨基酸。植物中所有的苷类往往与特定的酶共存,在多数情况下,可用加热或高浓度乙醇、强酸、强碱等处理使其失去活性,防止其水解有效成分。有时则要利用酶水解的专属性,有选择地水解某种苷键,如麦芽糖酶只能水解 α - 苷键,而对 β - 苷键无作用。

2. 检识反应

通常有茚三酮反应;与重金属盐或酸性沉淀试剂等产生的沉淀反应;在碱性溶液中可与稀硫酸铜溶液生成紫红色。

第四节　多　糖

一、概　述

多糖通常是由十个以上至上千个单糖脱水而形成的高聚物,水解后生成很多分子的单糖。不具备一般糖的性质,没有甜味,大多不溶于水。

1. 淀粉与菊糖

淀粉与菊糖为葡萄糖的高分子聚合物,一些种子、果实、根、茎药材中含量较多。菊糖又叫菊淀粉,为果糖的高分子聚合物,主要分布在菊科、桔梗科等药材中。

2. 树胶、果胶、黏液质

树胶为植物损伤处分泌出的一种具有保护性的黏稠液体,乳香、没药、阿魏等药材中均含有树胶。果胶主要分布于植物的果实及根部,其主要组成是 D－半乳糖醛酸的甲酯高聚物。黏液质是一类黏多糖,白芨、百合、车前子、昆布、海藻等均含有丰富的黏液质,具有一定的润肠通便、保护创面等作用。

3. 肝素和硫酸软骨素

肝素和硫酸软骨素均属于动物组织的酸性黏多糖。肝素是一类高度硫酸酯化的多糖,广泛分布于哺乳动物的组织中,如肠膜、肺、胰脏等。硫酸软骨素主要分布于动物的软骨组织中,有硫酸软骨素 A 和 C,其中硫酸软骨素 A 是软骨的主要成分。

4. 纤维素和甲壳素

纤维素和甲壳素均为稳定性强、在各种溶剂中不溶解、不易水解的多糖类。纤维素是构成植物支持组织的主要成分,由数千分子 D－葡萄糖经 $\beta(1\rightarrow4)$ 连接成的直链葡聚糖。甲壳素是组成甲壳类昆虫如虾、蟹外壳的主要成分,是一种聚氨基葡萄糖。

二、多糖的生理活性

药理研究发现多糖可调节机体免疫功能,并在抗肿瘤、抗肝炎、降血脂、降血糖、抗衰老等方面均有独特的生物活性,且毒性低。

三、常见的提取方法

对于动物多糖一般采用丙酮、乙醚、乙醇进行预处理,目的是脱脂。脱脂后的残渣或不需要脱脂的原料常用水作溶剂来提取多糖,应该尽量避免在酸性条件下提取，以防引起糖苷键的断裂。

1. 除蛋白

主要应用于动物多糖的提取，以新鲜组织或丙酮脱脂脱水的组织为原料，可用水或盐溶液提取部分黏多糖。

2. 去离子

去离子是为以后进一步纯化及色谱分析做准备。最古老的去离子方法是透析法，必须选择一种规格适宜的透析膜，不仅能去盐也可以除去各种小分子物质。

3. 乙醇沉淀

乙醇沉淀法是一种从溶液中定量回收多糖的简单方法，不同性质或不同分子量的多糖沉淀所需乙醇浓度不同，亦可以用于样品中不同多糖组分的分级分离。

四、常见的分离和纯化方法

1. 利用溶解度不同的分离方法（沉淀法）

在混合多糖的浓水溶液中逐步加入乙醇，收集不同醇浓度下析出的沉淀。常在 pH 7 条件下进行。由于酸性多糖在 pH 7 时羧基多以离子形式存在，故需在 pH 2 ~4 时进行分离，为防止酸水解苷键，操作宜迅速。

2. 利用电离性质不同的分离方法

多糖分子中可电离基团有羟基及硫酸基，不同的羟基及硫酸基的 pK 值略有不同。另外各种多糖中羟基及硫酸基数量也存在差别，这些差别成为多糖分离的重要依据。

3. 柱层析法

（1）凝胶过滤　按分子量分离出令人满意的多糖，是工业上较常用的手段。常用的凝胶有葡聚糖凝胶、琼脂糖凝胶和聚丙烯酰胺凝胶等。

（2）活性炭柱层析　活性炭吸附量大、效率高，是分离水溶性成分的常用吸附剂。柱层析时常拌入等量的硅藻土做稀释剂，以增加溶液的流速。

（3）离子交换柱层析　阳离子、阴离子交换树脂对除去水提液中的酸、碱性成分和无机离子十分有效。但强碱性的树脂能与还原糖结合，用水不能洗脱，而且进一步引起的糖的异构化和降解；强酸性的树脂易使不稳定的苷键裂解，尤其是呋喃糖苷键。因此在分离糖和苷时宜采用弱酸、弱碱型，交联度比较小的离子交换树脂。

第五节　甾醇化合物

植物甾醇是植物细胞中的重要组成部分，在植物界广泛存在，一般多以游离态或与糖成苷而广泛存在,游离的植物甾醇易溶于乙醚、氯仿等有机溶剂中,难溶于水,其苷类则溶于醇。中药中较重要的植物甾醇有谷甾醇、豆甾醇和菠甾醇等。

蜕皮激素又称昆虫变态激素,因其最早发现于昆虫体内,是调节昆虫变态的一种激素而得名。昆虫变态激素是甾醇的衍生物或甾醇类的代谢产物,它对人体有促进蛋白质合成的作用。1966 年从台湾产的百日青植物中得到了一个植物源蜕皮激素——百日青甾酮 A,此后在植物界也发现了大量的蜕皮激素类物质。其结构特点是甾核上带有 7 位双键Δ^7 和 6－酮基,此外还有多个羟基,在水中溶解度比甾醇大。蜕皮激素的活性与 A/B 环为顺式有关,反式无蜕皮活性或活性减弱。

第六节　矿　物　药

矿物药是以无机成分为主的一类天然化合物,包括药用的天然矿石、矿物加工品及动物化石。用矿物药治疗疾病,在我国有悠久的历史,如朱砂、铅丹、滑石、石膏等在历代本草中均有记载。矿物药的主要成分为汞、铅、铁、硅、铜、砷等,常用的矿物药如朱砂、雄黄等都是含汞、含砷的毒药,按惯例是严禁入药。为保证用药安全,中国药典 2005 年版一部规定了此类药物相应的质控方法,并进行重金属和砷盐的检查。中成药中的矿物药,应对其主成分作含量测定,同时应对其进行重金属和砷盐检查。

思　考　题

1. 怎样除去中药注射液中的鞣质?
2. 怎样提取中药中的有机酸?
3. 什么是蜕皮激素?其结构特点是什么?

参 考 文 献

1. 黄芳,蒙义文. 活性多糖的研究进展. 天然产物研究与开发,1998,11(5):90～98
2. 李瑞. 中药化学. 北京:人民卫生出版社,2005

实 验 部 分

实验一　苦参中氧化苦参碱和苦参碱的提取、分离和鉴定

一、实 验 目 的

1. 掌握用离子交换树脂分离生物碱的原理和方法。
2. 掌握利用苦参总碱中各生物碱溶解性差异分离氧化苦参碱的方法。
3. 掌握生物碱的常规定性检识方法。
4. 了解和熟练应用渗漉提取法及索氏提取器连续回流提取法。
5. 学习离子交换树脂的处理与再生方法。

二、实 验 原 理

苦参生物碱有一定的碱性，可与酸结合成盐，因此用酸水提取后，总生物碱呈离子状态而被阳离子交换树脂所交换，再用氨水碱化后使生物碱游离，用有机溶剂回流提取。利用氧化苦参碱在乙醚中难溶解的性质而与其他生物碱分离。

三、实 验 步 骤

1. 苦参生物碱的提取和交换

取苦参粗粉100g，加适量0.5%硫酸湿润膨胀后，装入渗漉桶中，以0.5%硫酸1 500mL渗漉，渗漉速度约2～3mL/min，接收渗漉液。将渗漉液通过装有湿重60g阳离子交换树脂的树脂柱进行交换，交换速度为2～3mL/min，测定不同交换时间流出液pH的变化。然后将树脂倒入烧杯中，以蒸馏水洗至洗液无色，于布氏漏斗中减压抽干后，置搪瓷盘中室温晾干。

2. 总生物碱的洗脱

将上述晾干的树脂置烧杯中，加入10%浓氨水，拌匀，加氨水适量，以手握成团但不粘手为宜，密闭放置20min后，装入滤纸袋，置索氏提取器中，以氯仿连续回流提取至提取液无生物碱反应（取提取液中部的氯仿液滴在滤纸上，喷改良碘化铋钾试剂来判断）。氯仿液回收氯仿，残留液置蒸发皿中，水浴蒸干，得残留物。将残留物以丙酮回流溶解，过滤，溶液回收2/3的丙酮，加盖放置，结晶，即得粗品总碱的白色结晶。

3. 精制

上述粗品总碱以少量丙酮(约总碱量的 30～40 倍)回流溶解,过滤。滤液回收少量丙酮后放置,结晶抽滤,干燥,即得以氧化苦参碱为主的精品苦参总碱。

4. 氧化苦参碱的分离

将上述精品苦参总碱中加入少量氯仿,振摇至全部溶解。向氯仿溶液中加入氯仿量的 7～10 倍的乙醚,振摇,至沉淀不再增加,过滤,得沉淀为氧化苦参碱。溶液通过氧化铝柱色谱,苯洗脱,得苦参碱。简化流程如下:

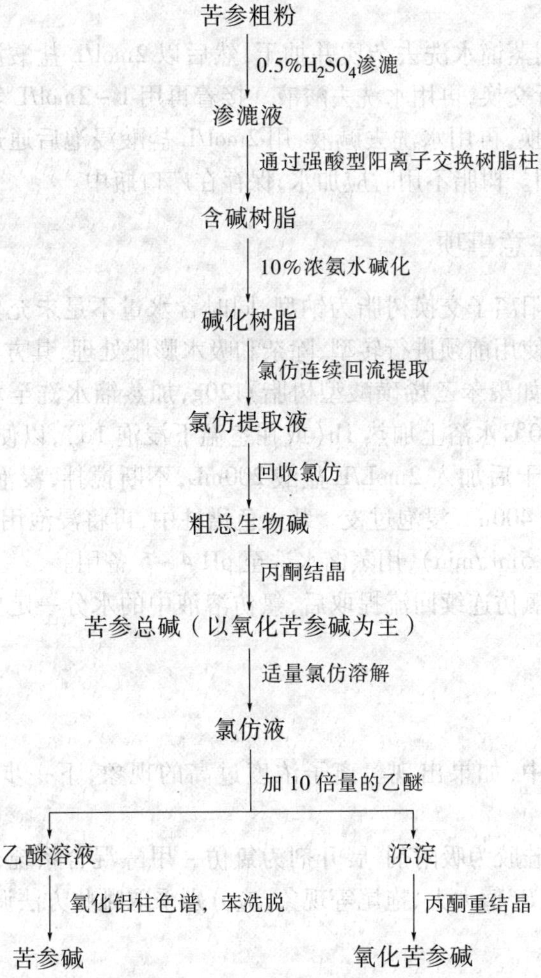

5. 薄层鉴定

(1) 硅胶薄层层析

薄层板:以羧甲基纤维素钠为粘合剂的硅胶 G 薄层板。

供试品溶液：分离的氧化苦参碱及苦参碱分别制备成1mg/mL氯仿溶液。

对照品溶液：氧化苦参碱及苦参碱对照品氯仿溶液(1mg/mL)。

展开剂：氯仿-甲醇-氨水(15:4:0.5)或氯仿-甲醇(9:2)。

显色剂：改良碘化铋钾试液。

(2) 氧化铝薄层层析

薄层板：中性氧化铝薄层板。

展开剂：氯仿-甲醇(19:1)，展开三次。

显色剂：改良碘化铋钾试液。

6. 树脂再生

使用过的树脂用蒸馏水洗去杂质并抽干，然后以2mol/L盐酸浸泡后装柱，使酸液通过树脂进行交换，再用水洗去酸液。接着再用1~2mol/L氢氧化钠(或氯化钠)溶液进行交换，再用水洗去碱液，用2mol/L盐酸浸泡后通过树脂，用水洗去酸液后即可再用。树脂不用时应加水，保存在广口瓶中。

四、实验说明及注意事项

1. 由于市售的阳离子交换树脂为钠型，同时含水量不足未充分膨胀，而且往往含有杂质，因此使用前须进行转型、除杂和吸水膨胀处理，其方法如下：取市售阳离子交换树脂(如聚苯乙烯磺酸型树脂)120g，加蒸馏水洗至水色较浅，再加蒸馏水浸泡并在80℃水浴上加热1h(或在室温下浸泡1d)，以便树脂充分膨胀。倾去水，减压抽干后加入2moL/L盐酸200mL，不断搅拌，浸泡1h，倾去酸水，再加2mol/L盐酸400mL浸泡过夜。装入色谱柱中，再将浸泡用的2mol/L盐酸全部通过树脂(4~5mL/min)，用蒸馏水洗至pH 4~5备用。

2. 碱化树脂以氯仿连续回流提取后，氯仿溶液中的水分一定要除尽，否则影响结晶效果。

思 考 题

1. 在渗漉过程中，如果出现氢离子浓度过高的现象，下一步对交换有何影响?

2. 薄层色谱用硅胶为吸附剂，展开剂为氯仿-甲醇混合系统，若展开后出现化合物*Rf*值太小、*Rf*值太大、拖尾等现象，应分别采取哪些方法调整?

参 考 文 献

王国清，等. 中草药，1991，22(3)：11~13

实验二　黄芩中黄芩苷的提取、分离与鉴定

一、实验目的

1. 掌握根据溶解性能进行黄酮类化合物的提取分离方法。
2. 掌握黄酮类成分的主要性质,以及常用检识方法。

二、实验原理

根据黄芩苷在热水中溶解度大,在强酸性条件下易析出沉淀的性质,从黄芩中提取黄芩苷;并利用其溶于碱不溶于酸的性质使之与酸性杂质分离;利用黄芩苷和黄芩素在乙醇中溶解度的差异将二者分离。

黄芩苷为浅黄色针状结晶,熔点 223～225℃,易溶于 *N*,*N*－二甲基甲酰胺(DMF)、吡啶,可溶于碳酸氢钠、碳酸钠、氢氧化钠等碱性溶液,但在碱液中不稳定,渐变暗棕色。微溶于热乙酸,难溶于甲醇、乙醇、丙酮,几乎不溶于水、乙醚、苯、氯仿等。

三、实验步骤

1. 黄芩苷的提取分离

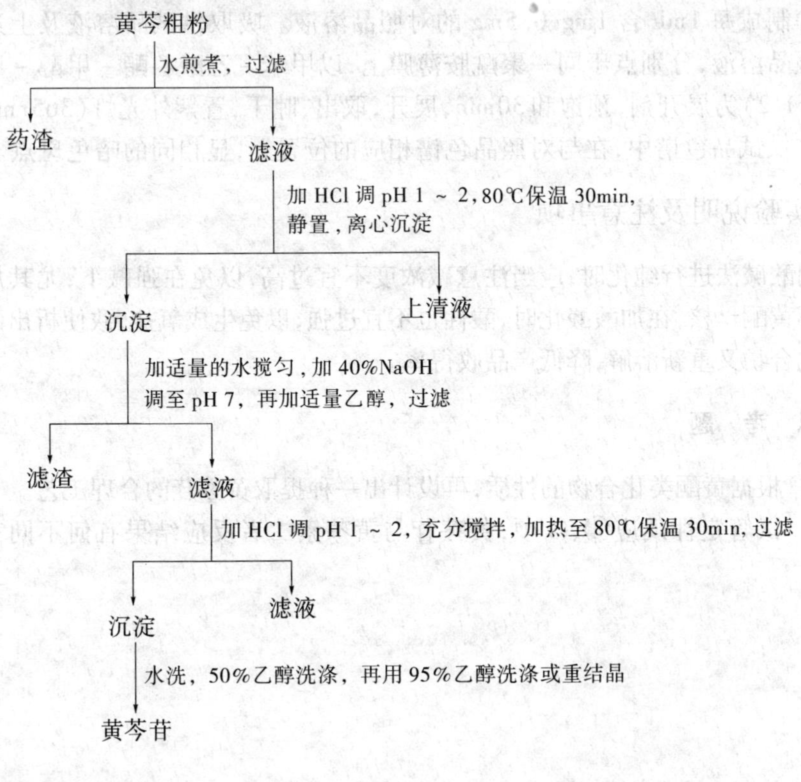

2. 黄芩苷、黄芩素的鉴别

(1) 显色反应　取样品稀乙醇溶液 1mL，做如下试验。

① 盐酸 - 镁粉反应：加少许镁粉，加浓盐酸 1 ~ 2 滴，观察颜色。

② 三氯化铁反应：加 1% 三氯化铁乙醇液 1 ~ 2 滴，观察颜色。

③ 三氯化铝反应：加 2% 三氯化铝乙醇溶液 2 ~ 3 滴，观察颜色。

④ 中性醋酸铅反应：加中性醋酸铅溶液 1 ~ 2 滴，观察沉淀。

⑤ Molish 反应：加萘酚 1 ~ 2 滴后振摇，然后沿管壁加适量浓硫酸，观察两层界面处的颜色。

(2) 薄层层析

① 纸层析：新华 1 号滤纸。

展开剂：正丁醇 - 冰醋酸 - 水(4∶1∶5，上层)。

显色：ⓐ紫外光，ⓑ2% 氯化铁乙醇液，ⓒ1% 三氯化铝乙醇液，看荧光。

样品：自制黄芩苷、黄芩素的乙醇溶液。

对照品：黄芩苷、黄芩素的乙醇溶液。

展开方式：上行展开。

② 硅胶薄层层析：取自制黄芩苷、黄芩素样品适量，加甲醇制成每 1mL 含 1mg、0.5mg 的溶液，作为供试品溶液；再取黄芩苷对照品、黄芩素对照品，加甲醇制成每 1mL 含 1mg、0.5mg 的对照品溶液。吸取供试品溶液及上述两种对照品溶液，分别点于同一聚酰胺薄膜上，以甲苯 - 乙酸乙酯 - 甲醇 - 甲酸(10∶3∶1∶2)为展开剂，预饱和 30min，展开，取出，晾干，置紫外光灯(365nm)下检视。供试品色谱中，在与对照品色谱相应的位置上，显相同的暗色斑点。

四、实验说明及注意事项

用酸碱法进行纯化时，应当注意碱浓度不宜过高，以免在强碱下，尤其加热时破坏黄酮母核，在加酸酸化时，酸性也不宜过强，以免生成氧盐，致使析出的黄酮类化合物又重新溶解，降低产品收得率。

思　考　题

1. 根据黄酮类化合物的性质，再设计出一种提取黄芩苷的合理工艺。

2. 试管定性反应④、⑤项，黄芩苷与黄芩素二者反应结果有何不同？为什么？

第三部分

中成药的制剂技术

第一章 绪 论

［教学目标］

1. 掌握中药制剂学的含义及性质。

2. 熟悉中药制剂学的发展。

3. 了解中药制剂学在中医药事业中的地位与作用。

第一节 概 述

一、中药制剂学的含义与性质

中药在给药之前，需要对药材进行加工处理，去粗取精，制成适宜的剂型，以充分发挥药效，减小服用体积，服用方便，便于携带同时减少不良反应等，这一制备过程被称为中药制剂。

中药制剂学是以中医药理论为指导，运用现代科学理论与技术，研究中药药剂的配制理论、生产技术、质量控制与合理应用等内容的综合性应用技术科学。其主要特点如下：

（1）中药制剂的处方是在中医药理论指导下组成的。

（2）中药制剂工艺过程的设计和实施是以保障君药、臣药的有效成分的提取率，同时注意多成分的相互协同作用，确保原处方特有的疗效为指导思想。

（3）中药制剂的质量标准，不仅要按制剂通则进行检查，还应选定处方中的君药、臣药的有效成分或指标成分作为制剂的定性鉴别成分和含量控制指标。

（4）中药制剂的药效学研究，不仅运用现代药理学方法及模型，同时还尽可能建立符合中医辩证要求的动物模型来进行。

（5）中药制剂的临床应用是在中医药理论的指导下因人、因时辩证用药。

二、中药制剂学的任务

中药制剂学坚持中医药特色，加强中药传统知识与现代科学技术的有机结合，在保持中医药特色的前提下，将中医药的传统理论、技术与现代制剂理论、技术进行融合，力求反映制剂生产与实际应用的时代水平，充分反映中医药的新成果、新技术、新工艺、新设备。

中药制剂学的基本任务是研究将中药制成适宜的剂型，并使制剂有效、安全、稳定、可控，保证以质量优良的药剂满足医疗卫生工作的需要，产生较好的社会效益和经济效益。其主要任务有：

（1）学习、继承和整理祖国医药学中有关药剂学的理论、技术和经验，发掘整理传统剂型和品种的制备技术和经验，使其系统化、科学化，为发展中药制剂奠定基础。

（2）充分吸收和应用现代药剂学的理论知识和研究成果，同时结合相关学科中的理论、技术等，加速实现中药制剂现代化。

（3）加强中药制剂学基本理论的研究，揭示中药制剂的内在规律，运用数学方法设计药物剂型，运用物理化学的理论预测制剂的稳定性。

（4）积极寻找新辅料，以满足中药新剂型、新制剂研究，提高生产效率和产品质量。

三、中药制剂学在中医药事业中的地位与作用

中药制剂学是专门研究中药剂型和药剂的科学，任何一种药物在临床使用前都必须制成适合于患者使用而且安全、有效、稳定的给药形式，而中药制剂正是应用各门相关学科的基础知识来研究中药剂型的综合科学，它在中医药事业中正在发挥越来越重要的作用。在人类对健康水平要求不断提高的今天，研究和生产更多更好的中药新剂型和新药剂是历史赋予我们药学工作者的重任。中药制剂学作为中医与中药联系的纽带与桥梁，在中药工业化生产与医疗卫生实践中占有极其重要的地位，具有推动中医药不断发展的作用。国家选择"中药科技产业"作为切入点，形成了"中药现代化产业行动计划"，对振兴中医药事业，提高中药产业的国际竞争力，具有重要的现实意义和深远的历史意义。

第二节 中药制剂学的发展

一、中药制剂学的发展简况

在源远的中医药发展过程中，中药制剂学是在人类与疾病长期斗争的实践中发展起来的，最初大多是将新鲜动植物药直接使用，几千年来，前人为中药制剂的剂型理论、加工技术以及临床应用等留下了极其宝贵的遗产。随着社会的进步、科学技术的发展和医药水平的提高，中药制剂学的制备理论与工艺技术不断发展和完善，制剂的产品质量和疗效不断提高，逐步形成了我国独特的中药制剂生产。

二、中药制剂学的研究进展与方向

现代科学技术的发展推动了中医药事业的不断进步。中药研究也由过去的发掘、整理、提高，向系统化、科学化和现代化方向探索发展。中药制剂学作为中

药现代化研究的一个主干学科，围绕着如何把药物制成适宜的剂型这一基本任务，吸引了多学科医药工作者的研究兴趣，采用多种方法和手段开展了新技术、新剂型、新辅料、新设备以及制剂稳定性和生物有效性等方面的实验研究，取得了令人瞩目的成绩，为中药实现现代化、参与国际竞争奠定了基础。

1. 中药制剂剂型的发展

现代中药制剂剂型的发展大致分为四个阶段：

(1) 第一代制剂　为普通的制剂，如片剂、丸剂、颗粒剂等。

(2) 第二代制剂　为长效制剂。

(3) 第三代制剂　为控释制剂，包括各种口服控释制剂和透皮给药制剂。

(4) 第四代制剂　为靶向制剂。

目前新剂型的研究，侧重于控释制剂和靶向制剂。

在临床用药中，片剂、颗粒剂、胶囊剂、软膏剂、注射剂等剂型仍然占主导地位，在将来很长时期，这些剂型仍将发挥极其重要作用。作为制剂的基本形式，不仅各种速效和短效的药物制剂需要采用这些形式给药，即使目前迅速发展的药物传输系统，最终仍然需要使用这些剂型。以片剂而论，不仅在片形、色泽、大小等外观指标上更趋于完美，如薄膜衣片、微型片以及心形片、环形片等各种异形片更容易为不同病人所接受和使用，而且内在质量也不断提高，保证了用药的安全性和有效性。此外，各种新型片剂也陆续出现，如多层片、包心片、分散片、咀嚼片、泡腾片和口含片等。在这些片剂的发展中，既包含了新颖的设计思想和方法，又包含了各种新型压片机、高速压片机、高效包衣机和大量新辅料的应用。

2. 新技术、新工艺的发展

(1) 超细粉碎技术；

(2) 浸提技术（包括半仿生提取法、超临界流体萃取法、超声波提取法）；

(3) 分离纯化技术（絮凝沉降、高速离心技术）；

(4) 浓缩干燥技术；

(5) 中药制粒技术（快速搅拌制粒、沸腾制粒、喷雾干燥制粒）；

(6) 中药包衣技术；

(7) 包合技术等。

这些新技术在以后的章、节具体阐述。

3. 新设备的发展

自1969年第22届世界卫生组织大会提出“药品生产质量管理规范”(GMP)以来，药品生产设备在高效的同时如何符合GMP的要求则成为制剂机械设备发展的前提。为了获得对药品质量的更大保障和用药安全，制剂设备将向密闭生产、高效、多功能、连续化和自动化方向发展。固体制剂生产中的流化床一步制粒设备和工艺在20世纪60～70年代即已得到推广应用，在20世纪

70～80 年代又开发了移动缸式和固定缸式高速混合制粒机；同时在 20 世纪 80 年代又开发了集混合、制粒、制丸、干燥、包衣为一体的高效流化制粒设备，满足了制作缓释颗粒或微丸和包衣的需要。另外，其他先进的生产设备还有高效包衣机、高效干燥制粒机、连续在线混合机、多功能混合机等。

4. 新辅料的发展

中药制剂所用的辅料不仅是药物成型的物质基础，而且与制剂成型的难易、药物的质量、稳定性、安全性、给药途径、释药速度、临床疗效以及新剂型、新产品的开发都有密切的关系。辅料、设备与制剂技术是构成一个理想剂型和优良制剂不可缺少的三大支柱，而且新辅料的开发也为新剂型和新制剂的开发奠定了基础。中药制剂是由具有药效的原料和促进药效或增强稳定性的辅料组成，中药制剂新辅料的研究主要有两个发展方向，一是“药辅合一”，二是将辅料作为处方的一味药使用。在用辅料时，注重“辅料和药效相结合”。目前中药制剂可选用的新辅料主要有：乳糖、微晶纤维素、微粉硅胶、羧甲基淀粉钠、甘露醇、羟乙基淀粉、聚维酮、预凝胶淀粉、羧甲基乙基纤维素、二氧化硅、海藻酸钠、氮酮、β－环糊精、聚乙二醇等。

5. 制剂质量标准的发展

随着我国制药行业的快速发展，为适应国际医药市场的要求，中药制剂质量标准的研究受到重视，在质量控制分析方法、制订质量标准及稳定性考察等方面有了重大进展。紫外光谱、红外光谱、高效液相色谱、气相色谱、气相－质谱联用、电泳、原子吸收光谱、原子发射光谱等已广泛应用于质量控制。

思 考 题

1. 中药制剂学的基本任务是什么？
2. 中药制剂学发展的方向有哪些？

参 考 文 献

张兆旺. 中药药剂学. 北京：中国中医药出版社，2003

第二章　中药粉碎与提取技术

［教学目标］

1. 掌握药料粉碎、筛析和混合的方法。
2. 掌握中药常用的浸提方法、分离方法、精制方法。
3. 掌握常用浓缩方法、常用干燥方法。
4. 熟悉影响粉碎、筛析、混合、浸提、分离、精制、浓缩和干燥的因素。
5. 了解粉碎、筛析、混合、浸提、分离、精制、浓缩和干燥的含义和目的。

第一节　粉碎、筛析、混合

一、粉　　碎

1. 粉碎的含义和目的

粉碎是指借机械力将大块固体物料制成适宜程度的碎块或细粉的操作过程。它是中药制药过程中基本的单元操作之一，是制备散剂、片剂、颗粒剂、胶囊剂、浸出药剂、混悬液等的一个重要工序。

粉碎的目的是：①增加药物的表面积，有利于中药材有效成分的浸出，便于提取；②有利于制备多种剂型；③便于调剂和服用；④便于新鲜中药材的迅速干燥。

2. 粉碎的方法

(1) 干法粉碎　干法粉碎系指将药物适当干燥处理，使药物中的水分降低到一定限度（一般应少于5%）再粉碎的方法。一般植物药材含水量约为9%～15%，可直接用于粉碎，绝大多数的中药材，均采用干法粉碎。由于处方中药物软硬度、油润性、黏性、粉性等的不同，在粉碎时可分别采用混合粉碎、单独粉碎。

① 单独粉碎（单研）：系将一味药物单独粉碎，便于应用于各种复方制剂中。通常需要单独粉碎的药材包括：ⓐ贵细药物（如人参、麝香等，主要目的为了避免损失，提高粉碎收率）、毒剧药物及刺激性强的药物（如红粉、蟾酥等，主要目的为了避免损失，防止中毒、便于清场，利于劳动保护）。ⓑ某些氧化性、还原性强的药物（如硫黄、火硝、雄黄等，主要目的为了避免爆炸）。ⓒ质地坚硬不便与其他药混合粉碎的药物（如磁石、代赭石，主要目的是便于设备操作，同时防止此类药物在粉碎时温度过高而引起其他植物药材的燃烧）。ⓓ处方中黏软

性差异较大的药物(如乳香、没药,与其他药材混合粉碎时易粘附其他药,可先将其单独粉碎后,再与其他药材混合粉碎)。

② 混合粉碎:将中药复方制剂中的全部或部分药料混合在一起进行粉碎的方法称为混合粉碎。这样既可避免一些黏性(如枸杞子、熟地黄等)、油润性(如桃仁、杏仁、黑芝麻等)及单粉后易聚结药物单独粉碎的困难,又可使粉碎与混合操作结合进行,提高生产效率。但如果需粉碎的物料中含有大量的黏性和油性成分的药料时,需经特殊处理后方能粉碎,常用的方法有"串料"、"串油"等。

串料:处方中含有大量糖分、胶树脂、黏液质的药料(如天冬、麦冬、地黄等),粉碎时将处方中黏性大的药料留下,先将其他药材混合粉碎成粗粉,再将其陆续掺入,再粉碎一次。黏性物质在粉碎过程中,及时被先粉碎出的药粉分散并吸附,使粉碎与过筛得以顺利进行。例如六味地黄丸中的熟地黄、山茱萸;冠心苏合丸中的乳香等药味,在粉碎时均采用"串料"操作。

串油:处方中含有大量油脂性药料(如杏仁、桃仁、酸枣仁、核桃仁、补骨脂等),粉碎时将处方中"油性"大的药料留下,先将其他药料混合粉碎成细粉,然后将油脂类药料陆续掺入,再粉碎一次。这样因先粉碎出的药粉可反复多次及时将油吸收,降低粉料油性,不使其粘附粉碎机与筛孔。例如柏子养心丸中柏子仁、酸枣仁;乌发丸中女贞子、黑芝麻等在粉碎时均采用"串油"操作。

(2) 湿法粉碎 湿法粉碎系指往药物中加入适量水或其他液体进行研磨粉碎的方法,又称加液研磨法。通常液体的选用是以药物遇湿不膨胀,两者不起变化,不妨碍药效为原则。其目的是使药料借液相分子渗入颗粒裂隙,减少分子间引力而利于粉碎,同时对于某些刺激性较强或有毒药物,可避免粉尘飞扬。

① 水飞法:水飞法系将药物与水共置于研钵或球磨机中一起研磨,使细粉漂浮在液面或混悬于水中,然后将此混悬液倾出,余下的药物再加水反复研磨,直至全部研磨完毕。将研出的混悬液合并,沉降,倾出上清液,将细粉干燥,即得极细粉。如朱砂、炉甘石、珍珠等的粉碎。但水溶性的矿物类药物不能采用水飞法,如芒硝、硼砂等。

② 加液研磨法:加液研磨法是在要粉碎的药物中加入少量的液体后研磨至所需粒度的粉碎方法。如粉碎冰片、薄荷脑时通常加入少量乙醇或水;粉碎麝香时常加入少量水,俗称"打潮",尤其到剩下坚硬的麝香渣时,"打潮"更加有必要。中药传统经验中有"轻研冰片,重研麝香"之说。

(3) 低温粉碎 物料在低温时脆性增加,易于粉碎,低温粉碎是将物料冷却后或在低温条件下进行粉碎的方法。有如下特点:①用于粉碎在常温下粉碎困难的物料,如软化点低、熔点低及热可塑性物料,如树脂、树胶、干浸膏等;②含水、含油虽少,但富含糖分,具一定黏性的药物也能低温粉碎;③可获得更细的粉末;④能保留物料中的挥发性成分。

低温粉碎一般有下列三种方法：①物料先行冷却或在低温条件下，迅速通过高速撞击或粉碎机粉碎，如含糖分较多的物料、中药浸膏等；②粉碎机壳通入低温冷却水，在循环冷却下进行粉碎，目前粉碎机已较为普遍地采用此法；③将物料与干冰或液氮混合后粉碎。

(4) 超细粉碎　当前，粉碎加工技术正趋向于朝微粉化技术和纳米技术方向发展。超细粉碎是20世纪60年代末发展起来的一门高新技术，能在很短的时间内将固体物料粉碎成粒径均匀的超细粉。

超细粉体通常分为纳米级、亚微米级以及微米级粉体，粉体粒径为1～100nm的称为纳米粉体；粒径为0.1～1μm的称为亚微米粉体；粒径大于1μm的称为微米粉体。

目前，通过对粉碎技术和设备的开发研究，可以制得微米、亚微米甚至纳米级的粉体。超细粉碎后植物细胞的破壁率高，通常可达95%，有利于药物成分的释放或溶出，减少提取时间和溶剂用量；提高药物的生物利用度，提高疗效，为剂型改革创造了有利的条件(例如超细粉碎后可制成混悬型注射剂、混悬型滴眼剂使用)。

二、筛　析

1. 筛析的含义和目的

筛析是将药物粉末按粗细不同进行分离的技术。筛就是通常所说的过筛，指粉碎后的药料粉末通过一定大小孔径的网孔使粗粉与细粉分离的操作；析即离析，系指粉碎后的药料粉末借空气或液体(水)流动或旋转的力，使粗粉(重)与细粉(轻)分离的操作。

筛析的目的是：

(1) 将粉碎好的颗粒或粉末，分成不同的细度等级，供制备各种剂型的需要；物料无论用何种粉碎器械粉碎，所得粗、细程度总是不均的，一般情况下过细、过粗的粉粒较少，中等粉粒最多，粗细粉粒混合得也不均匀，因此必须过筛，以得到粗细均匀的物料。

(2) 起混合作用，可解决物料粉碎时超细粉的聚团现象，从而保证复方组成的均匀性。

(3) 能及时将合格粉末筛出，以提高粉碎效率。

2. 影响过筛的因素

在筛粉过程中，由于受到摩擦和表面能等多种因素的影响，并非所有小于筛孔的粉末都能通过筛孔。影响过筛效率的因素主要有以下几点：

(1) 粉体的性质　它是决定过筛效率的主要因素，包括粉体的形状，表面状态，带电性等。只有微粒松散、流动性好才易过筛。粉体黏性大、易结块，会影响过筛效率。

（2）振动与筛网运动速度　粉体在存放过程中，由于表面能趋于降低，易形成粉块，因此过筛时需要不断地振动，才能提高效率。

（3）粉层厚度　药筛内的药粉不宜太多，让粉末有足够的余地在较大范围内移动而便于过筛。同样药粉层也不宜太薄，否则会影响过筛效率。筛网粘附药粉应及时清刷。

（4）过筛设备的类型及构造、筛面的倾角、筛孔大小及形状　应合理选用并注意防止粉尘飞扬。

三、混　合

1. 混合的含义和目的

混合是指将两种以上固体粉末相互均匀分散的过程或操作。其目的在于使多组分物质含量均匀一致。混合是制剂生产工艺中的基本操作之一，意义重大，混合结果直接关系到制剂的外观及内在质量。如在颗粒剂、片剂等的生产中，混合不好会出现色斑、崩解时限不合格等现象，且影响药效。对于含有剧毒药的复方制剂尤为重要。

2. 混合的原则

（1）组分药物比例量　组分药物比例量相差悬殊时，不易混合均匀。这种情况可采用“等量递增法”混合，即先取处方中量小的组分，加入等量量大组分稀释均匀，再加入与此混合物等量的量大的组分稀释均匀，如此倍量增加至加完全部量大的组分为止，混合均匀，过筛。

（2）组分药物的密度　组分药物密度相差悬殊时，较难混匀，应注意混合操作中的检测。

（3）混合时间　一般来讲，混合的时间越长各组分的分布越均匀，但所需的混合时间应由混合药物的多少、使用器械的性能以及药粉的性质（如黏性）而定。

（4）其他　组分药物的粉体性质会影响混合均匀性，如粒度分布、粒子的形态、粒子的密度、含水量、粘附性等；组分的色泽相差悬殊，也应注意混合的均匀性。

3. 混合方法

最常用的混合方法有搅拌混合、研磨混合与过筛混合。

（1）搅拌混合　少量药物制备时，可用适宜的器具搅拌使之混合。药物量大时用该法不易混匀，大量生产时，常用混合机。如槽式混合机、双螺旋混合机及混合桶等。

（2）研磨混合　系将各组分药粉置研钵中共同研磨的混合操作，此法适用于小量尤其是结晶性药物的混合，不适宜于具吸湿性和爆炸性成分的混合。大量生产可在球磨机内进行。

① 打底套色法：此法为中药药粉进行混合的一种经验方法。所谓“打底”，系指将量少的、色深的药粉先放入研钵（在混合之前应先用其他量多的药粉饱和研钵）中作为基础；然后将量多的、色浅的逐渐分次加入研钵中，轻研，使之混匀，即是套色。此法缺点是侧重色泽，而忽略了粉体粒子等比容易混合均匀的机理。

② 等量递增法：两种物理状态和粉末粗细均相似的药物容易混匀，两种药粉等量混合时一般容易混匀。若药物比例量相差悬殊时，则不易混合均匀，这种情况下应采用“等量递增法”，习称“配研法”，容易在短时间内混匀。其方法是：取量小的组分及等量的量大组分，同时置于研钵中混合均匀，再加入与混合物等量的量大组分稀释均匀，如此倍量增加直至加完全部量大的组分为止，混匀，过筛；若各组分的密度相差悬殊时，一般将密度小的先放入研钵内，再加等量密度大的研匀，这样可避免密度小的组分浮于上部或飞扬，而密度大的组分沉于底部则不易混匀；若各组分的色泽深浅相差悬殊时，一般先将色深的组分放入研钵中，再加等量色浅的组分研匀。总之，量小的、密度小的、色深的组分先加入研钵中，然后加入等量的量大的、密度大的、色浅的组分，混匀，逐渐等量稀释直至全部混匀；若以上比例量、密度、色泽三因素在各组分中出现矛盾时，则应酌情处理。

（3）过筛混合　系将各组分药粉先初步混合在一起，再通过过筛的方法使之混匀，尤其适合粉碎中产生的极细粉与普通粉的混合。对于密度相差悬殊的组分来说，由于较细较重的粉末先通过筛网，造成药粉分层，故在过筛后仍须加以适当的搅拌混合方能混匀。过筛混合时所选用的筛网目数，一般较所要求的粉末目数低20～40目，如要求粉末的粒度为100目，则选用80目或60目的筛网进行过筛混合。

第二节　中药的提取、分离与精制

一、概　述

1．药材成分与疗效

中药材种类繁多，所含的化学成分也非常复杂，浸提过程中所浸出的药材成分的种类及数量与中药制剂的疗效具有密切的关系，通常按照药理作用和组成性质将它们分为药效物质与杂质。其中药效物质包括有效成分（有效部位）和辅助成分，杂质包括无效成分和组织成分。

2．中药提取、分离、精制的目的

中药制剂复方用药、多成分、多途径、多环节、多靶点的特点使得中药制剂的疗效在很大程度上取决于中药提取、分离、精制等方法的选择是否恰当,工艺过程是否科学、合理。提取、分离、精制的目的就是最大限度地提取有效成分或有效部位,最大限度地去除无效成分或有害成分,增加制剂的稳定性,减少服用量,提高疗效。

二、中药的提取

提取又称浸提或浸出,系指用适宜的溶剂和方法从药材中提取有效成分的操作过程。用于浸提的溶剂称浸提溶剂或浸提溶媒,用浸提法制得的制剂称浸提制剂。

提取是中药制剂中最重要、最基本的操作之一。现在的中成药除少数剂型是用中药原粉制成外,绝大多数剂型都需要通过提取这一基础操作,以尽可能多地提出药材内有效成分,从而达到提高疗效、促进吸收、减少用量、服用方便等目的。

1. 中药提取的过程

中药的提取过程一般可分为浸润、渗透、解吸、溶解、扩散等几个相互联系的阶段。

2. 影响提取的因素

(1) 药材粒度　药材的粒度要视所提取的溶剂和药材的性质而有所区别。一般说来药材粉碎得越细,浸出效果越好。但是药材粒度太小也不利浸出。其原因是:①过细的粉末对药液和成分的吸附量增加,造成有效成分的损失;②药材粉碎过细,破裂的组织细胞多,浸出的杂质多;③药材粉碎过细给浸提操作带来困难,例如过滤困难,渗漉时易堵塞等。因此,浸提时宜用薄片或粗粉(通过一号筛或二号筛)。

(2) 药材成分　有效成分多为小分子物质,主要含于最初部分的浸出液中。大分子成分多属于无效成分。但应指出,有效成分扩散的先决条件还在于其溶解度的大小。

(3) 浸提温度　浸出温度高有利于可溶性成分的溶解和扩散,促进有效成分的浸出。而且温度适当升高,可使细胞内蛋白质凝固破坏,杀死微生物,有利于浸出制剂的稳定性。但温度也不宜太高。其原因是:①使某些成分被破坏,挥发性成分损失;②无效成分浸出增加,杂质增多。

(4) 浸提时间　浸提过程的每一阶段都需要一定的时间,因此若浸提时间过短,将会造成药材成分浸出不完全。但当扩散达到平衡时,时间就不起作用。此外,长时间的浸提会使杂质增加。若以水作为溶剂时,长期浸泡则易霉变,影响浸提液的质量。

(5) 浓度梯度　浓度梯度是指药材组织内的浓溶液与其外部溶液的浓度差。它是扩散作用的主动力。增大浓度梯度能够提高浸出效率。常用的增大浓度梯度的方法有:①不断搅拌;②更换新鲜溶剂;③强制浸出液循环流动;④用流动溶剂渗漉法。

(6) 溶剂 pH　浸提溶剂的 pH 与浸提效果有密切关系。调节浸提溶剂的 pH 可利于药材中某些弱酸、弱碱性有效成分在溶剂中的解析和溶解。如用酸性溶剂提取生物碱,用碱性溶剂提取皂苷等。

(7) 浸提压力　提高浸提压力有利于加速浸润与渗透过程,缩短浸提时间。同时在加压下的渗透,可使部分细胞壁破裂,亦有利于浸出成分的扩散。但当药材组织内已充满溶剂之后,加大压力对扩散速度则没有影响。对组织松软的药材,容易浸润的药材,加压对浸出影响也不显著。

有许多新技术不断应用于中药材的浸提过程,如用超声波提取、流化浸提、电磁场下浸提、电磁振动下浸提、脉冲浸提等强化浸提方法可收到较好的浸提效果。

3. 浸提常用溶剂

水、乙醇。

4. 浸提辅助剂

酸、碱、甘油、表面活性剂。

5. 常用浸提方法

(1) 煎煮法　煎煮法系指用水作溶剂,加热煮沸浸提药材成分的一种方法。又称煮提法或煎浸法。适用于有效成分能溶于水且对湿、热较稳定的药材。用水作浸出溶剂,浸提液中除有效成分外,往往杂质较多,给精制带来不利,且煎出液易霉败变质。但因其符合中医传统用药习惯,溶剂价廉易得,至今仍为最广泛应用的基本浸提方法。

操作方法:煎煮法属于间歇式操作。一般是先对药材进行前处理,然后取处方规定量药材,置适宜煎煮器中,加水适量,浸泡适宜时间,加热至沸,保持微沸状态一定时间,分离煎出液,药渣按规定煎煮 1～2 次,至有效成分充分浸出,合并煎出液,供进一步制成所需制剂。根据煎煮加压与否,可分为常压煎煮法和加压煎煮法,常压煎煮法适用于一般药材的煎煮,加压煎煮法适用于药材成分在高温下不易被破坏,在常温下不易煎透的药材。

(2) 浸渍法　浸渍法系指用定量的溶剂,在一定温度下,将药材浸泡一定的时间以浸提药材成分的一种方法。它是一种静态浸出方法。

浸渍法的类型按提取温度和浸渍次数可分为冷浸渍法、热浸渍法和重浸渍法三种。

① 冷浸渍法:该法是在室温下进行的操作,故又称常温浸渍法。其操作

是:取药材饮片,置有盖容器中,加入定量的溶剂,密闭,在室温下浸渍 3 ~ 5d 或至规定时间,经常搅拌,过滤,压榨药渣,将压榨液与滤液合并,静置 24h 后,过滤,即得浸渍液。此法可直接制得药酒和酊剂。若将浸渍液浓缩,可进一步制备流浸膏、浸膏、片剂、颗粒剂等。

② 热浸渍法:该法是将药材饮片置特制的罐中,加定量的溶剂,水浴或蒸汽加热,使在 40 ~ 60℃进行浸渍,以缩短浸渍时间,其他操作同冷浸渍法。由于浸渍温度高于室温,故浸出液冷却后有沉淀析出,应分离除去。

③ 重浸渍法:即多次浸渍法,此法可减少药渣吸附浸出液所引起的药物成分的损失量。其操作是:将全部浸提溶剂分为几份,先用第一份浸渍后,药渣再用第二份溶剂浸渍,如此重复 2 ~ 3 次,最后将各份浸渍液合并处理,即得。重浸渍法能大大地降低浸出成分的损失量。

(3) 渗漉法　渗漉法是将药材粗粉置渗漉器内,溶剂连续地从渗漉器的上部加入,渗漉液不断地从其下部流出,从而浸出药材中有效成分的一种方法。

渗漉法根据操作方法的不同,可分为单渗漉法、重渗漉法、加压渗漉法、逆流渗漉法。下面重点介绍单渗漉法。

① 单渗漉法:其操作一般包括药材粉碎、润湿、装筒、排气、浸渍、渗漉等 6 个步骤。

a. 药材粉碎:药材的粒度应适宜,过细易堵塞,吸附性增强,浸出效果差;过粗不易压紧,溶剂与药材的接触面积小,皆不利于浸出。一般以中国药典 2005 年版中等粉或粗粉规格为宜。

b. 润湿:药粉在装渗漉筒前应先用浸提溶剂润湿,使其充分膨胀,避免在渗漉筒中膨胀造成堵塞,影响渗漉操作的进行。一般加药粉 1 倍量的溶剂,拌匀后视药材质地,密闭放置 15min 至 6h,以药粉充分地均匀润湿和膨胀为度。

c. 装筒:根据药材性质选择适宜的渗漉器,膨胀性大的药粉宜选用圆锥形渗漉筒;膨胀性不大的药粉宜选用圆柱形渗漉筒。药粉装入渗漉筒时应均匀,松紧一致。装得过松,溶剂很快流过药粉,浸出不完全;反之,又会使出液口堵塞,无法进行渗漉。松紧程度视药材及浸出溶剂而定,若为含醇量高的溶剂则可压紧些,含水较多者宜压松些。装筒时,要分次装,并层层压平,不能过紧或过松。渗漉筒中药粉量装得不宜过多,一般装其容积的 2/3,留一定的空间以存放溶剂,以便连续渗漉和操作。

d. 排气:药粉填装完毕,先打开渗漉出口,再添加溶剂,以利于排除气泡。加入溶剂应始终浸没药粉表面,否则药粉干涸开裂,再加溶剂从裂隙间流过而影响浸出。

e. 浸渍:排除筒内剩余空气,待渗漉液自出口处流出,关闭活塞,流出的渗漉液再倒入筒内,并继续添加溶剂至浸没药粉表面数厘米,加盖放置 24 ~ 48h,

使溶剂充分渗透扩散，特别是制备高浓度制剂时更显得重要。

f. 渗漉：渗漉速度应符合各项制剂项下的规定。若太快，则有效成分来不及渗出和扩散，浸出液浓度低；太慢则影响设备利用率和产量。一般药材 1 000g 每分钟流出 1 ~ 3mL；大量生产时，每小时流出液应相当于渗漉容器被利用容积的 1/48 ~ 1/24。有效成分是否渗漉完全，虽可由渗漉液的色、味等辨别，如有条件时还应进行已知成分的定性反应加以判定。

若用渗漉法制备流浸膏时，先收集药物量 85% 的初漉液另器保存，续漉液用低温浓缩后与初漉液合并，调整至规定标准；若用渗漉法制备酊剂等浓度较低的浸出制剂时，不需要另器保存初漉液，可直接收集相当于欲制备量的 3/4 的渗漉液，即停止渗漉，压榨药渣，压榨液与渗漉液合并，添加乙醇至规定浓度与容量后，静置，过滤即得。

② 重渗漉法：重渗漉法是将渗漉液重复用作新药粉的溶剂，进行多次渗漉以提高渗漉液浓度的方法。例如欲渗漉药粉 1 000g，可分为 500g、300g、200g 3 份，分别装于 3 个渗漉筒内，将 3 个渗漉筒串联排列，先用溶剂渗漉 500g 装的药粉，收集初漉液 200mL，另器保存；续漉液依次流入 300g 装的药粉，又收集初漉液 300mL，另器保存，继之又依次将续漉液流入 200g 装的药粉，收集初漉液 500mL。将 3 份初漉液合并，共得 1 000mL。剩余续漉液，供以后渗漉同一品种新粉之用。

③ 加压渗漉法：加压渗漉是通过施加一定压力的方法进行多级渗漉。特点是充分利用浓度差，加快渗漉速度，提高渗漉效率。

④ 逆流渗漉法：是药材与溶剂在浸出容器中，沿相反方向运动，连续而充分地进行接触的一种方法。

（4）回流法　回流法系指用乙醇等易挥发的有机溶剂提取药材成分，将浸出液加热，其中挥发性溶剂馏出后又被冷凝，重复流回浸出器中浸提药材，这样周而复始，直至有效成分回流提取完全的方法。分为回流热浸法和回流冷浸法。

① 回流热浸法：将药材饮片或粗粉装入提取罐内，加溶剂浸没药材表面，回流浸提至规定时间，将回流液滤出后，再添加新溶剂回流 2 ~ 3 次，合并各次回流液，用蒸馏法回收溶剂，即得浓缩液。

② 回流冷浸法：少量药粉可用索氏提取器提取。大量生产时采用循环回流冷凝装置，其原理同索氏提取器。

（5）水蒸气蒸馏法　水蒸气蒸馏法系指将含有挥发性成分的药材与水共蒸馏，使挥发性成分随水蒸气一并馏出的一种浸提方法。

其操作方法是将药材饮片或粗粉，用水浸润湿后，加适量水，直火加热蒸馏或通入水蒸气蒸馏，或将润湿的药材置有孔隔板上，下面加热使水沸腾产生蒸汽或直接通入蒸汽,使药材中挥发性成分随水蒸气馏出,由附有冷凝器的油水分离器接收,含量较高者可直接分离出挥发油,含量较低者可能仅获得芳香水,宜视制剂要求再行蒸馏。为提高馏出液的纯度或浓度,一般需进行重蒸馏,收集重蒸馏液。但蒸馏次数不宜过多,以免挥发油中某些成分氧化或分解。

(6) 超临界流体提取法　超临界流体提取法通常称为超临界流体萃取法。是利用超临界流体替代传统的有机溶剂,对混合物中化学成分进行萃取分离的技术。

在常温下超临界流体提取过程包括压缩、提取、减压、分离四个步骤,如二氧化碳以气态形式输入升压室升压和定温后,成为超临界流体,再将该流体通入提取器中,原料中的可溶性组分即溶解在流体中,然后随同该流体一起经过减压阀降压后进入分离器。在分离器内,溶质(通常为液体或固体)从超临界流体中分离出来,相当于用溶剂提取的提取和蒸馏过程。超临界流体与提取物分离后,经压缩机可循环使用。

(7) 半仿生提取法　半仿生提取法是既符合药物经胃肠道转运过程、适合工业生产、体现中医治病综合成分作用的特点,又有利于用单体成分控制制剂质量的一种中药复方制剂提取新技术。该方法采用选定 pH 的酸性水和碱性水依次连续提取,但由于该法的工艺条件要适合工业化大生产的需要,又不能完全与人体条件相同,仅半仿生而已,所以称为半仿生提取法。其目的是提取含指标成分高的“活性混合物”,所以不等同于纯酸碱法。

(8) 超声波提取法　超声波在媒质中传播可使媒质质点在其传播空间进入振动状态,强化溶质扩散、传质,即超声波机械作用机制。超声波在媒质质点传播过程中其能量不断被媒质质点吸收变成热能,导致媒质质点温度升高,即超声波热学作用机制。同时当大能量的超声波作用于提取介质,在振动处于稀疏状态时,介质被撕裂成许多小空穴,这些小空穴瞬时闭合,可产生高达几千大气压的瞬时压力,即空化作用机制。超声波依靠这些作用机制增大物质分子运动频率和速度,增加溶剂渗透力,使胞内物质释放、扩散及溶解。

超声波破碎过程是一个物理过程,浸提过程中无化学反应,被浸提生物活性物质在短时间内保持不变,生物活性不减,同时提高了破碎速度,缩短了破碎时间,极大地提高了提取效率,具有省时、节能、提取效率高等优点。但目前多用于实验室对小规模提取对象进行简单的工艺条件实验,适应大生产的设备及其作用机制还需进一步研究。

三、中药提取液的分离与精制

1. 分离

中药提取液是多种成分的混合物,既有有效成分,又有无效杂质。用适当的分离方法去除杂质可确保制剂的稳定性和制剂生产的顺利。中药浸提液的精制均要用到分离操作。分离方法一般有三种:沉降分离法、离心分离法和过滤分离法。

(1) 沉降分离法 沉降分离法是利用固体与液体介质密度相差悬殊,固体物靠自身重量自然下沉,与液体分离的一种方法。中药浸提液经过一定时间的静置(必要时冷藏),固体与液体分层明显,可以吸取上清液。此种方法分离不够完全,一般不单独使用,还需要离心或者过滤分离,但它可以去除大部分杂质,便于进一步操作,在实际生产中经常应用。

(2) 离心分离法 离心分离法是利用混合液中不同物质的密度差来分离物料的一种方法,离心分离的力为离心力,沉降分离的力为重力。所以离心分离法比沉降分离法更有效、迅速,含不溶性微粒的粒径很小或两种不相混溶的液体分离,均可采用离心分离法分离。

离心分离是将待分离的料液置于离心机中,借助离心机高速旋转产生的离心力,使料液中固体与液体或不相混溶的液体产生大小不同的离心力,而得到分离。

(3) 过滤分离法 过滤分离法系指将固–液混悬液通过多孔的介质,使固体粒子被介质截留,液体经介质孔道流出,而达到固–液分离的方法。

影响过滤速度的因素有:

① 滤渣层两侧的压力差,其值越大,则滤速越大。因此,常用加压或减压过滤法。

② 滤器的面积,在过滤的初期,过滤速度与滤器的面积成正比。

③ 滤材毛细管半径,滤速与滤材毛细管半径成正比。毛细管半径对坚固非压缩性滤渣层有一定值,而对软的易变形的滤渣层,若孔隙变小,阻力增大,滤速变慢。对可压缩性滤渣,常在料液中加入助滤剂,以减少滤饼的阻力。

④ 滤速与毛细管长度成反比,故沉积的滤渣层越厚,滤速越慢。

⑤ 滤速与料液黏度成反比,黏稠性越大,滤速越慢。因此,常采用趁热过滤或保温过滤。同时,应先滤清液,后滤稠液。

2. 精制

精制是采用适当的方法和设备除去中药提取液中无用杂质的操作。常用的精制方法有:水提醇沉法、醇提水沉法、超滤法、酸碱法、盐析法、澄清剂法、透析法、萃取法、大孔树脂吸附法等。下面对主要的方法加以介绍。

(1) 水提醇沉法 水提醇沉法是先以水为溶剂对药材进行提取,再加入适量的乙醇,沉淀除去提取液中杂质的方法。此法广泛应用于中药制剂中,以降低制剂的服用量和保证液体制剂的澄明度等。

根据药材有效成分在水和乙醇中的溶解性,通过水和不同浓度的乙醇交替处理，可保留苷类、生物碱类、有机酸类、氨基酸等有效成分，除去糊化淀粉、部分糖类、黏液质、树脂、树胶、蛋白质等无效成分。通常认为，料液中含乙醇量达到50%～60%时，可以除去淀粉等杂质；当含醇量达到75%以上，除鞣质、水溶性色素等少数无效成分外，其余大部分杂质均可沉淀而去除。

水提醇沉的基本步骤为：水提—浓缩—加醇搅拌—冷藏静置—过滤—回收乙醇浓缩

药材用适量水提取后，用适当的方式浓缩至适宜的相对密度，一般将药液浓缩至相对密度为1.12～1.16，再加乙醇处理。相对密度过低，则浓缩液量太多，增加乙醇用量；相对密度过高，醇沉时沉淀过快容易损失有效成分。可根据药材的性质确定浓缩的程度，如牡丹皮药材含淀粉多，其提取液浓缩至相对密度1.12时已相当黏稠，如再继续浓缩，浓缩液本身容易损失，醇沉时有效成分也损失较大。

加醇时应注意边加边搅，使含醇量逐渐升高，减少杂质对有效成分的包裹损失有效成分。加醇完毕后应继续适当地搅拌，冷却至室温，移至冷库中静置12～24h。先吸取上清液过滤，下层稠液或浊液再慢慢抽滤，可节省过滤的时间。滤液回收乙醇并继续浓缩，进入下一步工序。

（2）醇提水沉法　本法在中药制剂尤其是口服液的制备中应用较为普遍。是一种先用适宜浓度的乙醇对药材进行提取，再加入适量的水除去提取液中油脂、色素等杂质的方法。但其应用常常由于有效成分在水中溶解度有限而受到限制，如厚朴中的厚朴酚、五味子中的五味子甲素在醇提水沉操作中均损失较大。

（3）酸碱法　酸碱法是针对单体成分的溶解度与酸碱度有关的性质，在料液中加入适量的酸和碱，调节pH至一定范围，使单体成分溶解或析出，以达到分离目的的方法。如游离生物碱一般不溶于水，加酸后生物碱成盐而溶于水，再碱化后重新游离而析出，从而与杂质分离。再如在提取液中加新配制的氢氧化钙溶液至呈碱性，可使大量的鞣质、蛋白质、黏液质等成分沉淀，可过滤除去。但同时也能除去部分酚类、黄酮类、蒽醌类及一些酸性皂苷，在选用时应注意。

在中药生产中常用到“石硫法”，是在中药浓缩液中加入20%石灰乳调节pH至12，使生物碱游离析出，黄酮类与各鞣质也与钙离子生成螯合物析出，不过滤，再用20%～50%的硫酸调节pH至5～6，使生物碱成盐而溶解，黄酮螯合物可消除而溶解，但鞣质螯合物不溶解，可用过滤法除去。

（4）盐析法　盐析法是在含某些高分子物质的溶液中加入大量的无机盐，使其溶解度降低沉淀析出，而与其他成分分离的一种方法。主要用于蛋白质的分离纯化，其过程是可逆的，不会导致其变性。此外在提取挥发油时也用于蒸馏液中微量挥发油的分离。

（5）大孔树脂法　大孔树脂法近年来开始应用于中药的精制，并越来越受到重视。本法系利用大孔树脂或离子交换树脂的吸附性能，对药液中的成分进行分离而达到精制的目的。一般操作步骤为：中药材经过提取、浓缩，缓慢过大孔树脂柱，先用水洗脱除去糖类、无机盐等无用成分，必要时可用低浓度的乙醇洗脱去除特定的杂质，再用高浓度的醇洗脱以收集有效成分。中药提取液体积大，成分复杂，有效成分含量低，使用大孔树脂既可除去杂质成分，又可使有效成分聚集，广泛应用于中药有效部位的制备。例如从人参茎叶中提取人参皂苷，将人参茎叶提取液通过树脂柱，先用适量水洗脱，弃去洗脱液，再用70%乙醇洗脱，收集洗脱液，回收乙醇，浓缩干燥，所得人参皂苷粗品中人参皂苷含量可达70%以上。

（6）澄清剂法　澄清剂法是在中药液中加入一定量的澄清剂，利用它们具有可降解某些高分子杂质，降低药液黏度，或能吸附、包合固体微粒等特性来加速药液中悬浮粒子的沉降，再经过滤除去沉淀物而获得澄清药液的一种方法。它能较好地保留药液中的有效成分（包括多糖等高分子有效成分），操作简单，澄清剂用量少，能耗低。此法在中药制剂中主要用于除去药液中粒度较大及有沉淀趋势的悬浮颗粒，以获得澄清的药液。最常用的澄清剂为壳聚糖。

壳聚糖为白色或灰白色固体，一般不溶于水和碱溶液，可溶于一定浓度的酸溶液，但在酸溶液中会逐渐降解，故应临用再配。取壳聚糖，用1%醋酸加热配成1%的溶液，备用。取经适当浓缩的中药提取液，加热至一定温度，在搅拌下加入上述壳聚糖溶液适量，静置，待沉淀形成后，过滤即可。

应用壳聚糖澄清中药提取液时应注意：药液的浓度要适当，一般为1mL药液相当于药材0.5~1g时，澄清效果较好；壳聚糖加入量要合适，一般为药液量的0.03%~0.3%，过多会损失有效成分；不宜用于脂溶性有效成分；处理温度一般为40~50℃。

（7）透析　本法是利用小分子物质在溶液中可通过半透膜，而大分子物质不能通过的性质，将小分子物质和大分子物质进行分离的方法。可用于除去中药提取液中的鞣质、蛋白质、树脂等高分子杂质，也可以用于多糖的纯化。

第三节　提取液的浓缩与干燥

一、浓　缩

浓缩是采用加热的方法将药物溶液中的部分溶剂蒸发并除去，达到提高药物溶液浓度的方法。浓缩是中药制剂原料成型前处理的重要步骤。中药提取液经浓缩制成一定规格的半成品，或进一步制成成品，或浓缩成过饱和溶液使析出结晶。如中药合剂，流浸膏等。

蒸发是浓缩的重要手段,此外,还可以采用反渗透法、超滤法,使药液浓缩。

由于中药提取与精制过程采用的溶剂不同,中药提取液中药物的成分和性质不同,浓缩液浓缩程度的要求不同等,表现为提取液的黏、稀程度,有效成分的热稳定性,浓缩时易产生泡沫、结晶现象等,实际工作中应该考虑以上因素,结合各种蒸发浓缩设备与方法的特点,合理选择设备与方法,来确定最佳浓缩工艺。常用浓缩方法有以下几种。

(1) 常压浓缩　常压浓缩也称常压蒸发,是液体在一个大气压下的蒸发浓缩。被浓缩液体中的有效成分是耐热的,而溶剂又无燃烧性,无毒害,无经济价值,可用此法进行浓缩。

常压浓缩的特点是浓缩速度慢,时间长,药物成分容易被破坏。适用于非热敏性药物的浓缩,而对热敏性药物成分则不适用。

常压浓缩时应注意搅拌以避免药液表面结膜,影响蒸发,并应随时排走产生的水蒸气。可在常压浓缩操作间配备排风装置。

(2) 减压浓缩　是在密闭的容器内,抽真空使液体在低于1个大气压下的蒸发浓缩。由于压力降低,溶液的沸点降低,能防止或减少热敏性物质的分解;增大传热温度差,强化蒸发操作;并能不断地排除溶剂蒸气,有利于蒸发顺利进行;同时,沸点降低,可利用低压蒸气或废气加热。

(3) 薄膜浓缩　是使液体在蒸发时形成薄膜,增加气化表面进行蒸发浓缩的方法。其特点是:①浸提液的浓缩速度快,受热时间短;②不受液体静压和过热影响,成分不易被破坏;③能连续操作,可在常压或减压下进行;④能将溶剂回收重复使用。

(4) 多效浓缩　前效所产生的二次蒸汽引入后一效作为加热蒸汽,组成双效蒸发器。将二效的二次蒸汽引入三效供加热用,组成三效蒸发器,同理,组成多效蒸发器。最后一效引出的二次蒸汽入冷凝器。为了维持一定的温度差,多效蒸发一般在真空下操作。由于二次蒸汽的反复利用,多效蒸发器是节能型蒸发器。单效蒸发器每蒸发1 000kg 水,耗蒸汽1 053kg,耗冷凝用水38 000kg;而三效蒸发器每蒸发1 000kg 水,耗蒸汽376kg,耗冷凝用水12 200kg。

二、干　燥

1. 影响干燥的因素

(1) 水分的存在方式　水分在物料中存在的状态有三种,即表面的水、毛细管中的水和细胞内的水。物料表面的水通过一般的加热汽化即可除去。毛细管中的水与同温同压下的表面水相比需要消耗较多的能量才能汽化。细胞内的水由于被细胞膜包围和封闭,需经缓慢的扩散作用,扩散至膜外才能汽化除去,所以细胞内的水较难干燥。

(2) 物料的性质　物料的性质包括物料的形状大小,料层的厚度及水分的结合方式。如颗粒状物料比粉末状、块状、膏状物料干燥速率快,因为粉末之间空隙小,内部水分扩散慢。物料堆积越厚,暴露面积越小,干燥也越慢。故应将物料摊平、摊薄。

(3) 干燥介质的温度、湿度和流速　在适当的范围内提高空气的温度,会加快蒸发速度,加大蒸发量,有利于干燥。但应根据物料的性质,选择适宜的干燥温度,以防止某些成分被破坏。干燥时若用静态干燥法则温度宜由低到高缓缓升温,而流化操作则需要较高温度方可达到干燥目的。

干燥介质的湿度和流速的影响包括两个方面:①被干燥物料的相对湿度;②干燥面上空间的相对湿度。物料本身湿度大,水汽量大,则干燥空间的相对湿度也大,物料干燥时间长,干燥效率低。因此密闭的烘房、烘箱为避免相对湿度饱和而停止蒸发,常采用加吸湿剂如石灰、硅胶等将空间水分吸除,或采用排风、鼓风装置使空间气体流动更新。流化操作由于采用热气流干燥,因此常先将气体本身进行干燥或预热,以达到降低相对湿度的目的。

(4) 干燥速度及干燥方法　在干燥的过程中,首先使物料表面的水分蒸发,然后内部水分扩散至表面继续蒸发。若干燥速度过快,温度过高,则物料表面水分蒸发过快,内部的水分来不及扩散到物料表面,致使粉粒粘结,甚至熔化结壳,阻碍内部的水分扩散和蒸发,使干燥不完全,形成外干内湿的假干燥现象,不利于物料贮存或易造成霉败。

干燥的方法与干燥速率也有较大关系。静态干燥因物料处于静态、物料暴露面积小,水蒸气散失慢,干燥效率差。沸腾干燥、喷雾干燥属于流化操作,被干燥物料在动态情况下,粉粒彼此分开,不停地跳动,与干燥介质接触面大,干燥效率高。

(5) 干燥的压力　压力与蒸发量成反比,因而减压是促进蒸发、加快干燥的有效手段。减压干燥能降低干燥温度、加快蒸发速度、提高干燥效率,使产品疏松易碎、制剂质量稳定。

2. 常用干燥方法

(1) 常压干燥　系指在常压下,利用干热空气进行干燥的方法。此法适用于对热稳定的药物,简单易行,但干燥时间长,易因过热引起成分的破坏,干燥品较难粉碎。

(2) 减压干燥　又称真空干燥。它是在密闭的容器中抽去空气后进行干燥的一种方法。其特点是干燥的温度低,干燥速度快;减少了物料与空气的接触机会,避免污染或氧化变质;产品呈松脆的海绵状,易于粉碎。适用于热敏性物料,或高温下易氧化,或排出的气体有价值、有毒害、有燃烧性等物料,可将这些气体回收。

(3) 沸腾干燥 又称流化床干燥。它是利用热空气流使湿颗粒悬浮,呈流态化,似"沸腾状",热空气在湿颗粒间通过,在动态下进行热交换,带走水气而达到干燥的目的。其特点是:①适于湿粒性物料的干燥,如片剂、颗粒剂制备过程中湿颗粒的干燥和水丸的干燥;②气流阻力较小,物料磨损较轻,热利用率较高;③干燥速度快,产品质量好,一般湿颗粒流化干燥时间为20min左右,制品干湿度均匀,没有杂质带入;④干燥时不需翻料,且能自动出料,节省劳动力;⑤适于大规模生产、组织片剂生产的流水线作业。

(4) 喷雾干燥 此法是流化技术用于液态物料干燥的一种较好方法。其特点是利用雾化器将一定浓度的液态物料,喷射成雾状液滴,落于一定流速的热气流中进行热交换,在数秒钟内完成水分的蒸发,获得粉状或颗粒状干燥制品。因是瞬间干燥,特别适用于热敏性物料;产品质量好,多为松脆的颗粒或粉粒,溶解性能好,且保持原来的色香味;可根据需要控制和调节产品的粗细度和含水量等质量指标。目前有利用喷雾干燥制备微囊的研究报道,制得的微囊粉末可用于直接压片、制备胶囊剂、糖浆剂或混悬剂。

喷雾丁燥法在中成药生产中已逐步采用。关键在于调节提取液的密度、雾滴大小、进风温度和出风温度。含挥发性成分的药材,应先提取挥发性成分后,再制备提取液进行喷雾干燥。含糖类和胶质成分较多的提取液,喷雾干燥的工艺参数更难掌握。复方制剂中如含贵重药物,不宜采取喷雾干燥法。

(5) 冷冻干燥 它是将被干燥液体物料冷冻成固体,在低温减压条件下,利用冰的升华性能,使物料低温脱水而达到干燥目的,故又称升华干燥。其特点是物料在高度真空及低温条件下干燥,故对某些极不耐热物品的干燥很适合,如天花粉针、淀粉止血海绵及血浆、血清、抗生素等生物制品,能避免因高温分解变质;干燥制品多孔疏松,易于溶解;含水量低,一般为1%~3%,有利于药品长期贮存。

冷冻干燥需要高度真空及低温,设备特殊,成本较高,故目前中成药生产中尚不能普遍采用。

第四节 举 例

例1 六味地黄丸

【处方】 熟地160g 山茱萸(制)80g 牡丹皮60g 山药80g 茯苓60g 泽泻60g

1. 粉碎

六味地黄丸中各原料经净选加工后,根据处方配料。因处方中含熟地黄、山茱萸等黏性及水分较大的物料,粉碎前可先将其烘干,烘干后将其与其他药材混合均匀后粉碎，粉碎时可选用水冷分粒式粉碎机组或柴田式粉碎机，打开机壳循环水，进行粉碎，控制粉碎度80～100目（如用水冷分粒式粉碎机组则需调节风选器转速，一般可控制在500r/min；如用柴田式粉碎机则需调节挡板位置，使其靠近风板处）。粉碎结束后，将风袋中收集的极细粉与收粉口的药粉分别接出，存放。

2. 过筛

用振动筛粉机或电磁簸动筛粉机过80目筛（一般振动筛粉机为尼龙筛网，电磁簸动筛粉机为不锈钢筛网），投料时，速度要适中，不得过快，粉碎时的极细粉应在过筛前与其他药粉进行简单混合后，再进行过筛，否则极细粉过筛后容易再次聚团，影响混合质量。过筛后，检查筛网是否完好，如无破损，将合格的药粉收集，粗粉再行粉碎、过筛，合格药粉与上述药粉合并。

3. 混合

将合格药粉用多向运动混合机或其他混合设备混合均匀（经验证确定混合时间）。

以上为六味地黄丸药粉的加工生产过程，当然在粉碎过程中，还要根据物料的情况具体确定粉碎方法，如粉碎前是否要烘干、物料混合粉碎还是串料粉碎，都要根据具体情况来定，但总的原则为在保障药品生产质量的同时，尽量减少操作步骤，减少物料及能源损耗，降低劳动强度。

例2　芩连片

【处方】　黄芩250g　连翘250g　黄连100g　黄柏400g　赤芍250g　甘草100g

【制法】　赤芍、黄连粉碎成细粉；其余黄芩等四味加水煎煮三次，合并煎液，过滤，滤液浓缩至相对密度为1.35～1.40（50℃）的清膏，加入赤芍、黄连细粉，混匀，干燥，粉碎成细粉，制成颗粒，干燥，压制成1 175片，即得。

【性状】　本品为黄色片；气微香，味苦。

【功能与主治】　清热解毒，消肿止痛。用于脏腑蕴热，头痛目赤，口鼻生疮，热痢腹痛，湿热带下，疮疖肿痛。

【用法与用量】　口服，一次4片，一日2～3次。

【规格】　每片重0.55g。

【贮藏】　密封。

例3　板蓝根颗粒

本品为板蓝根经加工制成的颗粒。

【制法】　取板蓝根1 400g，加水煎煮两次，第一次2h，第二次1h，合并煎液，过滤，滤液浓缩至相对密度为1.20（50℃），加乙醇使含醇量为60%，静置使沉淀，取上清液，回收乙醇并浓缩至适量。取稠膏，加入适量的蔗糖和糊精，制成颗粒，干燥，制成1 000g；或取稠膏，加入适量的糊精和甜味剂，制成颗粒，干燥，制成600g（无糖型），即得。

【性状】 本品为棕色或棕褐色的颗粒；味甜、微苦或味微苦（无糖型）。

【功能与主治】 清热解毒，凉血利咽，消肿。用于热毒壅盛，咽喉肿痛；扁桃腺炎、腮腺炎见上述证候者。

【用法与用量】 开水冲服，一次5～10g（含糖型），或一次3～6g（无糖型），一日3～4次。

【规格】 含糖型：每袋装①5g；②10g。

无糖型：每袋装3g。

【贮藏】 密封。

思考题

1. 常用的粉碎方法有哪些？操作时如何选用？
2. 中药物料粉碎后为什么要进行筛析？
3. 混合的目的及原则是什么？常用的混合方法有哪些？
4. 回流法的特点和适用性如何？
5. 过滤技术的适用性及影响操作的因素主要有哪些？
6. 单效蒸发与多效蒸发有何区别？
7. 浓缩、干燥的影响因素是什么？

参考文献

黄家利. 中药药剂学. 北京：科学出版社，2004

第三章　浸出制剂

［教学目标］

1. 掌握中药合剂、酒剂、酊剂的制备方法与注意事项。

2. 熟悉浸出制剂的含义、特点及剂型种类；各种剂型的含义、特点。

3. 了解所用辅料。

第一节　概　述

浸出制剂系指采用适当的溶剂与方法，提取药材中的有效成分，直接制得或再经一定的制备工艺过程而制得的一类制剂的总称。本章介绍中药合剂、糖浆剂、酒剂、酊剂。

一、浸出制剂的特点

浸出制剂是在保留中药传统工艺的基础上采用现代去粗存精的提取技术，是中药各类新剂型的基础。浸出制剂具备以下特点：

（1）此类制剂能保持原药材各种成分的综合疗效，符合中医药理论。

（2）因经去粗取精的过程，故与原方药相比可减少服用剂量。

（3）部分浸出制剂如流浸膏、浸膏等常作为胶囊剂、片剂、颗粒剂、浓缩丸剂、软膏剂、栓剂等的原料。

（4）浸出制剂的缺点：部分浸出制剂不适于贮存，久贮后易污染细菌、霉菌等，如糖浆剂；又如酒剂、酊剂具有流动性，久贮后虽不易发生染菌发霉，但运输、携带时玻璃容器易损，瓶塞若封闭不严溶剂易挥发，有时产生浑浊或沉淀；而浸膏剂若存放的环境或场所不当可迅速吸潮、结块，不利于制备或包装，制备其他制剂时，可影响粉碎、制粒、成型、包衣等操作，使质量不稳定，应特别加以注意。

二、浸出制剂的类型

浸出制剂按浸提过程和成品情况大致可分为以下几类。

1. 水浸出剂型

水浸出制剂，是指在一定的加热条件下，用水为溶剂浸出药材成分，制得的含水制剂。如中药合剂。

2. 含醇浸出剂型

指在一定条件下，用适宜浓度的乙醇或酒为溶剂浸出药材成分，制得的含醇制剂。如酒剂、酊剂等。

3. 含糖浸出剂型

一般系在水浸出剂型的基础上，将水提液进一步浓缩处理，加入适量蔗糖（或蜂蜜）或其他辅料制成。如糖浆剂。

4. 无菌浸出剂型

系指采用适宜的浸出溶剂浸出药材成分，然后将浸提液用适当方法精制处理，最后制成无菌制剂。如中药注射剂等。

5. 其他浸出剂型

除上述各种浸出剂型外，还有用提取物为原料制备的颗粒剂、片剂、滴丸、软膏剂、栓剂、气雾剂等。

第二节 中药合剂

一、中药合剂的特点

中药合剂系指药材用水或其他溶剂，采用适宜方法提取、精制、浓缩制成的内服液体制剂。单剂量包装者又称口服液。

1. 优点

(1) 综合浸出药材中多种有效成分，保证制剂的综合疗效。

(2) 吸收快，奏效迅速。

(3) 应用方便，可大量生产，免去临用煎药的麻烦；若单剂量包装，则携带、保存和服用更方便。

(4) 经浓缩工艺，服用量少，且加入矫味剂，口感好，易被患者接受。

(5) 成品中加入了适宜的防腐剂，经灭菌处理，密封包装，质量稳定。

2. 缺点

(1) 制备时生产设备、工艺条件要求高。

(2) 久置易产生沉淀物　中药合剂在储存期间只允许有微量轻摇易散的沉淀，但中药合剂多为复方制剂，成分种类复杂，放置一段时间后，特别是一些含生药量大的中药合剂，易产生较多沉淀。

二、中药合剂的制备

中药合剂的制备工艺过程一般为：

浸提→精制→配液→分装→灭菌→成品

1. 浸提

药材洗净,加工成适当片、段或粗粉(应细而不粉),按煎煮法制备。煎煮时间根据各产品的工艺不同而不同,通常为每次1~2h,煎煮2~3次。若处方中含有芳香挥发性成分的药材,可用“双提法”,即先收集挥发性成分,单独保存,备用;药渣再与方中其他药材一同煎煮,过滤,收集滤液备用。药材的浸提也可根据有效成分特性,选用不同浓度乙醇或其他溶剂,也可采用渗漉法、回流法等提取。

2. 精制

中药合剂质量标准中规定,在储存期间仅允许有少量轻摇易散的沉淀,而目前众多中药合剂放置后沉淀较多,因此必须根据浸提溶剂的性质及药材有效成分采取净化处理。目前中药合剂的制备,绝大多数采用水提醇沉净化处理。随着中药合剂技术的发展,近年来有用酶做澄清剂精制处理者;还有用明胶－单宁或甲壳素作絮凝剂净化处理者。本节只介绍水醇处理方法。

水醇法:水醇法是根据中药中有效成分大部分既溶于水又溶于醇的原理,利用其中所含成分在水中或乙醇中溶解度不同而进行纯化的方法。大多数中药材可用水煎煮提取,药材中的有效成分如生物碱盐、苷类、有机酸盐、氨基酸等均可被提取,但同时也煎出了一些水溶性杂质,如淀粉、多糖类、蛋白质、黏液质、鞣质、色素、无机盐等。向药材的水煎煮液中加入适量乙醇,可以改变其溶解度而将杂质部分或全部除去。一般可将煎煮液浓缩成每毫升相当于原药材1~2g,或浓缩至相对密度1.10~1.15,加入乙醇,通常当含醇量达50%~60%时,淀粉可沉淀除去,含醇量达75%时,又可除去蛋白质,含醇量达80%~85%时,可除去全部蛋白质和多糖。但鞣质、水溶性色素、树脂等增加醇的浓度虽可以降低其溶解度,但不易完全除尽。用乙醇沉淀杂质,可以一次也可以反复处理几次,加入乙醇时应慢加快搅。

醇水法:基本原理与水醇法相同,不同之处是用乙醇提取可减少药材中黏液质、淀粉、蛋白质等杂质的浸出,故对含有这类杂质较多的药材较为适宜。

冷沉、过滤:冷沉及过滤是中药合剂生产过程中影响产品澄明度的关键工序,一般冷沉时间为24h或24h以上,冷沉后取上清液过滤,大生产一般使用板框过滤机或高速离心机过滤。

3. 配液

精制后的提取液应适当浓缩,并根据处方制法,加入适宜的辅料,配制成规定的量,调整其密度和pH即可。

4. 辅料的选择

中药合剂,可根据需要合理选加矫味剂和防腐剂。常用的矫味剂有蜂蜜、单糖浆、甘草甜素和甜菊苷等;必要时亦可加少量天然香料以改善或增强制剂的香气和香味。常用的防腐剂有山梨酸、苯甲酸和丙酸等,其用量根据药液的化学性质及 pH 确定，常用量山梨酸为 0.15% ~0.2%，pH 以 4.5 左右为最好；苯甲酸为 0.1% ~0.25%，pH 以 4 以下为最好，丙酸为 0.1%。

5. 分装

中药合剂在分装前加入适量的矫味剂与防腐剂后，搅拌均匀，经粗滤、精滤后，灌装于无菌洁净干燥容器中，或按单剂量灌装于口服液瓶或其他容器中，密封。

6. 灭菌

中药合剂在分装后应及时灭菌，一般采用煮沸灭菌法、流通蒸汽灭菌法、热压灭菌法进行灭菌。若生产过程严格遵守无菌操作，亦可于灌装后不经灭菌直接包装。

第三节 糖 浆 剂

一、糖浆剂的特点

糖浆剂系指含有药物、药材提取物或芳香物质的浓蔗糖水溶液。中药糖浆剂含糖量应不低于450g/L。单纯的蔗糖近饱和水溶液称为“单糖浆”或简称为“糖浆”。其特点如下。

1. 优点

（1）改善口感　糖浆剂中的糖和芳香剂作为矫味剂，能掩盖某些药物的苦、咸等不适气味，受到儿童的欢迎。

（2）防腐作用　糖浓度高，渗透压大，能抑制微生物生长繁殖。

2. 缺点

（1）易被微生物污染　由于糖是良好的营养物，在制备和贮藏过程中易被微生物污染，发生霉败变质，所以生产中除采用防止污染措施外，常加入适宜的防腐剂以阻止或延缓微生物的繁殖。

（2）易产生沉淀　中药糖浆剂在生产或贮存过程中易产生沉淀，故提取中药材时，无效成分及杂质应尽可能除去，常用的方法是过滤、沉降和澄清法，这些方法常联合或交替使用。

（3）服用人群具有选择性　含蔗糖的糖浆剂不适于糖尿病患者服用，制备时可用甜菊苷或蛋白糖代替蔗糖使用。

二、糖浆剂的种类

根据组成和用途的不同，可分为以下几类。

1. 单糖浆

单糖浆为蔗糖的近饱和溶液，其浓度为 850g/L 或 64.72%（质量分数），不含任何药物，常用作制备含药糖浆、矫味剂、不溶性成分助悬剂、片剂与丸剂粘合剂。

2. 药用糖浆

药用糖浆为含有药物或药材提取物的浓蔗糖水溶液，具有相应的药理作用。如复方百部止咳糖浆，具清肺止咳作用；金银花糖浆具清热解毒作用。

3. 芳香糖浆

芳香糖浆为含芳香性物质或果汁的浓蔗糖水溶液。主要用作液体药剂的矫味剂，如姜糖浆等。

三、糖浆剂的制备

中药糖浆剂的制备工艺流程为：

浸提→净化→浓缩→配制→过滤→分装→成品

中药糖浆剂中药成分的浸提、净化、浓缩与合剂制备工艺相同。

配制方法根据药物性状的不同，一般可分为三种。

1. 热溶法

将蔗糖加入沸腾纯化水或中药浸提浓缩液中，加热使溶解，再加入可溶性药物，混合溶解后，过滤，从滤器上加适量纯化水至规定容量即得。

此法的优点是蔗糖易于溶解，糖浆易于过滤澄清，蔗糖中所含少量蛋白质可被加热凝固而滤除，同时可杀灭微生物，利于糖浆的保存。但应注意避免加热时间过长，否则转化糖增加易致发酵和焦化，色泽加深。因此，最好掌握以沸腾后5min为限，并应趁热迅速过滤，遇有难于过滤澄明的糖浆时，可用滤纸纸浆或滑石粉等助滤剂吸附杂质，有助于滤清。大量生产时可采用高速离心机进行过滤。本法适用于单糖浆或含不挥发性成分及受热较稳定的药物的糖浆剂的制备。

2. 冷溶法

按处方称取蔗糖，在常温（20℃左右）搅拌下溶解于纯化水或含药物的溶液中，过滤至净，收取即得。

本法的优点是成品色泽浅，含转化糖少。缺点是糖溶解需时较长，因此，制备要严格要求环境卫生和个人卫生，以防染菌。

本法也适用于单糖浆与不适于加热的糖浆剂如含挥发油及挥发性药物的糖浆。

3. 混合法

此法系浸出制剂的浓缩液、药物或药物的液体制剂与糖浆直接混合均匀而制成，主要适用于临时配制并应用。

水溶性固体药物，可先用少量纯化水制成浓溶液后再与计算量单糖浆混匀即得。在水中溶解度较小者,可酌加适宜辅助溶剂使溶解后再与计算量单糖浆混合即得。液体药物如甘油等,可直接与计算量单糖浆混匀即得。如为挥发油时,可先溶于少量乙醇等辅助溶剂或酌加适宜的增溶剂,溶解后再与单糖浆混匀即得。酊剂及流浸膏剂与单糖浆混合时,可加适量的甘油或其他适宜稳定剂,或加适宜的助滤剂滤净即得。水浸出制剂,因含蛋白质、黏液质等易致发酵、生霉变质,可先加热至沸后5min,使凝固滤去,滤液与单糖浆混匀即得,必要时将浸出液的浓缩物用浓乙醇处理一次,回收乙醇后的母液加入单糖浆内混匀即得。如药物为中药干浸膏,应先粉碎成细粉后加入适量甘油或其他适宜稀释剂,在无菌研钵中研匀后再与单糖浆混匀即得。

第四节　酒剂与酊剂

一、酒剂与酊剂的特点

酒剂又名药酒,为药材用蒸馏酒浸提制得的澄明液体剂型。酒剂多供内服,并加糖或蜂蜜矫味和着色。

酒剂在中国已有数千年的历史,酒甘辛大热,含微量酯类、酸类、醛类等成分,气味醇香,是一种良好的提取溶剂。酒有行血活络的功效,易于吸收和发散,因此酒剂具有祛风活血、止痛散瘀的功能。通常主要用于风寒湿痹的治疗,但小儿、孕妇、心脏病及高血压病人不宜服用。

酊剂系指药材用规定浓度的乙醇,经浸提或溶解而制成的澄明液体剂型。多数的酊剂供内服,少数供外用。酊剂不加糖或蜂蜜矫味和着色。酊剂的浓度一般随药物的性质或用途而异,用普通药物制成的酊剂浓度为200g/L,含剧毒药物酊剂的浓度为100g/L,如属已知有效成分者,可用含量测定或生物测定的方法,标定其规格标准;也有少数按照历来的成方规定或医疗习惯,制成适宜的浓度。

酊剂的溶剂为乙醇,醇浓度不同对药材中各成分的溶解能力也不同,因此用不同浓度的乙醇有选择地浸出,药液杂质少,有效成分含量高,故剂量缩小,服用方便,且不易生霉。乙醇有一定的生理作用,在应用上受到一定的限制,酊剂用水稀释时常有沉淀产生。若不影响质量,可滤除沉淀。

二、酒剂与酊剂的制备方法

1. 酒剂的制备

酒剂常用浸渍法、渗漉法及回流法来制备,所用蒸馏酒的浓度和用量、浸渍温度和时间、渗漉速度以及成品的含醇量等,均因品种而定,无统一规定。

(1) 冷浸法　将药材加工炮制后,置适宜容器中,加规定量白酒,密闭浸渍，每日搅拌 1～2 次，一周后，每周搅拌一次，共浸渍一个月。取上清液，压榨药渣，榨出液与上清液合并，加适量糖或蜂蜜，搅拌溶解，密封，静置至少 14d 以上，滤清，灌装即得，如三两半药酒。

（2）热浸法　将药材切碎或粉碎后，置于有盖容器中，加入处方规定量的白酒，水浴或蒸汽加热，待酒微沸后，立即取出药材，倾入另一有盖的容器中，浸泡 30d 以上，每日搅拌 1～2 次，过滤，压榨药渣，榨出液与滤液合并，加糖或蜂蜜，搅拌溶解，静置适宜时间后，过滤即得，如枸杞药酒。

（3）渗漉法　以蒸馏酒为溶剂，按照渗漉法操作，收集渗漉液，若处方中需加入炼蜜或糖矫味，在渗漉完成后加入渗漉液中，搅匀，静置适当时间，过滤即得，如舒筋活络酒。

（4）回流法　以白酒为溶剂，按回流法操作，连续操作多次，至提取液无色。加入糖或炼蜜，搅拌溶解，密闭静置适当时间，过滤即得，如国公酒。

2. 酊剂的制备

酊剂除可用浸渍法、渗漉法及回流法来制备外，还可用溶解法和稀释法。

（1）溶解法　将处方中药物直接加入规定浓度的乙醇溶解至需要量，即得。此法适用于中药有效部位或提纯品酊剂的制备。如姜酊。

（2）稀释法　以药物的流浸膏或浸膏为原料，加入规定浓度的乙醇稀释至需要量，混合后静置至澄明，分取上清液，残液过滤，合并上清液及滤液，即得，如颠茄酊。

（3）浸渍法　一般多用冷浸法制备，按处方量称取药材后，用规定浓度的乙醇为溶剂，浸渍 3～5d 或规定时间，收集浸出液，静置 24h，过滤，自滤器上添加原浓度的乙醇至规定量，即得。

（4）渗漉法　此法是制备酊剂较常用的方法。在多数情况下，收集渗漉液达到酊剂全量的 3/4 时，停止渗漉，压榨药渣，压出液与渗漉液合并，添加适量溶剂至所需量，静置一定时间，分取上清液，残液过滤，即得。若原料为剧毒药时，收集渗漉液后应测定其有效成分的含量，再加适量溶剂使符合规定的含量标准。

第五节　举　例

一、合　剂

例　小建中合剂

【处方】　桂枝 111g　白芍 222g　炙甘草 74g　生姜 111g　大枣 111g

【制法】　以上五味，桂枝提取挥发油，蒸馏后的水液另器收集；药渣与炙甘草、大枣加水煎煮两次，每次 2h，合并煎液，过滤，滤液与蒸馏后的水液合并，浓缩至约 560mL；白芍、生姜按照渗漉法，用稀乙醇作溶剂，浸渍 24h 后进行渗漉，收集渗漉液,回收乙醇后与上述药液合并,静置,过滤,另加饴糖 370g,再浓缩至近 1 000mL,加入苯甲酸钠 3g 与桂枝挥发油,调整总量至 1 000mL,搅匀,即得。

【性状】 本品为棕黄色的液体;气微香,味甜、微辛。

【功能与主治】 温中补虚,缓急止痛。用于脾胃虚寒,脘腹疼痛,喜温喜按,嘈杂吞酸,食少;胃及十二指肠溃疡见上述证候者。

【用法与用量】 口服,一次 20 ~ 30mL,一日 3 次。用时摇匀。

二、糖 浆 剂

例 川贝枇杷糖浆

【处方】 川贝母流浸膏 45mL 桔梗 45g 枇杷叶 300g 薄荷脑 0.34g

【制法】 以上四味,川贝母流浸膏系取川贝母 45g,粉碎成粗粉,按照渗漉法,用 70% 乙醇作溶剂,浸渍 5d 后,缓缓渗漉,收集初漉液 38mL,另器保存,继续渗漉待可溶性成分完全漉出,续漉液浓缩至适量,加入初漉液,混合,继续浓缩至 45mL,过滤;桔梗和枇杷叶加水煎煮两次,第一次 2.5h,第二次 2h,合并煎液,过滤,滤液浓缩至适量,加入蔗糖 400g 及防腐剂适量,煮沸使溶解,过滤,滤液与川贝母流浸膏混合,放冷,加入薄荷脑和含适量杏仁香精的乙醇溶液,随加随搅拌,加水至 1 000mL,搅匀即得。

【性状】 本品为棕红色的黏稠液体;气香,味甜、微苦、凉。

【检查】 相对密度应不低于 1.13。

【功能与主治】 清热宣肺,化痰止咳。用于风热犯肺、痰热内阻所致的咳嗽痰黄或咯痰不爽、咽喉肿痛、胸闷胀痛;感冒、支气管炎见上述症候者。

【用法用量】 口服。一次 10mL,一日 3 次。

【贮藏】 密封,置阴凉处。

三、酒 剂

例 1 枸杞药酒

【处方】 枸杞子 250g 熟地黄 50g 黄精(蒸)50g 百合 25g 远志(制)25g

【制法】 以上五味,粉碎成粗粉,装入布袋,与白酒 5 000g 同置容器内,加盖,隔水加热至沸时,倾入缸中密封,浸泡 30 ~ 40d,每日搅拌 1 次,取出布袋,得浸液,再将布袋压榨,榨出液与浸液合并,加入蔗糖 500g,搅拌溶解,静置数天,过滤,即得。

【性状】 本品为棕红色的澄清液体;气芳香,味甜、微苦。

【检查】 乙醇量:应为 40% ~ 50%。

其他应符合中国药典 2005 年版酒剂项下有关的各项规定。

【功能与主治】 滋肾益肝。用于肝肾不足，虚劳羸瘦，腰膝酸软，失眠。

【用法与用量】 口服，一次 10～15mL，一日 2 次。

例 2　藿香正气水

【处方】 苍术 160g　陈皮 160g　厚朴（姜制）160g　白芷 240g　茯苓 240g　大腹皮 240g　生半夏 160g　甘草浸膏 20g　广藿香油 1.6mL　紫苏叶油 0.8mL

【制法】 以上十味，苍术、陈皮、厚朴、白芷分别按照渗漉法，用 60% 乙醇作溶剂，浸渍 24h 后进行渗漉，前三种各收集初漉液 400mL，后一种收集初漉液 500mL，备用，继续渗漉，收集续漉液，浓缩后并入初漉液中。茯苓加水煮沸后，80℃温浸两次，第一次 3h，第二次 2h，取汁；生半夏用冷水浸泡，每 8h 换水一次，泡至透心后，另加干姜 13.5g，加水煎煮两次，第一次 3h，第二次 2h；大腹皮加水煎煮 3h，甘草浸膏打碎后水煮化开；合并上述水煎液，过滤，滤液浓缩至适量。广藿香油、紫苏叶油用乙醇适量溶解。合并以上溶液，混匀，用乙醇与水适量调整乙醇含量，并使全量成 2 050mL，静置，过滤，灌装即得。

【性状】 本品为深棕色的澄清液体（久贮略有浑浊）；味辛、苦。

【检查】 乙醇量应为 40%～50%。

其他应符合中国药典 2005 年版酊剂项下有关的各项规定。

【功能与主治】 解表祛暑，化湿和中。用于外感风寒，内伤湿滞，夏伤暑湿，头痛昏重，脘腹胀痛，呕吐泄泻；胃肠型感冒。

【用法与用量】 口服，一次 5～10mL，一日 2 次，用时摇匀。

【规格】 每瓶装 10mL。

【贮藏】 密封。

思考题

1. 简述浸出制剂的含义与特点。
2. 简述中药合剂的含义、特点。
3. 简述中药合剂的制备工艺流程。
4. 简述中药糖浆剂的含义、特点、制备方法。
5. 简述酊剂的制备方法。

参考文献

国家药典委员会. 中华人民共和国药典（2005 年版）. 北京：化学工业出版社，2005

第四章　片　　剂

［教学目标］

1. 掌握片剂的生产工艺流程、制备方法。

2. 掌握包衣的目的、种类与工艺。

3. 熟悉中药片剂的定义、分类及特点。

4. 了解片剂常用的辅料。

第一节　概　　述

一、片剂的特点

1. 片剂的含义

片剂系指药材提取物、药材提取物加药材细粉或药材细粉与适宜辅料混匀压制成或用其他适宜方法制成的圆片状或异形片状的制剂，分为提纯片、浸膏片、半浸膏片和全粉片。

2. 片剂的特点

（1）片剂的优点

① 剂量准确，且与西药比辅料少。

② 通常情况下，片剂的溶出度（药物从制剂中溶出的速度与程度）和生物利用度（药物被吸收进入血液循环的速度与程度）较水丸、蜜丸等常规丸剂好。

③ 质量稳定，有利于贮存与运输。

④ 体积较小，一次服用片数不多，包衣可掩盖某些药物的不良气味或矫正味觉，利用片剂大小、形状及产品颜色提示病人不致错服，使携带、服用方便。

⑤ 机械化生产、自动化程度高、产量大、成本低。更新换代后的制粒机、压片机等设备不但产量高，且产品质量稳定，符合《药品生产质量管理规范》的要求。

⑥ 片剂通过消化道服用后产生药效较稳定。

（2）片剂的缺点

① 片剂中加入各种辅料且经过压缩成型，其溶出度及生物利用度有时受到影响，较散剂及胶囊剂差。

② 小儿、老人及昏迷患者不易吞服。

③ 含挥发性成分的片剂长期贮存后含量会有所下降，影响疗效且制剂不当

会影响性状稳定。

④ 中药片剂由于处方及制剂因素往往使片重及一次服用量较大,造成服用困难。

⑤ 中药浸膏片极易吸潮,包装及贮存应注意防潮。

⑥ 片剂通过消化道服用后产生药效耗时较大,且经过肝脏的首过效应会损失部分药效。

二、片剂的分类

中药片剂可以从不同角度进行分类。

1. 按使用的中间原料分

(1) 提纯片　指中药材经过提取,得到单体或有效部位,提取物加工成细粉,与适宜辅料混匀制成的片剂。

(2) 浸膏片　指处方中药材全部经提取、浓缩制得浸膏,浸膏加工成细粉或颗粒,与适宜辅料混匀制成的片剂。

(3) 半浸膏片　指将处方中部分药材制成细粉,另一部分药材经提取制得浸膏或浸膏粉,二者混合加适宜辅料制成的片剂。

(4) 全粉片　指将处方中药材全部制成细粉,加适宜辅料混匀而制成的片剂。

2. 按产品的最终形式分

(1) 普通压制片(又称素片)　指药物与适宜辅料混匀压制而成的片剂。不包衣的片剂即属此种类型。

(2) 包衣片　指在压制片(或称片芯)的外面包有衣膜的片剂。一般按包衣所用物料不同分为糖衣片、薄膜衣片、半薄膜衣片、肠溶衣片等。

(3) 多层片　指由两层或多层组成的片剂,各层含不同的药物或各层药物相同而辅料不同,经两次或多次压制而形成的片中有片的结构。药物制成多层片的目的,一是避免复方制剂中有配伍变化药物间的接触;二是制成长效制剂,外层药物起速效作用,内层药物通过缓释技术起缓释长效作用;三是多层片还可改善片剂外观,患者乐于服用。

3. 按给药途径及作用分

(1) 口服片剂　指供口服的片剂,除包括普通压制片、包衣片、多层片外,还包括以下几种:

① 咀嚼片:指于口腔中咀嚼或吮服使片溶化后咽下服用的片剂,适用于小儿及吞咽困难的患者,常加入糖类及适宜的香料。

② 泡腾片:指含有泡腾崩解剂的片剂。泡腾片遇水可产生二氧化碳气体,使片剂快速崩解,适用于可溶性药物的片剂。

③ 长效片剂：指使药物缓慢释放而延长作用的片剂。

④ 分散片：指遇水能迅速崩解均匀分散的片剂。服用方法既可吞服,又可放入水中迅速分散后送服,还可咀嚼或含吮,具有服用方便、吸收快、生物利用度高等优点。

(2) 口腔用片剂

① 口含片：又称含片,指在颊膜内缓缓溶解而发挥治疗作用的片剂,多用于口腔及咽喉疾患,可在局部产生较久的消炎、消毒等疗效。

② 舌下片：指置于舌下或颊腔使用的压制片剂,此类片剂能在唾液中缓缓溶解,通过口腔黏膜快速吸收后而呈现速效作用,可使药物不受到胃肠液 pH 及酶的不良影响,也可使药物避免肝脏的首过效应,提高疗效。

③ 口腔贴片：指将药物分散于具较强粘着力的辅料中制成片剂,服用时贴于口腔黏膜或口腔患处。此类药物局部给药,针对性强,可迅速达到治疗浓度,并可避开肝脏首过作用对药物的破坏,提高了疗效。

(3) 其他片剂　其他片剂包括用于阴道内发挥局部作用的阴道片;临用前加适量溶剂溶解使成一定浓度溶液的外用溶液片等。

第二节　片剂的辅料

一、稀释剂与吸收剂

稀释剂与吸收剂统称为填充剂。二者主要用途是增加片剂的质量和体积。稀释剂适用于主药剂量小于 0.1g 或含浸膏量多或浸膏黏性太大而制备片剂困难者。吸收剂适用于处方中含有较多挥发油、脂肪油或其他液体而不易压片或压成片剂很差的情况。常用的有以下几种:淀粉、糊精、乳糖、糖粉、微晶纤维素、甘露醇、氧化镁、硫酸钙、碳酸镁、碳酸钙、磷酸氢钙和氢氧化铝凝胶粉等。

二、黏合剂与润湿剂

黏合剂与润湿剂具有使药物粉末粘结易于成型的作用。本身具有黏性,能使药物黏性增加,利于制粒便于压片的辅料称为黏合剂,适用于无黏性或黏性不足的药物粉末制粒压片。本身不具黏性,但可润湿药粉,诱发药粉自身黏性的液体,称为润湿剂,适用于具有一定黏性的药物粉末制粒压片。以固态直接应用的具有黏性的赋形剂称为干燥黏合剂,往往兼有稀释剂作用。常用的润湿剂与黏合剂有以下几种:水、乙醇、淀粉浆、糖浆、明胶浆、纤维素衍生物等。

三、崩　解　剂

崩解剂是指能促使片剂在胃肠液中迅速崩解成小粒子的辅料。崩解剂的主要作用是消除因黏合剂和高强度压缩而产生的结合力。片剂崩解是药物溶出的第一步,为使药物能从片剂中迅速发挥疗效,除口含片、舌下片、长效片等外,一般片剂均需加入崩解剂。中药半浸膏片因含有药材细粉,其本身遇水后能缓慢崩解,故一般不需另加崩解剂。

1. 片剂崩解剂的使用方法

(1) 内加法　将崩解剂与处方主药等混合制成颗粒。崩解作用起自内部,一经崩解便成粉粒,有利于药物成分溶出。但由于崩解剂包于颗粒内,与水接触迟缓,且淀粉等在制粒过程中已接触湿热作用,因此崩解作用不强。

(2) 外加法　将崩解剂加入经整粒后的干颗粒中混匀后压片。崩解作用起自颗粒之间,崩解速度快。但由于崩解作用发生在颗粒之间,故片剂崩解后颗粒多、细粉少,故药物溶出较差。

(3) 内、外加法　将75%左右用量的崩解剂内加,其余量崩解剂外加。此法集中了前两种方法的优点,药物成分溶出较快。

(4) 泡腾崩解剂加入法　将泡腾崩解剂酸碱组分分别制成干颗粒保存,压片前即时混匀,注意生产和储存中控制相对湿度,避免与水或潮气接触。

(5) 表面活性剂加入法　一般制成醇溶液后喷于干颗粒中密闭闷润,或溶解于黏合剂内一起制粒,也可与崩解剂混匀后加入干颗粒中。以上三法尤以第一种方法崩解效果好。

2. 片剂常用崩解剂种类

干燥淀粉、羧甲基淀粉钠(CMS - Na)、泡腾崩解剂、表面活性剂等。

四、润　滑　剂

压片时为了使加料和生产顺利,减少粘冲及降低颗粒与颗粒之间、药片与模孔壁之间的摩擦力,同时使片剂表面光滑美观,一般需在干燥整粒后的颗粒中加入适宜的润滑剂,经充分混合后再进行压片。常用的润滑剂有以下几种:硬脂酸镁、滑石粉、聚乙二醇(PEG)、十二烷基硫酸钠(镁)、微粉硅胶。

中药片剂由于受处方和工艺的影响,服用量较大,一般不加或少加辅料。处方中的原料药物,既起治疗作用有时也兼有一些赋形剂的作用,如处方中含淀粉较多的药材如天花粉、山药等,粉碎成细粉加入,可同时作为稀释剂和崩解剂应用;处方药物提取后浸膏经干燥粉碎后,也可兼有稀释剂及吸收剂的作用;药物的浸膏也经常作为黏合剂应用;中药浸膏片制粒时黏性较大,常用一定浓度的乙醇作为润湿剂。因此,必须掌握各类赋形剂和原料药物的特点,在设计处方时结合中药片剂特点灵活应用,既节省辅料,又提高片剂质量。

第三节 片剂的制备

中药片剂的制法分为颗粒压片法和粉末直接压片法。颗粒压片法又分为湿法制颗粒压片法和干法制颗粒压片法,其中湿法制颗粒压片法应用最为普遍,本节重点介绍湿法制颗粒压片法。

一、湿法制颗粒压片法

1. 工艺流程

中药材 —净选炮制/粉碎提取→ {全部粉末;部分粉末加稠浸膏;全浸膏;提纯物} —加辅料/或处方药物细粉→ 混合 —润湿剂/或黏合剂→ 制软材→

制颗粒→干燥→整粒 —加辅料→ 总混 —质检→ 压片 —质检→ 包衣 —质检→ 内包装 —质检→ 外包装

2. 原料的处理

(1) 中药原料处理

① 按处方选用经检验合格的中药材;经净选、炮制、干燥等处理,制成净药材。

② 多纤维性或黏性大的中药材,用水煎煮浓缩成稠膏备用。

③ 有效成分或有效部位已知的中药材,可根据其性质选用适当溶剂和方法进行提取,然后分离、精制,尽量除去无效物质,以缩小体积,减少服用量。

④ 含挥发性成分中药材,可用水蒸气蒸馏法提取挥发性成分,必要时将药渣再行煎煮,煎液浓缩成浸膏。

⑤ 用量较少的贵细药、毒性药、矿物药及含淀粉较多的中药材,宜粉碎成细粉作为辅料加入稠膏中。

(2) 化学药品原辅料的处理 压片前原辅料须经过检测、干燥、粉碎、过筛等处理,一般要求粉末细度在 80~100 目以上。对毒性药、贵细药要求更细些,以便混合均匀,减少裂片、粘冲、花片等现象。贮存过程受潮结块的原辅料,须经过干燥后再进行粉碎、过筛。

3. 制颗粒

(1) 制颗粒的目的

① 改善物料流动性,使片重及含量准确。

② 减少细粉吸附和容存的空气以防止药片松裂。

③ 避免粉末分层,使产品含量均匀。

④ 避免细粉飞扬,减少粘冲、拉模现象。

因此,药粉制成颗粒后再压片,在一定程度上可改善物料的流动性和可压性。

(2) 制颗粒的方法　目前国内中药制药企业常用的湿法制颗粒方法有挤压制粒法、高速搅拌制粒法、流化喷雾制粒法和喷雾干燥制粒法。

① 挤压制粒法：一般流程为药粉混合→制软材→制湿颗粒。

制粒过程是将药粉(包括中药材细粉、中药干浸膏粉、化学原料药粉)或药粉与固体辅料充分混合均匀,加入适量润湿剂或黏合剂或中药浸膏搅拌均匀,制成适宜软材,将软材分次加入摇摆式制粒机中,通过强制挤压的方式使其通过适宜规格筛网。

制软材时,应控制润湿剂或黏合剂的加入量和搅拌时间,粘合剂的用量多,混合搅拌的时间长、强度大,制成的颗粒硬度大。用槽式混合机制软材,以搅拌时能掀起平整的块状物为度。有些质地疏松药物加入热黏合剂量较大,温度较高,需较长时间搅拌才能达到颗粒要求。一些厂家将槽式混合机搅拌改造成正反转形式,以克服因湿粉起块带来的搅拌困难。软材硬度一般以手握成团,手指轻压即散为宜。

② 高速搅拌制粒法：一般流程为干物料混合→加入黏合剂搅拌→开切割刀制粒。

制粒过程是先把药粉和辅料加入容器中,盖好,开启搅拌将物料混合均匀后加入润湿剂或黏合剂,继续开搅拌一定时间然后同时开切割刀制粒。制粒完毕,出料口自动卸料。

高速搅拌制粒机能在一个容器内先后实现混合、捏合、制粒过程,而且在很短时间内就能完成整个操作(一般不超过10min),混合、搅拌捏合、制粒时间的分配要针对具体品种试验确定。搅拌速度一般在混合、捏合时选择低速,在制粒时与开切割刀时选择高速。黏合剂或润湿剂的种类、加入量、加入方式也要通过试验来确定。药粉粒度越小,越有利于制粒。中药片剂制粒由于原料不可控的因素很多,往往重现性较差,目前许多药厂通常再配合一台整粒机,将制粒太大而成块状的物料重新整成颗粒。目前已有将高速搅拌制粒机、整粒机和流化床干燥机联合使用的流水线被采用,既提高效率,又节省了空间,很好地符合GMP的要求。

③ 流化喷雾制粒法(一步制粒法)：一般流程为物料混合升温→喷入浸膏或粘合剂制粒→颗粒干燥→出料。

制粒过程是将物料(又称底料,如淀粉、糊精、中药材细粉、浸膏粉等)加入受料容器,空气经过滤器和加热器,从流化床下部通过筛板吹入流化床内,热空气使床内物料呈流化状态,然后送液装置泵将中药浸膏(或粘合剂溶液)送至喷嘴管,由压缩空气将中药浸膏均匀喷成雾状,散布在流态粉体表面,使粉体相互接触凝聚成颗粒。经过反复地喷雾和干燥,直至喷液完毕,颗粒大小符合要求。形成的颗粒继续在床层内送热风干燥至水分符合要求,出料。

流化床内加入底料量应控制适宜,过多不能形成良好的流化状态,太少则流化剧烈,不能参与制粒。少量时高度不低于150mm,大量时以喷完料液成粒后能形成流化状态为宜,一般当底料与浸膏比例低于1:2时制粒困难,可取处方中药材或部分浸膏干燥后制成细粉以增加底料量,当处方辅料较多而浸膏量较少时,可取出适量辅料溶于浸膏中混匀后再喷入制粒;浸膏应控制适宜的相对密度,密度过高易粘结并堵塞喷头,太低则操作费时且黏度不够,制得颗粒偏小,影响成品率,浸膏在喷雾前应过80目以上筛以免不溶性颗粒堵塞喷头;喷嘴位置(距流化床的高度)影响制粒效果。喷嘴距流化床距离较近时,成粒较好,反之则较差。一般情况下,喷入液体量大时,喷嘴宜处于高位置,反之可使之处于较低位置。

喷雾速度直接反映溶液量的多少,应根据粉料性质、浸膏量与底料的比例选择喷雾速度,并随时根据制粒情况、温度和沸腾状态的变化进行调节。一般开始喷雾时速度快些,随着喷入浸膏量和颗粒生成量的增加而逐渐降低喷雾速度。

④ 喷雾干燥制粒法:将经适当处理后的药材浸提液或药物、辅料的混合浆,经喷雾干燥直接制得干燥球状粒子或再经滚转制粒。该方法多用于中药全浸膏浓缩液直接制粒。原理同流化喷雾制粒法。

4. 湿颗粒干燥

除一步制粒法同时实现了干燥以外,挤压式制粒、高速搅拌制粒都需要对湿颗粒另外进行干燥。目前中药生产企业片剂生产常用的干燥方式有两种,一种是利用流化床制粒机的干燥功能进行干燥(此法原理已在前面有过叙述),另一种是现在常用的热风循环干燥和减压干燥。本部分重点对后两种方法进行讨论。具体操作要点如下:

(1) 烘盘内颗粒厚度不易过厚,以不超过2cm为宜,且要平铺均匀。

(2) 干燥温度一般为60~80℃,含挥发性成分的中药颗粒应控制在60℃以下,对热稳定的药物颗粒干燥,温度可提高到80~100℃。

(3) 干燥温度应逐渐升高,否则颗粒表面干燥后易硬结而影响内部水分蒸发。

(4) 干燥过程应经常翻盘。翻盘的目的一是为了加速颗粒的干燥。二是为了减少颗粒间因可溶性成分迁移而造成的含量差异;同时干燥过程中应定时排风除去湿气,提高干燥效率。

(5) 湿颗粒进烘箱的顺序应该是自上而下,卸干颗粒的顺序应是自下而上,以充分保证颗粒不进入异物而被污染。

(6) 颗粒干燥程度以含水量控制,一般中药颗粒含水量以3%~5%为宜,也可据品种差异进行调整,含水量较高压片时会产生粘冲和流动性差等现象,含水量低则易出现顶裂现象。

(7) 减压干燥适用于热敏性或高温下易氧化、易变质的药物颗粒干燥。

5. 颗粒压片前的处理

(1) 整粒　由于湿颗粒在干燥过程中易粘结成块,所以在压片前必须经过整粒,以使成块颗粒重新分散成小颗粒。整粒设备一般用摇摆式制粒机或高速旋转制粒机。由于湿粒干燥后体积缩小,整粒时所用筛网孔径一般与制湿粒时相同或稍小,整粒用筛网一般为12~20目。

(2) 加入挥发油或挥发性药物　某些片剂处方中含有的挥发油或挥发性药物,常采用下列方法加入干颗粒中:

① 从干颗粒中筛出部分细粉或细粒,将挥发油加入其中混匀,然后再与其他干颗粒混匀。

② 将挥发油或挥发性药物溶解于适量乙醇,喷入部分颗粒中,临压片前再与其他部分颗粒混匀。

③ 若挥发油含量超过0.6%时,可加适量吸收剂吸收挥发油,再与干颗粒混匀。

④ 将挥发油微囊化或制成β-环糊精包结物干粉,加入干颗粒中混匀。

加入挥发性成分的干颗粒宜密闭保存数小时,以使其均匀渗透于颗粒中,避免压片时产生裂片。

(3) 加入润滑剂与崩解剂或干燥黏合剂　干颗粒整粒后,将润滑剂加入其中充分混匀,密闭保存。若处方中需加入崩解剂或干燥黏合剂,可一并在此加入。混合一般在多向运动混合机中进行,要注意选择合适的转速与混合时间。

6. 压片　片重计算

(1) 若处方药料的片数与片重未定时,计算片重公式如下:

$$\text{单服颗粒重(g)} = \frac{\text{干颗粒总重(g)}}{\text{单服次数}}$$

$$\text{片重(g)} = \frac{\text{单服颗粒重(g)}}{\text{单服片数}}$$

(2) 若处方规定了每批药料应压制的片数,则干颗粒重加压片前加入的辅料量之和应等于片数与片重之积,当干颗粒重(主药加辅料)小于片重与片数之积时,应补加辅料使两者相等。片重计算公式如下:

$$\text{片重(g)} = \frac{\text{干颗粒重(g)} + \text{压片前加入辅料量(g)}}{\text{应压片数}}$$

二、干法制粒压片法

干法制粒压片是指不用润湿剂或液态黏合剂而直接制成颗粒压片的方法。

它与湿法制粒压片不同主要在于前者用干法制粒，而后者用湿法制粒，至于压片工艺则是相同的。中药浸膏直接粉碎成颗粒进行压片，即属于干法。此法可缩短工时，降低辅料使用量，简化了生产工艺，但此法制得颗粒质地较硬、细粉较多，往往影响片剂崩解和外观。

三、粉末直接压片法

粉末直接压片法是指将药物粉末与适宜辅料混匀，不经过制粒而直接压片的方法。粉末直接压片必须解决好粉末的流动性和可压性问题。粉末直接压片是片剂生产中工艺的重大革新。新型辅料的应用和压片机械性能的改进是此法应用的基础保证。目前此法在中药制剂生产中还没有得到广泛应用。

第四节 片剂的包衣

一、片剂包衣的目的与种类

片剂包衣是指在片剂表面包裹上适宜物料，使之与外界隔离，以保证片剂质量或用于特定用途。片剂表面包裹的物料称为“衣”或“衣料”，被包的压制片称为“片芯”，包成的片剂称为包衣片。如能达到用药要求，片剂一般不需包衣。

1. 片剂包衣的目的

(1) 掩盖药物的不良气味，便于服用。

(2) 防潮、避光、隔绝空气以增加药物稳定性。

(3) 改善片剂外观，使片剂美观，便于识别。

(4) 控制药物的释放部位。如对胃刺激性强，能被胃酸或酶破坏的药物，或者必须在肠道内吸收发挥作用的药物应包肠溶衣。

(5) 控制药物的释放速度。如制备缓释或控释片剂，达到长效目的，减少用药次数或降低药物不良反应。

(6) 压片颗粒包衣，隔离有配伍禁忌的药物，避免相互间的作用。

2. 包衣的种类

按制备方法目前主要分为糖衣、薄膜衣、肠溶衣。

二、片剂包衣的制备

1. 糖衣

糖衣是指以蔗糖为主要包衣材料的包衣。

(1) 包衣材料　糖浆、胶浆、滑石粉、白蜡。

(2) 包糖衣流程　(隔离层)→粉衣层→糖衣层→(有色糖衣层)→打光→出片。

（3）具体操作

① 隔离层：一般片剂不需要包隔离层，具有酸性、水溶性及引湿性的药物制成的片芯均需包隔离层。包隔离层的目的是避免酸性药物将糖浆水解和糖浆中水分被片芯吸收，同时增加片剂硬度。操作时注意每层干燥后再包下一层，一般包3～5层。

② 粉衣层：又称粉底层。包粉衣层的目的是为了使药片消失原有棱面，片面包平为包好糖衣层打好基础，不需包隔离层的片剂可直接包粉衣层。

操作时药片在包衣锅中滚转，加入适量温热糖浆使片剂表面润湿均匀后，撒入适量滑石粉使在片剂表面均匀分布，加热并吹热风干燥，一般包15～18层，包至片芯棱角全部消失、片面圆整、平滑为止。包粉衣层，一定要注意层层干燥。

③ 糖衣层：是由糖浆缓缓干燥形成的蔗糖结晶体连接而成的衣层，其目的是增加衣层的牢固性，使片面坚实、平滑，一般包15～18层。包衣材料只用糖浆不用滑石粉，操作与包粉衣层基本相同。

④ 有色糖衣层：又称色层或色衣层。包衣物料是带色的糖浆。目的是使包衣片有一定的颜色便于识别或保护见光易分解破坏的药物。包色衣层时要注意衣片必须是光滑的，细腻的，否则色衣层不易包均匀。操作时带色糖浆浓度应由浅到深，这样才能使色泽均匀。

⑤ 打光：在包好衣的片剂表面擦上极薄的一层虫蜡，目的是使片衣表面光亮美观，同时又具防潮功能。操作在室温下进行，蜡粉用量每1万片不超过3～5g。在包最后一层色衣层片子快要干燥时，加入虫蜡粉，转动锅体直至片子极为光亮。

⑥ 出片：当衣片光亮符合要求后及时出片，移入放有硅胶等干燥剂的干燥橱或晾片间内吸湿干燥10h以上，即可包装，出片可用自动出料装置，也可手工出片。手工出片一定要注意避免破坏衣片表面，应使包衣锅转动，工具顺着锅转动的方向将衣片小心取出。

2. 薄膜衣

薄膜衣是以高分子聚合物为主要包衣材料的包衣。

（1）包衣物料

① 包衣粉：包衣粉组分一般包括成膜材料、增塑剂、着色剂和遮盖剂、润滑剂等。

② 包衣溶剂：溶解、分散包衣粉的溶剂常用的有乙醇、丙酮和水等。以一定浓度乙醇为溶剂溶解包衣粉制成包衣液进行包衣的方法称为醇性包衣；以水配制薄膜包衣液进行片剂包衣的方法称为水性包衣。

（2）包薄膜衣流程　配包衣液→调整流量、雾化→装片→预热→喷液→出片。

（3）具体操作

① 配包衣液：临包衣前将溶剂置搅拌桶内，开启搅拌调整至最佳状态，徐徐向溶剂内加入规定量的包衣粉，边加边搅拌，加入量控制在不起块能迅速分散为宜，加入位置应选择在搅拌起漩涡处，一般 5～10min 加完，继续搅拌 40min 后备用。如有必要可过 100 目筛。

② 调整流量：将喷枪移至包衣锅外置固定位置，开启压缩空气，关闭雾化气阀，开启输液泵调节各喷枪流量至等量后关闭输液泵。

③ 调整雾化：开启输液泵及雾化气阀，调整雾化至最佳状态，方法是将雾化液喷于吸水性强的滤纸上，应无滴状且分布均匀为宜，然后关闭压缩空气，输液泵、喷枪应无滴液现象。调整包衣锅内呈负压，一般将排风阀门开至最大后逐渐调整进风阀门，使达到要求。

④ 装片：根据包衣锅的容量，将适量片芯倒入包衣锅内，并将喷枪移至包衣锅内调节喷枪与片床的距离后固定喷枪位置。喷枪位置调整一般认为应垂直片床上 1/3 处，且水性包衣喷枪距片床距离较醇性包衣远些，一般水性包衣在 26～30cm，醇性包衣在 20～25cm。另据包衣效果适当调整。

⑤ 预热：开启包衣锅，调节转速使片芯能翻动即可，以免破坏片芯。预热同时靠锅内负压吸去片芯中残余细颗粒和细粉，预热温度至 45～50℃即可。

⑥ 喷液：加快包衣锅转速至片芯呈最佳翻滚状态，开启压缩空气、输液泵喷液，并据片芯特性调节流量。一般每锅 50kg，正常流量为 200mL/min，由小到大逐渐增加至流量与温度达平衡状态（达到预设温度且温度稳定后），连续喷液至符合要求。

⑦ 出片：喷液至符合要求后，逐渐减小流量，停止喷液关闭热风后，继续转动至片温降至室温，关闭排风及包衣锅，装上出料装置出片。

3. 肠溶衣

肠溶衣片是指在 37℃人工胃液中 2h 内不崩解或溶解，洗净后在人工肠液中 1h 内崩解或溶解并释放出药物的包衣片。凡药物易被胃液（酶）所破坏或对胃刺激性强或要求在肠道内吸收发挥特定疗效的片剂，均宜包肠溶衣。比较有效的肠溶衣材料有虫胶、邻苯二甲醋酸纤维素（CAP）、丙烯酸树脂Ⅰ号、Ⅱ号、Ⅲ号等。包肠溶衣可先将片芯用包糖衣法包至无棱角时，再加入肠溶衣液包至适宜厚度，再包数层粉衣层及糖衣层。也可直接在片芯上包肠溶性全薄膜衣，在此不再讨论。

第五节 片剂亚类及其他片剂

中国药典 2005 年版收载的片剂亚类及其他片剂。

一、含　片

1. 定义及特点

含片系指在口腔中，药物缓慢溶出产生作用的片剂。含片多用于口腔及咽喉部疾患，药效发挥迅速，可产生持久的治疗作用，如金果含片等。这类片剂硬度一般较大，不应在口腔中快速崩解。

2. 含片制备方法

（1）将有效成分加入浓糖浆中，混匀，以适宜的温度蒸去水分，使成塑性软块，然后拉成棒状，分割剂量，置于欲制形状的模中加压，迅速冷却即成一定形状的片剂。

（2）将药物加到糖粉、芳香剂、着色剂等混合均匀的赋形剂中，然后加水或粘合剂，制成适宜的软材，过筛制粒，干燥，整粒，加润滑剂，压片。

（3）将单一或复方混合物加到已熔化的甘油明胶基质中，当冷却到凝结的温度时注入涂有（轻质）液状石蜡或淀粉的压缩床穴中，然后进一步冷却，取出，即得。该法常用的基质配方比例为：明胶 20%、甘油 40%、水 40%。

二、咀　嚼　片

咀嚼片系指于口腔中咀嚼或吮服使片溶化后吞服的片剂。这类片剂较适合于儿童或吞咽困难的患者。咀嚼片的生产一般用湿法制粒，但不需加入崩解剂，即使在缺水的情况下也可按时服药。有些药物如金莲花咀嚼片等，可加速药物溶出，提高药效。

咀嚼片应味美可口。在口腔吸收的咀嚼片宜选用刺激性较小的矫味剂，以便减少唾液分泌，否则，由于过多的吞咽而减少了药物的口腔吸收。不需要在口腔吸收的咀嚼片，服用时嚼碎后应给以凉爽的感觉，遇唾液能迅速溶解，故常用甘露醇和山梨醇为稀释剂。此外，在咀嚼片中亦采用糖粉、少量淀粉以增加可压性。

三、泡　腾　片

1. 定义及特点

泡腾片系指含有碳酸氢钠和有机酸，遇水可产生气体而呈泡腾状的片剂。泡腾片遇水可产生 CO_2 气体，使片剂迅速崩解。多用于可溶性药物制成的片剂，可供口服和外用，口服片如清开灵泡腾片；而阴道泡腾片，系指置于阴道内使用的外用片。泡腾片常用的填充剂有乳糖、糖粉、甘露醇等；常用的崩解剂有枸橼酸、酒石酸、富马酸（延胡索酸）、己二酸、苹果酸、碳酸氢钠、碳酸钠等；常用的润湿剂有无水乙醇等；常用的润滑剂有十二烷基硫酸钠、聚乙二醇等。口服泡腾片服用时要先在水中泡腾溶解后服用,所以可加入适量的矫味剂,如阿司帕坦等。

2. 制备方法

中药泡腾片与化药泡腾片的制备方法大致相同,但亦有中药的独特性。

(1) 在填充剂的选用上要考虑到中药的服用量和吸湿性。

(2) 在加崩解剂时,应适当增加崩解剂的用量,因为中药浸膏溶化后较黏稠,会阻碍泡腾剂与水充分接触,而减慢崩解速度。

(3) 制粒方法

① 湿法制粒:将酸和碱分别制粒,在压片前混合。

② 非水制粒:将处方中组分用非水液体(如乙醇、异丙醇等)制粒。

③ 直接压片:选择合适的组分,将混合物直接压片,而省去制粒步骤。

④ 干法制粒压片:用滚压或重压法制粒后压片。

⑤ 聚乙二醇包裹碳酸氢钠工艺:采用聚乙二醇包裹的方法能有效地隔离酸源与二氧化碳源,解决了泡腾片中泡腾剂放置易失效的问题。与常用工艺比较,操作简单,质量稳定。

(4) 润滑剂应尽量选择水溶性的润滑剂,如十二烷基硫酸钠、聚乙二醇等。

四、分散片

1. 定义及特点

系指遇水可迅速崩解均匀分散的片剂。分散片可口服或加水分散后吞服、也可咀嚼或含吮服用。分散片中的药物多为难溶性的,也可以是易溶性的。按需要分散片可加入甜味剂、芳香剂和着色剂。分散片不需加入泡腾剂和水溶性辅料,在(21±1)℃水中3min即可崩解分散通过180μm的孔径的筛网,由包衣微粒制成的分散片应能通过710μm的筛网。分散片吸收快、生物利用度高。

2. 制备工艺

与普通片剂大致相同,只是采用辅料不同。分散片要求采用崩解性能好的崩解剂和溶胀性辅料及其他一些填充剂。优良的崩解剂如交联聚乙烯吡咯烷酮(PVPP)、交联羧甲基淀粉钠(CCMS-Na)、交联羧甲基纤维素钠(CCMC-Na)等,用量要适宜,一般在4%~8%左右,常加微晶纤维素作为辅助崩解剂,崩解剂宜采用内、外加法;常用的溶胀辅料有瓜耳胶、苍耳胶、藻酸盐、葡聚糖、多糖类、羟丙甲基纤维素、羟丙基纤维素等亲水性高分子化合物;另外可加入适宜的表面活性剂,增加主药与水的亲和力,使水容易进入片剂内部,促进分散片溶解、分散,以保证片剂能迅速崩解溶出。

需注意的问题是:中药浸膏粉在处方中比例不宜过高,一般不应超过50%;颗粒的粒度应适宜,一般以过30目筛为宜。

五、口腔贴片

口腔贴片系指贴于口腔黏膜或口腔内患处，有足够粘着力，长时间固定在黏膜释药的片剂。这类片剂含有羟丙甲基纤维素、交联羧甲基纤维素等有较强粘着力的赋形剂，对黏膜有较强的粘着力，无刺激性，又能控制药物的溶出。其贴于口腔黏膜吸收快，可迅速达到治疗浓度，避开首过效应，维持时间长。口腔贴片还应有隔离层，使药物定向向黏膜扩散，隔离层的材料一般为疏水性的乙基纤维素等。可采用二次压片法制备口腔贴片。

第六节　举　例

例1　双黄连片

【处方】　连翘3 750g　金银花1 875g　黄芩1 875g

【制法】　以上三味，黄芩加水煎煮三次，第一次2h，第二三次各1h，合并煎液，过滤，滤液浓缩至相对密度为1.03～1.08（80℃）的清膏，于80℃用2mol/L盐酸溶液调pH至1.0～2.0，保温1h，静置24h，过滤，沉淀用水洗至pH为5.0，再用70%乙醇洗至pH为7.0，低温干燥，备用。金银花、连翘加水温浸30min后，煎煮两次，每次1.5h，合并煎液，过滤，滤液浓缩至相对密度为1.20～1.25（80℃）的清膏，冷至40℃，加乙醇使含醇量达75%，充分搅拌，静置12h，取上清液，残渣加75%乙醇适量，搅匀，静置12h，过滤，合并二次滤液，回收乙醇至无醇味，浓缩成相对密度为1.34～1.40（60℃）的稠膏，减压干燥，加入上述黄芩提取物，粉碎成细粉，加入微晶纤维素、羧甲基淀粉钠，混匀，制成颗粒，干燥，加入硬脂酸镁，混匀，压制成1 000片，包薄膜衣，即得。

【性状】　本品为薄膜衣片，除去薄膜衣后显棕黄色至棕红色；气微，味苦涩。

【功能与主治】　疏风解表，清热解毒。用于外感风热所致的感冒，症见发热、咳嗽、咽痛。

【用法与用量】　口服。一次4片，一日3次；小儿酌减或遵医嘱。

【规格】　每片重0.53g。

【贮藏】　密封。

例2　金莲花咀嚼片

【处方】　金莲花1 125g

【制法】　取金莲花，加水煎煮两次，每次1h，合并煎液，过滤，滤液浓缩至相对密度为1.39～1.41（50℃）的稠膏，干燥，粉碎成细粉，加入辅料适量，用60%乙醇制成颗粒。干燥，压制成500片或1 000片，即得。

【性状】 本品为棕色至浅棕褐色；味甜、微苦。

【功能与主治】 抗菌消炎。用于上呼吸道感染，咽炎，扁桃体炎。

【用法与用量】 口嚼，规格为每片重0.55g，一次4片；规格为每片重1.1g，一次2片；一日2～3次，小儿酌减。

【规格】 每片重0.55g；1.1g。

【贮藏】 密封。

例3 清开灵泡腾片

【处方】 胆酸6.5g 猪去氧胆酸7.5g 黄芩苷10g 珍珠母粉100g 栀子50g 水牛角粉50g 板蓝根400g 金银花提取物10g

【制法】 以上八味，板蓝根、栀子加水煎煮两次，第一次1.5h，第二次1h，分次过滤，合并滤液，浓缩至相对密度1.12～1.16(80℃)的清膏，加入金银花提取物使之溶解，放冷，搅拌下缓缓加入乙醇，使含醇量达60%，充分搅拌，静置24h，分取上清液，沉淀加60%乙醇适量，充分搅拌，静置12h，分取上清液，合并两次上清液，回收乙醇，并浓缩至相对密度1.36～1.40(60～65℃)的清膏，备用；取水牛角粉，在搅拌下缓缓加入8倍量2mol/L氢氧化钡溶液中，加热至沸，不断搅拌并保持微沸6～7h，随时补加失去的水分，趁热过滤，残渣用少量热水洗涤两次，洗涤液与滤液合并，备用。

取珍珠母粉，在搅拌下慢慢加入到8倍量的2mol/L硫酸溶液中，加热至沸，并保持微沸6～7h，随时补加失去的水分，趁热过滤，滤渣用少量热水洗涤两次，洗液与滤液合并，放冷后有白色针状结晶析出，过滤，除去结晶物，在温热条件下缓缓搅拌加到水牛角水解液中，全部加完后再补加适量固体氢氧化钡调pH至4，放置，使沉淀完全，过滤，滤液浓缩至相当于原料量的2～3倍，放冷，用20%的氢氧化钠调pH至7，冷藏24h，过滤，滤液浓缩至相对密度1.36～1.40(60～65℃)的清膏。合并上述清膏，加入黄芩苷、胆酸、猪去氧胆酸细粉及糊精适量，低温干燥，粉碎成细粉，备用。

将聚乙二醇6 000 50g加热熔融后，加入碳酸氢钠110g，搅拌均匀，放冷凝固后，粉碎成细粉；另将柠檬酸100g、甜蜜素10g过80目筛后与上述细粉混匀，用乙醇制粒，低温干燥，压制成1 000片，即得。

【性状】 本品为棕灰色片；味甜、微苦。

【功能与主治】 清热解毒，镇静安神。对于温热病引起的高热不退、烦躁不安、咽喉肿痛、舌红或绛、苔黄、脉数者适宜，多用于湿热型肝炎和上呼吸道感染病。

【用法与用量】 热水中泡腾溶解后服用，一次2～4片，一日3次，儿童酌减或遵医嘱。

【规格】 每片重1g(含黄芩苷10mg)。

【贮藏】 置荫凉干燥处。

例4　金果含片

【处方】 地黄　玄参　西青果　蝉蜕　胖大海　麦冬　南沙参　太子参　陈皮

【制法】 以上九味，地黄、玄参、西青果、蝉蜕加水煎煮两次，每次30min，煎液过滤，滤液合并，浓缩至相对密度为1.14（80℃），加2倍量乙醇，搅匀，静置24h，取上清液，减压浓缩至适量，备用；其余胖大海等五味加水煎煮两次，每次30min，煎液过滤，滤液合并，浓缩至适量，与上述备用液合并，浓缩至适量，加入适量的蔗糖和甜菊素，混匀，制颗粒，干燥，喷入含薄荷油的乙醇溶液，密闭2h，加入适量的辅料，混匀，压制成片，即得。

【性状】 本品为淡红棕色至棕色的片；味甜，有清凉感。

【功能与主治】 养阴生津，清热利咽。用于肺热阴伤所致的咽部红肿、咽痛、口干咽燥；急、慢性咽炎见上述证候者。

【用法与用量】 含服。一小时2～4片，一日10～20片。

【规格】 每片重0.55g。

【贮藏】 密封。

思考题

1. 简述湿法制粒压片法的工艺流程。
2. 简述制颗粒的目的。
3. 简述片剂包薄膜衣的一般流程及操作要点。
4. 简述片剂包衣的目的。
5. 简述片剂的分类及常用辅料。

参考文献

杨桂明. 中药药剂学. 北京：人民卫生出版社，2005

第五章　颗粒剂、胶囊剂

[教学目标]

1. 掌握颗粒剂、胶囊剂的制备方法。
2. 熟悉颗粒剂、胶囊剂的含义、特点。
3. 了解颗粒剂、胶囊剂的分类。

第一节　颗　粒　剂

一、颗粒剂的特点

颗粒剂系指药材提取物与适宜的辅料或药材细粉制成具有一定粒度的颗粒状制剂。颗粒剂原称冲剂或冲服剂，中国药典1995年版开始称颗粒剂。中药颗粒剂的创制和应用始于20世纪60年代末，由于颗粒剂的剂型特点以及新技术，新工艺，新辅料和新设备的不断应用，现已发展成为主要的中成药固体剂型之一，品种和质量都有了显著的增加和提高，中国药典2005年版一部收载中药颗粒剂50种，在日本汉方浸膏颗粒剂和细粒剂产量已超过片剂。近年来，国内已生产应用的中药配方颗粒，实为单味中药颗粒剂。另外为满足不宜进食糖类成分的患者（如糖尿病患者）的需要，又出现一种不含蔗糖的新型颗粒剂——无糖型颗粒剂。

1. 优点

（1）吸收快，作用迅速　因为中药颗粒剂在临服用时以水或饮用酒调配成原来的液体形式，药效物质以小质点（分子、离子、微滴或微粒）的状态进入消化道，几乎无需消化，直接吸收而发挥作用。

（2）服用方便　颗粒剂可冲服或直接服用。

（3）质量稳定　颗粒剂为干燥的固体剂型，在储存时稳定性强且不易滋生微生物，克服了合剂、酒剂久置后易出现沉淀等缺点。

（4）剂量较小　与合剂、酒剂相比较，颗粒剂为固体，体积小，所以服用、包装、携带、贮藏、运输均较方便，深受患者欢迎。

2. 缺点

（1）颗粒剂中药物呈干浸膏状态，易吸湿潮解而变质，所以应密封包装。

（2）中药颗粒剂经中药材提取加工制得，与西药颗粒剂相比，溶化性较难控制。

(3) 中药颗粒剂多以中药提取浸膏直接制粒,浸膏多,辅料相对不足,操作难度较西药颗粒剂大。

二、颗粒剂的分类

根据颗粒剂的溶解性能和溶解状态分为可溶性颗粒剂、混悬性颗粒剂及泡腾性颗粒剂。

1. 可溶性颗粒剂

(1) 水溶性颗粒剂　颗粒溶于水,以一定量的水冲服(如感冒清热颗粒、银翘解毒颗粒)。

(2) 酒溶性颗粒剂　颗粒所含有效成分及所用辅料均应能溶于白酒,以一定量的饮用酒冲服(如木瓜酒颗粒、养血愈风酒颗粒)。

2. 混悬性颗粒剂

一般多加入药物细粉,冲服时呈均匀混悬状(如颈痛颗粒)。

3. 泡腾性颗粒剂

加有泡腾崩解剂(如枸橼酸或酒石酸与适量的碳酸氢钠),以一定量的水冲服时产生大量的 CO_2,使颗粒快速崩解溶散(如阿胶泡腾颗粒剂、山楂泡腾颗粒剂)。

根据成品形状又可分为颗粒状或块状颗粒。块状颗粒习称块状冲剂,为颗粒剂与茶剂相结合的剂型,其生产多采用机压法或模压法。

三、颗粒剂的制备

1. 水溶性颗粒剂的制备

水溶性颗粒剂加水后应能完全溶化,其制备工艺流程为:原药材的提取→提取液的浓缩、精制→制颗粒→干燥→整粒→包装。

(1) 中药材的提取与精制

① 中药材的提取:水溶性颗粒的提取一般采用煎煮法提取其有效成分,也可用回流、渗漉等提取方法,对含有挥发油的药材亦采用双提法。

② 提取浓缩液的精制:将水煎液浓缩至一定浓度时(一般相对密度为1.10~1.15或浓缩至1mL浓缩液含原药材1g),除另有规定外,加入乙醇使其达到规定的醇沉浓度,静置冷藏12h以上,过滤,滤液回收乙醇,浓缩成稠膏,或继续干燥成干浸膏备用。目前也有采用高速离心、絮凝沉淀、大孔树脂吸附等方法除去杂质。

(2) 辅料的选用　水溶性颗粒剂所用辅料,目前最为常用的为糖粉和糊精。糖粉(蔗糖粉碎的细粉)为水溶性颗粒剂的优良赋形剂,并有矫味和粘合作用,但糖粉易吸潮结块,注意密封保存或现用现制粉;糊精系淀粉的水解产物,水溶性颗粒剂也选择可溶性糊精、乳糖、可溶性淀粉等；另外如含芳香性挥发成分（如挥发油），可用β－环糊精（β－CD）包合，再与稠膏混合均匀后采用流化床喷雾制粒或喷雾干燥制粒，增加颗粒剂的稳定性。

（3）制颗粒　制颗粒是颗粒剂制备过程中的关键工艺技术，它将直接影响颗粒的质量。有湿法制粒和干法制粒。

① 湿法制粒：目前国内中药制药企业常用的湿法制颗粒方法有挤压制粒法、高速搅拌制粒法、流化喷雾制粒法和喷雾干燥制粒法。

a. 挤压制粒法：将赋形剂放入适宜的混合机内，加入药物稠膏，或干膏粉混合均匀，必要时加入适宜浓度的乙醇，制成"握之成团，轻按即散"的软材（软材的质量影响颗粒的质量，若软材过软，则黏性强，制颗粒时易粘附在筛网中或挤出的颗粒呈长条状甚至粘筛而不能制粒，此时可加入适当辅料或药物细粉调整湿度；若软材过黏则易形成团块不易压过筛网，可适当加入高浓度乙醇并迅速过筛；若软材太干，黏性不足，通过筛网后呈疏松的粉粒或细粉过多，可加入适当的粘合剂增加黏度）。再以挤压的方式通过筛网（10～14目）制成均匀的颗粒。另外，过筛时筛网应松紧适中，加料量不宜过多。

挤压制粒法所用赋形剂的种类和用量应根据稠膏的性质进行适当的调整。一般稠膏、糖粉、糊精的比例为1∶3∶1。也可单用糖粉做辅料。辅料的总用量一般不宜超过稠膏量的5倍。挤压制粒具有方法简便、快捷、效率高的优点，制成的颗粒一般呈不规则、蓬松的短条状，颗粒能快速溶散。

b. 高速搅拌制粒法：先把固体辅料或药粉与稠膏加入高速搅拌制粒机中，盖好，开启搅拌将物料混合均匀后加入润湿剂或黏合剂，继续搅拌一定时间然后同时开切割刀制粒。制粒完毕，出料口自动卸料。高速搅拌制粒机能在一个容器内先后实现混合、捏合、制粒过程，而且在很短时间内就能完成整个操作。但由于提取稠膏的原料不可控的因素很多，其性质差异较大，很难一次性制出合格的颗粒，因此，目前许多药厂通常再配合一台整粒机，将制粒太过而成块状的物料重新整成颗粒。

c. 流化喷雾制粒法：将辅料加入受料容器，空气通过空气过滤器和加热器，从流化床下部通过筛板吹入流化床内，热空气使床内物料呈流化状态，然后送液装置泵将中药浸膏（或粘合剂溶液）送至喷嘴管，由压缩空气将中药浸膏均匀喷成雾状，散布在流态粉体表面，使粉体相互接触凝聚成颗粒。经过反复的喷雾和干燥，直至喷液完毕，颗粒大小符合要求。形成的颗粒继续在床层内送热风干燥至水分符合要求，出料。此法可以通过控制液体喷雾速度和雾滴大小得到不同粒度的颗粒。流化床内加入底料量应控制适宜，过多不能形成良好的流化状态，太少则流化剧烈，不能参与制粒。

根据产品的特点合理控制稠膏的相对密度，密度过高易粘结并堵塞喷头，太低则操作费时且黏度不够,制得颗粒偏小,影响成品率,稠膏在喷雾前应过 80 目以上筛以免不溶性颗粒堵塞喷头。其他控制要求见片剂。

d. 喷雾干燥制粒法:将经适当处理后的药材浸提液或药物、辅料的混合浆,经喷雾干燥直接制得干燥球状粒子或再经滚转制粒。原理同流化喷雾制粒法。

② 干法制粒:主要有滚压法制粒和重压法制粒。

a. 滚压法制粒:是将药物粉末与适宜的干燥黏合剂等辅料混合均匀后,通过转速相同的 2 个滚动圆筒内的缝隙压成所需硬度的薄片,薄片用破碎机或摇摆式制粒机破碎成颗粒的制粒方法。该方法是干法制粒的常用方法。

b. 重压法制粒:又称压片制粒法。是将药物粉末与一定的辅料混合均匀后,用较大压力的压片机压成大片,直径为 20 ~ 25mm,再用破碎机或摇摆式制粒机破碎成颗粒的制粒方法,该方法目前应用很少。

干法制粒也还存在一些问题,各种物料的性质、结晶形状不一,给干法制粒带来困难,或者由于压缩而引起晶型转变或活性降低,粉碎制成颗粒时极易产生较多的细粉,需要特殊的设备等,因此,在实际生产中除干浸膏直接粉碎成颗粒应用稍多些外,只有少部分产品使用此法。

(4) 干燥　挤压式制粒、高速搅拌制粒都需要对湿颗粒另外进行干燥。具体操作方法和注意事项见片剂。

(5) 整粒　湿粒干燥过程中,由于颗粒间互相粘着聚集,致使部分颗粒结块、粘连。因此,干颗粒冷却后必须再过筛。根据中国药典 2005 年版规定,过 10 目筛去除大颗粒(磨碎后再次过筛),然后过 80 目筛,除去细粉部分,使颗粒均匀,筛下的细粉可重新制粒。

若颗粒剂处方中含芳香挥发性成分或需加入香精时,一般将其溶于适量乙醇中,雾化喷洒于干燥颗粒上,密闭放置一定时间,待闷润均匀后,才能包装。也可将挥发性成分制成 β - 环糊精包合物后烘干粉碎,再与颗粒混匀;或 β - 环糊精包合物与稠膏一起制粒。

(6) 包装　整粒后的干燥颗粒应及时密封包装。因颗粒剂中含有较多的浸膏和糖粉,极易吸湿软化,甚至结块霉变,故应密封包装。目前颗粒剂包装多选用不易透气、透湿的包装材料,如铝塑复合袋、铝箔袋或不透气的塑料瓶等,生产上一般采用自动颗粒包装机进行分装。

2. 酒溶性颗粒剂的制备

酒溶性颗粒剂加入白酒后即溶解成为澄清的药酒,可代替药酒服用,其有效成分及所加辅料应能溶于白酒,通常可加糖或其他可溶性矫味剂,其制法多采用浸渍法、回流法、渗漉法等提取,以 60% 左右的乙醇为溶剂,提取液回收乙醇后,浓缩至稠膏状,备用,所用乙醇的含醇量应与饮用白酒(60 度的白酒)的含醇量相同，方能使颗粒剂溶于白酒后保持澄明。

其制粒、干燥、整粒、包装等工艺同水溶性颗粒。

3. 混悬性颗粒剂的制备

混悬性颗粒剂是将处方中部分药材提取制成稠膏，其余药材粉碎成极细粉加入制得。粉料药物通常兼有赋形剂作用。

制备方法是将含挥发性、热敏性成分或淀粉较多的药材以及贵细药材粉碎成细粉，一般药材以水为溶剂煎煮提取、浓缩至稠膏，将稠膏与药材细粉及其他辅料混匀，制粒、干燥、整粒、分装即得。

4. 泡腾性颗粒剂的制备

泡腾性颗粒剂是利用有机酸与弱碱遇水作用产生 CO_2 气体，使药液瞬间产生大量气泡而呈泡腾状态的颗粒剂。因其产生 CO_2 使颗粒快速崩解，具速溶性，同时，CO_2 溶于水后呈酸性，能刺激味蕾，达到矫味作用，若再配以芳香剂和甜味剂，可得到碳酸饮料的风味，常用的有机酸有枸橼酸、酒石酸等，弱碱有碳酸钠、碳酸氢钠等。

制备方法是将提取、纯化所得药料分二份，一份中加入弱碱及其他适量辅料制成碱性颗粒，干燥备用，一份中加入有机酸及其他适量辅料制成酸性颗粒，干燥备用。再将两种颗粒混合均匀，整粒、包装，制备时应注意控制干燥颗粒的水分，以免服用前酸碱发生反应。

5. 块状颗粒剂的制备

其制备方法分两种，一是模压法，二是机压法。两法均系将中药提取物或药材粉与适宜辅料充分混匀，制成颗粒。模压法是用模具将颗粒压制成块，干燥即得。机压法是在干颗粒中加入水溶性润滑剂后，采用压力较大的花篮式单冲压块机冲压成块制得。

第二节 胶 囊 剂

一、胶囊剂的特点

胶囊剂系指将药材用适宜方法加工后，加入适宜辅料填充于空心胶囊或密封于软质囊材中的制剂。

1. 优点

(1) 能掩盖药物的不良气味　因药物被包于胶囊中，故可掩盖药物的苦味及臭气。

(2) 能提高药物的稳定性　因药物被包于胶囊中，故可隔绝药物与光线、空气和湿气的接触，提高药物稳定性。

(3) 较丸剂、片剂生物利用度高　因胶囊剂的制备一般不加赋形剂，也不加压力,故在胃肠中较丸剂、片剂分散快,吸收好。

(4) 可弥补其他固体剂型的不足　含油量高的药物或液态药物难以制成丸剂、片剂,但可制成软胶囊剂。

(5) 可延缓药物释放和定位释药　将药物制成缓释颗粒装入胶囊中,可达到缓释延效作用;制成肠溶胶囊即可定位于肠段释药显效;制成直肠给药或阴道给药的胶囊,即可定位在该腔道释药显效;在结肠段吸收较好的蛋白质、多肽类药物,可制成结肠靶向胶囊。

2. 缺点

(1) 中药胶囊剂通常含中药浸膏量多,极易吸潮、结块,影响产品崩解时限。

(2) 与西药胶囊剂相比,中药胶囊剂填充物多呈不规则状颗粒或粉末,装量差异控制难度大。

二、胶囊剂的分类

根据囊材的性质,胶囊剂分硬胶囊、软胶囊(胶丸)、肠溶胶囊等。

1. 硬胶囊剂

硬胶囊剂系指将药材提取物、药材提取物加药材细粉、药材细粉或与适宜辅料制成的均匀粉末、细小颗粒、小丸、半固体或液体,填充于空心胶囊中的胶囊剂。

2. 软胶囊剂

软胶囊剂系指将药材提取物、液体药物或与适宜辅料混匀后用滴制法或压制法密封于软质囊材中的胶囊剂。

3. 肠溶胶囊剂

肠溶胶囊剂由硬胶囊或软胶囊经药用高分子材料处理或用其他适宜方法加工制成。其囊壳不溶于胃液,但能在肠液中崩解而释放活性成分。

三、硬胶囊的制备

1. 空胶囊的规格及质量要求

空胶囊系由胶囊用明胶加辅料制成,其规格共有8种,其规格由大到小分为000、00、0、1、2、3、4、5号。其容积(mL±10%)分别为1.42、0.95、0.67、0.48、0.37、0.27、0.20、0.13。一般常用0~3号。

2. 药物的填充

(1) 空胶囊规格的选用　药物的填充多用空胶囊容积控制,故应按药物规定剂量所占容积选择最小的空胶囊。由于药物的密度、晶态、颗粒大小不同,所占的容积亦不同,因此,一般宜先测定待填充物料的堆密度,然后根据应装剂量计算该物料的容积,以决定选用胶囊的号数。

(2) 药物的处理　填充的药物是否要经加工处理,应依据药物性质和填充设备的性能而确定。大致有以下情况:

① 若药物剂量小,可直接粉碎成细粉,过五号筛。

② 药物剂量大,可将部分或全部中药提取制成稠膏或干浸膏,再将剩余的中药粉碎成细粉与之混合、干燥、研细、混匀。

③ 挥发油应先用吸收剂或方中其他药物细粉吸收后再填充。

④ 易引湿或发生共熔的药物可分别加入适量稀释剂稀释后再混合。

⑤ 疏松性药物可加适量乙醇或液状石蜡混合均匀后填充。

⑥ 剂量小的处方,特别是麻醉药、毒性药应加乳糖、淀粉等稀释剂稀释后填充。

⑦ 中药浸膏粉应保持干燥,否则胶囊易软化。

⑧ 除麻醉药、毒性药外,配料时应考虑到填充损耗,比实际需要量酌情多配。

为了改善待填充药粉的流动性,并减少分层现象,可将药粉加入适量的辅料(如淀粉、硬脂酸镁、滑石粉、聚乙二醇、聚硅酮、二氧化硅等)制粒,经干燥后再填充。也可将药粉与辅料混匀后直接填充,视药粉性质和填充设备性能而定。

(3) 药物的填充　胶囊剂的填充方法分手工填充法和机械填充法。手工填充法效率低,装量差异大。生产中一般用机械填充。

四、软胶囊的制备

1. 滴制法

该法由具双层喷头的滴丸机完成。以明胶为主的软质囊材(胶液)与被包药液,分别在双层喷头的外层与内层按不同速度喷出,使定量的胶液将定量的药液包裹后,滴入与胶液不相混溶的冷却液中,由于表面张力作用使之形成球形,并逐渐凝固成软胶囊剂。

2. 压制法

该法是将明胶为主的软质囊材制成厚薄均匀的胶片,将药液置于两胶片间,用钢板模或旋转模压制而成,故又分为钢板模压法和旋转模压法两种。旋转模压法用自动旋转轧囊机。模的形状可为椭圆形、球形或其他形状。

五、肠溶胶囊的制备

制备肠溶胶囊剂有两种方法,一种是根据明胶性质,与甲醛作用生成甲醛明胶,使明胶无游离氨基存在,失去与胃酸结合的能力,故不溶于胃液,但因仍含有羧基,故能在碱性肠液中溶解并释放药物,但此种处理法受甲醛浓度、处理时间、成品贮存时间等因素影响，使其肠溶性极不稳定，故现已不用。另一类方法是在明胶囊壳表面包肠溶衣料，如用 PVP 作底衣层，然后用蜂蜡等作外层包衣；也可用丙烯酸Ⅱ号树脂 CAP 溶液包衣，其肠溶性较稳定。

第三节　举　例

一、颗　粒　剂

例　感冒清热颗粒

【处方】　荆芥穗 200g　薄荷 60g　防风 100g　柴胡 100g　紫苏叶 60g　葛根 100g　桔梗 60g　苦杏仁 80g　白芷 60g　苦地丁 200g　芦根 160g

【制法】　以上十一味，取荆芥穗、薄荷、紫苏叶提取挥发油，蒸馏后的水溶液另器收集；药渣与其余防风等八味加水煎煮两次，合并煎液，过滤，滤液与上述水溶液合并。合并液浓缩成相对密度为 1.32～1.35（50℃）的清膏，取清膏，加蔗糖、糊精及乙醇适量，混匀，制成颗粒，干燥，加入上述挥发油，混匀，制成 1 600g；或将合并液浓缩成相对密度为 1.32～1.35（50℃）的清膏，加入辅料适量，混匀，制成无糖颗粒，干燥，加入上述挥发油，混匀，制成 800g；或将合并液浓缩成相对密度为 1.08～1.10（50℃）的药液，喷雾干燥，制成干膏粉，取干膏粉，加乳糖适量，混合，加入上述挥发油，混匀，制成颗粒 400g，即得。

【性状】　本品为棕黄色的颗粒，味甜、微苦；或为棕褐色的颗粒，味微苦（无糖或含乳糖）。

【功能与主治】　疏风散寒，解表清热。用于风寒感冒，头痛发热，恶寒身痛，鼻流清涕，咳嗽咽干。

【用法与用量】　开水冲服。一次 1 袋，一日 2 次。

【规格】　每袋装①12g；②6g（无蔗糖）；③3g（含乳糖）。

【贮藏】　密封。

二、硬胶囊剂

例　桂龙咳喘宁胶囊

【处方】　桂枝　龙骨　白芍　生姜　大枣　炙甘草　牡蛎　黄连　法半夏　瓜蒌皮　苦杏仁（炒）

【制法】　以上十一味，桂枝与部分白芍粉碎成细粉，过筛，混匀；剩余的白芍与其余生姜等九味加水煎煮三次，第一次 2h，第二次 1h，第三次 0.5h，合并煎液，过滤，滤液减压浓缩至相对密度为 1.25～1.30（60℃），加入上述细粉，混匀，低温干燥，粉碎成细粉，过筛，混匀，装入胶囊，即得。

【性状】　本品为胶囊剂，内容物为浅棕色的粉末；气芳香，味微苦而甜。

【功能与主治】 止咳化痰，降气平喘。用于外感风寒、痰湿阻肺引起的咳嗽、气喘、痰涎壅盛等症；急、慢性支气管炎见上述证候者。

【用法与用量】 口服，一次5粒，一日3次。

【注意】 服药期间忌烟、酒、猪肉及生冷食物。

三、软胶囊剂

例 十滴水软胶囊

【处方】 樟脑62.5g 干姜62.5g 大黄50g 小茴香25g 肉桂25g 辣椒12.5g 桉油31.25mL

【制法】 以上七味，大黄、辣椒粉碎成粗粉，干姜、小茴香、肉桂提取挥发油，备用，药渣与大黄、辣椒粗粉按照渗漉法，用80%乙醇作溶剂，浸渍24h后，续加70%乙醇进行渗漉，收集渗漉液，回收乙醇至无醇味，药液浓缩至相对密度为1.30（50℃）的清膏，减压干燥，粉碎，加入植物油适量，与上述挥发油及樟脑、桉油，混匀，制成软胶囊1 000粒，即得。

【性状】 本品为棕色的软胶囊，内容物为含有少量悬浮固体浸膏的黄色油状液体；气芳香，味辛辣。

【功能与主治】 健胃，祛暑。用于因中暑而引起的头晕，恶心，腹痛，胃肠不适。

【用法与用量】 口服，一次1～2粒，儿童酌减。

【注意】 孕妇忌服。

思考题

1. 简述颗粒剂的概念、特点及分类。
2. 颗粒剂常用的制粒方法有哪些？
3. 简述胶囊剂的概念、特点及分类。
4. 简述硬胶囊填充前的药物处理情况。
5. 简述软胶囊的制备方法。

参考文献

张兆旺.中药药剂学.北京：中国中医药出版社，2003

第六章 丸 剂

[教学目标]

1. 掌握泛制法、塑制法、滴制法制备丸剂的制备流程和具体方法。
2. 熟悉丸剂的含义。
3. 了解丸剂的种类、各种丸剂的特点。

第一节 概 述

丸剂系指药材细粉或药材提取物加适宜的黏合剂或其他辅料制成的球形或类球形制剂，主要供内服。

按黏合剂及大小不同，丸剂可分为蜜丸、水蜜丸、水丸、糊丸、蜡丸、浓缩丸等类型。按制法不同可分为塑制丸、泛制丸及滴制丸三类。

丸剂是中药传统剂型之一。目前丸剂在市售成药中仍占一定比重，中国药典2005年版一部收载中药品种1 146种，其中丸剂共收载228种，占19.9%。浓缩丸、滴丸等新型丸剂，由于制法简便、剂量小、疗效好，受到重视。现在通常将传统中药丸剂改为颗粒剂、胶囊剂、片剂等剂型，以达到起效快、提高生物利用度的目的。

一、丸剂的特点

(1) 传统的丸剂作用迟缓，多用于慢性病的治疗：与合剂、片剂等比较，传统的水丸、蜜丸、糊丸、蜡丸内服后在胃肠道中溶解缓慢，发挥药效迟缓，但作用持久，故多用于慢性病的治疗。

(2) 某些新型丸剂可用于急救，如滴丸剂：复方丹参滴丸、苏冰滴丸等，奏效迅速。

(3) 可缓和某些药物的毒副作用，如糊丸、蜡丸等。

(4) 可减缓某些药物成分的挥散，有些芳香性药物或有不良气味的药物，可通过制丸工艺，使其在丸剂中心层，减缓其挥散，如糊丸、水丸等。

(5) 丸剂的缺点是服用剂量大，小儿服用困难，尤其是水丸溶散时限难以控制，原料多以原粉入药，微生物易超标。

二、丸剂的制备方法

1. 泛制法

系指药材细粉用适宜的液体赋形剂泛制成丸的制法,用于水丸、水蜜丸、糊丸、浓缩丸等的制备。

2. 塑制法

系指药材细粉加赋形剂制成软硬适宜的可塑性丸块,再分割制成丸粒的制法,用于蜜丸、糊丸、蜡丸、浓缩丸、水蜜丸的制备。

3. 滴制法

系指主药与水溶性基质、非水溶性基质制成溶液或混悬液,滴入与之不相混溶的液体冷凝剂中,冷凝而成丸粒的制法,用于滴丸剂的制备。

第二节　丸剂的制备

一、水　丸

1. 水丸的特点与规格

水丸系指药材细粉以水(或根据制法用黄酒、醋、稀药汁、糖液等)为黏合剂制成的丸剂。临床上主要用于解表剂、清热剂及消导剂。

水丸具有以水或水性液体为赋形剂,显效较蜜丸、糊丸、蜡丸快,表面光滑细致,不易吸潮、利于保管贮存等特点。

2. 水丸的赋形剂

水、酒、醋、药汁。

3. 水丸的制备

(1) 泛制法　水丸用泛制法制备,其工艺流程为:原料的准备→起模→成型→盖面→干燥→选丸→质量检查→包装。

① 原料的准备:除另有规定外,通常将药物粉碎、混合,过六号筛,备用。若处方中有药材需制药汁等,应按规定制备。

② 起模:指制备丸粒基本母核的操作,其方法有两种:一是在泛丸锅中喷少量的水使之润湿,撒少量药粉,转动泛丸锅,刷下锅壁附着的粉粒,再喷水、撒粉,反复多次,使粉粒逐渐增大至直径约1mm左右的球形颗粒,筛取一号筛与二号筛之间的颗粒即为丸模。二是将药粉与水混匀,制成适宜的软材(以手握之成团,抖之即散为度),将其过二号筛,取颗粒置泛丸锅中,经旋转、摩擦即成圆形,取出过筛分等即得。

③ 成型:将已筛选均匀的丸模放入泛丸锅内,转动泛丸锅反复加水润湿和加药粉,丸模体积逐步增大,加水量与药粉量也随丸粒的增大而增加,直到制成

药丸。泛丸锅的转速应控制在45r/min左右,若低于35r/min时易出现粘连现象。

④ 盖面:将筛选出的合格丸粒,放在泛丸锅内充分滚动,加少量水润湿(亦可加极细粉与水或其他润湿剂的混合浆),继续滚动直至丸面光洁,色泽一致,形状圆整为止。

⑤ 干燥:多采用烘房、烘箱干燥,干燥温度一般控制在80℃以下,含挥发性药材的水丸,应控制在60℃以下。

有时需要上衣、打光者,可在润湿的丸粒上(或加明胶溶液作粘合剂)撒上极细的药粉(如朱砂粉、滑石粉、青黛粉等)或其他包衣材料(糖衣、薄膜衣、肠溶衣等),使丸粒不断转动,待全部细粉均匀粘附在丸面上,包衣完成后,撒入川蜡粉,继续转动30min即得。

(2) 塑制法(同蜜丸) 其工艺流程为:物料加入适宜的黏合剂→制丸块→制丸条→分粒→搓圆→干燥→选丸→质量检查→包装。

常用黏合剂为热水、淀粉糊、羧甲基纤维素等。

此工艺缩短了生产周期,提高了效率,又节省了空间,同时减少了粉尘的污染,很好地符合GMP的要求。

二、蜜 丸

1. 蜜丸的特点

蜜丸系指药材细粉以蜂蜜为黏合剂制成的丸剂。临床上多用于镇咳祛痰药、补中益气药。在我国北方用量较大。

蜂蜜是蜜丸剂的主要赋形剂。蜜丸具有崩解缓慢、作用持久等特点,常用于慢性病和需要滋补的疾病的治疗。

蜜丸的规格分为大蜜丸和小蜜丸,每丸质量在0.5g(含0.5g)以上的称大蜜丸,每丸重量在0.5g以下的称小蜜丸。

2. 蜂蜜的炼制

蜜丸所用蜂蜜须经炼制后使用。蜂蜜的炼制是指蜂蜜加热熬炼至一定程度的操作。炼制蜂蜜的目的是为了除去杂质、降低水分含量、破坏酶类、杀死微生物、增加粘合性等。按炼蜜程度分为3种规格:嫩蜜、中蜜、老蜜。嫩蜜是将蜂蜜加热至105~115℃,使含水量为17%~20%,相对密度为1.35左右。嫩蜜适合于含较多油脂、黏液质、胶质、糖等黏性较强的药物;中蜜又称炼蜜,是将蜂蜜加热至116~118℃,使含水量为14%~16%,相对密度为1.37左右。中蜜适合于黏性中等的药物,大部分蜜丸采用中蜜制丸;老蜜是将蜂蜜加热至119~122℃,使含水量为10%以下,相对密度为1.40左右,老蜜黏性很强,适合于黏性较差的矿物性和纤维性药物。炼制时,蜂蜜的加热温度、含水量、相对密度及黏性各有不同，要适当掌握。制备蜜丸时可根据品种、气候等具体情况选用。

3. 蜜丸的制备

传统上制备蜜丸皆用塑制法。其工艺流程为：物料准备→制丸块→制丸条→分粒→搓圆→干燥→整丸→质量检查→包装。

（1）物料的准备　除另有规定外，通常将药物粉碎，过五号筛或六号筛（80～100 目），备用。蜂蜜炼制成适宜规格。为了便于操作，防止药物与工具粘连，同时使丸粒表面光滑，在制丸过程中需使用适量的润滑剂（将 1 000g 麻油加热至沸，然后加入蜂蜡 200～300g 融合，即得）。所涉及到的制丸工具，应清洁干净，用 70% 乙醇擦拭，起润滑、消毒作用。

（2）制丸块　又称和药、合坨。将混匀的药材粉末放入混合机中，加入炼蜜充分混匀，这是塑制法的关键工序，要求制成不粘手、不粘器壁、不松散、湿度适宜的可塑性丸块。此时关键在于蜜的炼制程度及药料与蜜的用量比。药料与炼蜜的比例及下蜜的温度视药材质地、药粉粗细及含水量等具体情况而有所不同。炼蜜应趁热加入药粉中，一般夏季下蜜温度在 60℃ 左右，秋冬季在 70～80℃ 左右为佳。但处方中含有树脂类、胶类及挥发油性药材时应在 60℃ 左右加入。

（3）制丸条、分粒与搓圆　将丸块放入自动制丸机即可完成。

（4）干燥　蜜丸一般成丸后应立即分装，以保证丸药的滋润状态。为防止蜜丸霉变，成丸也常进行干燥，采用微波干燥、远红外辐射干燥，可达到干燥和灭菌的双重功效。

4. 水蜜丸

水蜜丸系指药材细粉以蜂蜜和水为黏合剂制成的丸剂。水蜜丸的特点为丸粒小，光滑圆整，易于吞服。以炼蜜用开水稀释后为黏合剂，同蜜丸相比，可节省蜂蜜，降低成本，并利于贮存。多用于补益剂。

水蜜丸可采用塑制法和泛制法制备。

三、滴　丸

1. 滴丸的含义与特点

滴丸系指药材经适宜的方法提取、纯化、浓缩并与适宜的基质加热熔融混匀后，滴入不相混溶的冷凝液中，收缩冷凝而制成的球形或类球形制剂。

中药滴丸的研制始于 20 世纪 70 年代末，上海医药工业研究院等单位对苏合香丸经研究改制成苏冰滴丸。改制后不仅奏效较快，而且疗效也较好。此后相继成功地研制出复方丹参滴丸、鱼腥草滴丸等。复方丹参滴丸为中国药典 2005 年版一部收载。

滴丸的主要特点是：

（1）起效迅速，生物利用度高。可作为高效、速效制剂。

（2）滴丸可使液体药物固体化，方便服用、运输和贮存。

（3）将易氧化、挥发的药物溶于基质制成滴丸后，可增加其稳定性。

（4）滴丸质量易控制，质量差异小，很少有崩解度和外观不合格现象。

（5）滴丸用药部位多，可口服、腔道及外用，可起到长效作用。

（6）滴丸载药量小，相应含药量低，服药剂量大。如复方丹参滴丸每次服用10粒。

（7）生产设备简单，生产工序少，生产周期短，自动化程度高，生产效率高，成本相对较低。

2．滴丸的基质

滴丸中除主药以外的其他辅料称为基质。用来冷却滴出的液滴，使之冷凝成固体药丸的液体，称为冷凝液。它们的性质及种类对滴丸的质量与疗效影响极大。所以滴丸对基质与冷凝液有一定选择和要求。

（1）基质　与主药不发生任何化学反应，不影响主药的疗效与检测，对人体无害。熔点较低或加一定量的热水（60℃以上）能溶化成液体，而遇骤冷又能凝成固体，在室温下保持固体状态，与主药混合后仍能保持上述物理状态。

基质包括水溶性基质和非水溶性基质。其中水溶性基质有聚乙二醇类、硬脂酸钠、甘油明胶等；非水溶性基质有硬脂酸、单硬脂酸甘油酯、虫蜡、蜂蜡、氢化植物油等。

（2）冷凝液　不溶解主药和基质，不与主药和基质发生化学反应。安全无毒。密度适宜，与液滴密度相近，不能相等，使丸剂在冷凝液中，缓缓下沉或上浮，充分凝固，丸形圆整。有适当的黏度，使液滴与冷凝液间的粘附力小于液滴的内聚力，而能使液滴收缩凝固成丸。

常用的冷凝液：水溶性基质可用液体石蜡、植物油、甲基硅油等。非水溶性基质可用水或不同浓度乙醇等。

3．滴丸的制法与设备

将主药溶解、混悬或乳化在适宜的已熔融的基质中，保持恒定的温度（80～100℃），经过一定大小管径的滴头等速滴入冷凝液中，凝固形成的丸粒徐徐沉于器底，或浮于冷凝液的表面，取出，洗去冷凝液，干燥，即成滴丸。

一般生产工艺流程如下：按处方备料→药液配制→上机滴制→冷凝成丸→除油→成品检验→包装入库。

四、其他丸剂

1．浓缩丸

浓缩丸系指药材或部分药材提取浓缩后，与适宜的辅料或其余药材细粉以水、蜂蜜或蜂蜜和水为黏合剂制成的丸剂。根据所用粘合剂的不同,分为浓缩水丸、浓缩蜜丸和浓缩水蜜丸。

浓缩丸的特点是药物全部或部分经过提取浓缩,体积缩小,易于服用和吸收,发挥药效好;同时利于保存,不易霉变。浓缩丸的制备方法同一般丸剂。可用泛制法或塑制法,其操作同水丸或蜜丸。

2. 糊丸

糊丸系指药材细粉以米粉、米糊或面糊等为黏合剂制成的丸剂。

糊丸干燥后,质地较坚硬,在胃中较水丸崩解缓慢,故可延长药效。同时能减少药物对胃肠道的刺激,故适宜含有毒性或刺激性较强的药物制丸。糊丸可用泛制法与塑制法制备。因用泛制法制备的糊丸较用塑制法制备的糊丸溶散快,故泛制法为常用制法。

3. 蜡丸

蜡丸系指药材细粉以蜂蜡为黏合剂制成的丸剂。

用蜂蜡制成丸剂后在体内释放药物极慢。目前蜡丸品种不多,主要原因是无法控制其释放药物的速率。蜡丸常采用塑制法制备。

五、丸剂的包衣

在丸剂的表面上包裹一层物质,使其与外界隔绝的操作称为包衣或上衣。包衣后的丸剂称为包衣丸剂。

丸剂包衣的种类有:药物衣(包括朱砂衣、黄柏衣、雄黄衣、青黛衣、百草霜衣等),包衣材料是丸剂处方的组成部分,有明显的药理作用,用于包衣既可发挥药效,又可保护丸粒、增加美观。中药丸剂包衣多属此类。另外还有保护衣(主要有糖衣、薄膜衣、明胶衣等)、肠溶衣等。

药物衣可用药匾或包衣机进行,糖衣、薄膜衣、肠溶衣的包衣方法与片剂相同。

第三节 举 例

一、蜜 丸

例 六味地黄丸

【处方】 熟地黄160g 山茱萸(制)80g 牡丹皮60g 山药80g 茯苓60g 泽泻60g

【制法】 以上六味,粉碎成细粉,过筛,混匀。每100g粉末加炼蜜35~50g与适量的水,泛丸,干燥,制成水蜜丸,即得。

【性状】 本品为棕黑色的水蜜丸,味甜而酸。

【功能与主治】 滋阴补肾。用于肾阴亏损，头晕耳鸣，腰膝酸软，骨蒸潮热，盗汗遗精，消渴。

【用法与用量】 口服。水蜜丸一次 6g，一日 2 次。

二、滴　丸

例　复方丹参滴丸

【处方】 丹参　三七　冰片

【制法】 以上三味，丹参、三七加水煎煮，煎液过滤，滤液浓缩，加入乙醇，静置使沉淀，取上清液，回收乙醇，浓缩成稠膏，备用；冰片研细。取聚乙二醇适量，加热使熔融，加入上述稠膏和冰片细粉，混匀，滴入冷却的液体石蜡中，制成滴丸，或包薄膜衣，即得。

【性状】 本品为棕色的滴丸或薄膜衣滴丸；气香，味微苦。

【功能与主治】 活血化瘀，理气止痛。用于气滞血瘀所致的胸痹，症见胸闷、心前区刺痛；冠心病心绞痛见上述症候者。

【用法与用量】 吞服或舌下含服。一次 10 丸，一日 3 次，28 天为一个疗程；或遵医嘱。

【注意】 孕妇慎用。

【规格】 每丸重 25mg；薄膜衣滴丸每丸重 27mg。

【贮藏】 密封。

思 考 题

1. 丸剂的含义、分类及各类丸剂的特点如何？
2. 简述蜜丸和水丸的工艺流程。
3. 简述滴丸的特点及基质。
4. 简述浓缩丸及糊丸、蜡丸的定义与特点。
5. 简述丸剂包衣的种类。

参 考 文 献

张兆旺. 中药药剂学. 北京：中国中医药出版社，2003

第七章　其他剂型

[教学目标]

1. 掌握栓剂的含义、分类。
2. 掌握胶剂的含义、制备方法。
3. 熟悉栓剂常用基质种类、制备方法。

第一节　栓　剂

一、概　述

1. 栓剂的含义

栓剂系指药材提取物或药材细粉与适宜基质制成的具有一定形状供腔道给药的固体制剂。栓剂在常温下为固体，纳入人体腔道后，在体温下能迅速熔融或溶解，并易与分泌液混合，逐渐释放药物而产生局部或全身作用。

2. 栓剂的特点

(1) 栓剂的优点　药物不受胃肠 pH 或酶的破坏；对胃黏膜有刺激性的药物可免受刺激；药物吸收，大部分不受肝脏首过作用破坏；比口服干扰因素少；对不能或者不愿吞服片、丸及胶囊的病人，尤其是婴儿和儿童可用此法给药；对伴有呕吐的患者是治疗的一种有效途径；可在腔道起润滑、抗菌、杀虫、止痛、止痒等局部作用。

(2) 栓剂缺点　比片剂和胶囊剂的生产成本高；贮存温度过高时，栓剂会软化影响质量；药物的吸收环境稍差，直肠的吸收能力比胃肠小很多，影响药物吸收的量。

二、栓剂的基质

1. 油脂性基质

可可豆脂(为天然油脂)、半合成或全合成脂肪酸甘油酯类、氢化油类。

2. 水溶性及亲水性基质

甘油明胶、聚乙二醇类(PEG)。

三、栓剂的附加剂

附加剂对栓剂的成型和药物的释放有重要影响。应在确定基质的种类和用量的同时，选择适宜的附加剂，以外观色泽、硬度和稳定性，或体外释放度试验为指标，筛选适宜的基质配方。常用附加剂：

1. 吸收促进剂

(1) 非离子型表面活性剂　如聚山梨酯-80，能促进药物细粉与基质的混合，改善药物的吸收。

(2) 发泡剂　如碳酸氢钠和己二酸制成泡腾栓，可增加栓剂的释放速度。

(3) 氮酮类　是一种高效无毒透皮吸收促进剂。

(4) 胆酸类　也具有促进吸收的作用。

2. 吸收阻滞剂

如海藻酸、羟丙基甲基纤维素（HPMC）、硬脂酸和蜂蜡、磷脂等可用于缓释栓剂的制备。

3. 增塑剂

加入少量聚山梨酯-80、脂肪酸甘油酯、蓖麻油、甘油或丙二醇，可使脂肪性基质具有弹性，降低脆性。

4. 抗氧剂

如没食子酸、鞣酸、抗坏血酸等具有抗氧化作用，可提高栓剂的稳定性。

四、润　滑　剂

栓剂模孔内应涂润滑剂，以使栓剂易于取出。通常用的润滑剂有两类：

1. 油脂性基质的栓剂

常用软肥皂、甘油各一份与90%乙醇5份制成的醇溶液。

2. 水溶性基质的栓剂

常用油类润滑剂，如植物油、液体石蜡等。

五、栓剂的制备

1. 栓剂中药物的加入方法

(1) 不溶性药物　如中药细粉、中药干浸膏粉等，除特殊要求外一般应粉碎成细粉，过六号筛再与基质混匀。混合时可采用等量递增法。

(2) 油溶性药物　如樟脑、中药醇提物等，可直接溶于已融化的油脂性基质中，若药物的加入量大降低基质的熔点或使栓剂过软时，可加入适量石蜡、鲸蜡调节硬度。

(3) 水溶性药物　如中药材水提浓缩液、生物碱盐等，可直接与已融化的水溶性基质混匀；或将提取浓缩液制成干膏粉，直接与已融化的水溶性基质混匀；或用适量羊毛脂吸收后，与已融化的油脂性基质混匀。

(4) 中药挥发油　量小可直接混入已融化的油脂性基质中，量大时可加入适量乳化剂，制成乳剂型基质直接加入。或采用适宜方法包合后混入基质。

2. 栓剂的制备

栓剂的制备方法有搓捏法、冷压法、热熔法。可按基质性质的不同而选择。一般油脂性基质可采用三种方法中的任何一种，而水溶性基质多采用热熔法。目前生产上以热熔法应用最为广泛，油脂性基质和水溶性基质的栓剂都可以采用此法制备。

（1）搓捏法　取药物置研钵中（如为干燥品须先研成细粉；如为浸膏应先用少量适宜的液体使之软化）加入等量的基质研匀后，缓缓加入剩余的基质，随加随研，使成均匀的可塑团块。必要时可加适量的植物油或羊毛脂以增加可塑性。

（2）冷压法　本法与搓捏法相似，均是将药物与基质的锉末置于冷却的容器内混匀，然后装入制栓模型机内压成一定形状的栓剂，即得。

（3）热熔法　热熔法是将计算量的基质锉末用水浴或蒸汽浴加热熔化，勿使温度过高，然后按药物性质以不同方法加入药物混合均匀，倾入涂有润滑剂的模型中至稍微溢出模口为度，放冷，待完全凝固后，削去溢出部分，开模取出即得。

第二节　胶　　剂

一、概　　述

胶剂是指用动物皮、骨、甲、角等为原料，用水煎得胶质，浓缩成稠胶状，经干燥后制成的固体块状内服剂型。其主要成分为动物胶原蛋白及其水解产物，还含有多种微量元素。制备时多加入一定的糖、油脂、黄酒等辅料。常见为黄褐色至深褐色的透明小方块或长方形固体。

二、胶剂的制备

其工艺流程为：原料处理→煎取胶汁→过滤、澄清→浓缩收胶→凝胶、切胶→干燥包装。

1. 原料处理

胶剂的原料，如动物皮、骨、甲、角等常附着毛、脂肪等杂物，必须用浸泡、水洗、开水烫等方法去除后备用。

2. 煎取胶汁

煎取胶汁有两种方法，一种是传统的直火煎煮法，现已很少应用；另一种是蒸球加压煎煮，此方法可提高工效，节能降耗，提取时主要控制适宜的压力、时间、加水量。一般压力控制 0.08MPa 为最佳，煎煮时间 3～7 次，每次 8～48h，加水量应以浸没原料为宜。

3．过滤、澄清

每次煎出的胶汁，应趁热用六号筛过滤，在胶汁中加入0.05%～0.1%的明矾，搅拌后静置数小时，进行沉淀处理，待细小的杂质沉降后，分取上层胶汁，过滤即可。

4．浓缩、收胶

将所得的澄清胶汁浓缩，并不断搅拌，随时除去上层浮沫（因浓缩是胶原蛋白继续水解，进一步除去杂质和水分的过程，随着胶原蛋白的逐渐水解，分子量变小，疏水性成分和亲水性成分也逐步分离，并且悬浮于胶液中。由于浓缩时水分不断蒸发，胶液中的金属离子浓度增加，离子的电性可中和疏水胶体粒子的电性，使其聚合成疏松的粒子团，相对密度较小而上浮，因此浓缩过程中需不断打沫，以提高胶剂的质量），直至胶液不透纸，使含水量约26%～30%，相对密度为1.25左右时，加入豆油搅匀，再加入糖，搅拌使全部溶解，继续浓缩至挂旗时，在强力搅拌下加入黄酒，待胶液无水蒸气逸出即可出锅。

5．凝胶、切胶

胶液浓缩后趁热倒入已洗净并涂有少量麻油的凝胶盘内，置空调室内，保持温度在8～12℃，静置12～24h后，切成一定规格的小片。

6．包装

胶片切成后放于晾胶床上，在微风阴凉的环境下干燥，一般每隔48h或3～5d翻一次，使两面的水分均匀散发，避免发生弯曲，经7～10d，待胶表面干燥至一定程度，再将其装入木箱内，密闭闷之，使内部水分向表面扩散，约3～5d后取出，放在竹席上晾之，数日后再闷胶2～3d，再晾之，如此反复操作2～3次，至干燥为止。胶片充分干燥后，用酒精微湿的布或新沸过60℃左右水微湿的布擦拭胶片表面，使光泽，再晾干，用朱砂或金箔印品名，装盒即可。

第三节　举　　例

一、栓　　剂

例　化痔栓

【处方】　次没食子酸铋200g　苦参370g　黄柏92.5g　洋金花55.5g　冰片30g

【制法】　以上五味，苦参、黄柏、洋金花加水煎煮二次，第一次4h，第二次2h，合并煎液，过滤，静置12h，取上清液浓缩至相对密度为1.12（60～65℃）的清膏，干燥，粉碎成最细粉；将2.6g羟苯乙酯用适量乙醇溶解；另取基质适量，加热熔化，加入次没食子酸铋、上述最细粉、冰片以及16.8g聚山梨酯－80、羟苯乙酯乙醇液，混匀，灌注，制成1 000粒，即得。

【性状】 本品为暗黄褐色的栓剂。

【功能与主治】 清热燥湿，收涩止血。用于大肠湿热所致的内外痔、混合痔疮。

【用法与用量】 患者取侧卧位，置入肛门2~2.5cm深处。一次1粒，一日1~2次。

【规格】 每粒重1.7g。

【贮藏】 30℃以下密闭贮存。

二、胶　　剂

例 阿胶

本品为马科动物驴的干燥皮或鲜皮经煎煮、浓缩制成的固体胶。

【制法】 将驴皮浸泡去毛，切块洗净，分次水煎，过滤，合并滤液，浓缩（可分别加入适量的黄酒、冰糖和豆油）至稠膏状，冷凝，切块，晾干，即得。

【性状】 本品呈长方形、方形块或丁状。黑褐色，有光泽。质硬而脆，断面光亮，碎片对光照视呈棕色半透明状。气微，味微甘。

【功能与主治】 补血滋阴，润燥，止血。用于血虚萎黄，眩晕心悸，肌萎无力，心烦不眠，虚风内动，肺燥咳嗽，劳嗽咯血，吐血尿血，便血崩漏，妊娠胎漏。

【用法与用量】 烊化兑服，一次3~9g。

【贮藏】 密闭。

思 考 题

1. 栓剂的特点是什么？
2. 栓剂常用的基质、附加剂和润滑剂有哪些？
3. 简述栓剂中药物的加入方法。
4. 简述栓剂的制备方法。
5. 简述胶剂的制备方法。

参 考 文 献

国家药典委员会. 中华人民共和国药典(2005年版). 北京：化学工业出版社，2005

第八章 药物新技术新剂型

［教学目标］

掌握包合技术、微型包囊技术的定义和制备方法。

第一节 概 述

中药药剂学的发展，从汤、酒、膏、丹、丸、散到现在的注射剂、缓控释制剂、靶向制剂，都是与新技术、新辅料发展离不开的。制药新技术涉及范围广，内容多。本章仅对目前在中药制剂中应用较成熟的新辅料与新技术进行讨论，主要包括包合技术和微型包囊技术。

第二节 环糊精包合技术

包合技术是指一种分子被包嵌于另一种分子的空穴结构内，形成包合物的技术。其中具有空穴结构能容纳包合其他分子的称为主分子，被包合在主分子空穴内的分子称为客分子。药物作为客分子包嵌于主分子空穴内形成包合物后，具有以下优点：①可以防止挥发性成分（如中药挥发油）挥发，提高药物的稳定性，还可适当增加药物的溶解度；②可以掩盖药物的不良气味或味道，降低药物的刺激性与毒副作用等；③可以调节释药速率，提高药物生物利用度。

应用较多的主分子也称包合材料，通常可用环糊精（CD）及其衍生物、淀粉、纤维素等。最常用的是环糊精及其衍生物。

一、环糊精的结构

CD是淀粉在用嗜碱性芽孢杆菌经培养得到的环糊精葡聚糖转移酶作用后形成的产物，是由6～12个葡萄糖分子以糖苷键连接的环状低聚化合物，为水溶性、非还原性白色结晶性粉末。空穴结构中心为中空圆筒形。

CD对酸不太稳定容易发生酸解而破坏圆筒形结构。常见有α、β、γ三种，三种CD最常用的是β－CD，常温下，它在水中溶解度最小，从而容易从水中析出结晶。β－CD随着温度升高而溶解度加大，温度为20、40、60、80、100℃时，其溶解度分别为18.5、37、80、183、256g/L。

用β－CD包合药物可以达到以下目的：

（1）可增加药物的稳定性　易挥发、水解、氧化的药物制成包合物可减慢挥发，阻止水解、氧化。以前中药制剂中，挥发油多用乙醇溶解后喷于药物中，密闭数小时后压片或包装，放置数月后挥发油多逸失，用 CD 包合后，可使液态药物粉末化，制成制剂，更加稳定，可更好地保证药物的疗效。

（2）可掩盖药物的不良气味，减少刺激性及副作用　部分中药挥发油成分具有刺激性气味，如直接加在制剂中，则会因为气味和味道难以下咽，或刺激胃肠道，用 β - CD 将挥发油包合后再加入制剂中可掩盖不良臭味，明显减轻刺激性。

（3）可增加药物的溶解度　因 β - CD 在水中尚有一定的溶解性，难溶性药物可与 β - CD 制成具有一定溶解度的包合物。

（4）可调节药物的释放，提高药物的生物利用度　药物被 β - CD 包合后，其分散状态、溶解性等发生改变，可改变释药速率，提高生物利用度。

β - CD 经动物试验证明口服毒性很低，可作为碳水化合物被人体吸收。

二、常用的包合技术

1. 饱和水溶液法

此法也称为重结晶法或共沉淀法，是现在最常用的一种方法，系将 CD 配成饱和溶液，加入药物（难溶性药物可用少量有机溶剂溶解）搅拌一定时间，使药物与 CD 形成包合物析出，在水中溶解度较大的药物，其包合物仍可部分溶于水中，可加入有机溶剂使包合物析出。将析出的包合物过滤或离心，可用适宜的溶剂洗涤、干燥得到包合物，或者加入其他组分制成制剂。应用此法，主要的影响因素有药物与 CD 的比例、包合温度、包合时间等。近年来有用超声处理代替搅拌制备包合物的，所需时间短，操作也较简便。

2. 研磨法

取 CD 加入 2 ~5 倍的水混合，研匀，加入药物（难溶性药物可用少量有机溶剂溶解），充分研磨成糊状物，低温干燥后，再用适宜溶剂洗涤，干燥，即得。

3. 冷冻干燥法

将药物和环糊精混合于水中，搅拌、溶解或混悬，通过冷冻干燥除去溶剂（水），得粉末状包合物。此法适用于对热不稳定的药物。

4. 喷雾干燥法

此法适用对热稳定的药物，效率较高。用于难溶性、疏水性的药物，还可增加其溶解度。

上述几种方法适用的条件不一样，同一种药物用不同方法包合，其包合率和产率也不尽相同。可根据药物的性质、对包合物的要求选择适合的方法。

第三节　微型包囊技术

一、微型包囊的含义

微型包囊的制备过程统称为微型包囊术(microencapsulation),简称微囊化,是指用天然的或合成的高分子材料(统称为囊材)作为囊膜壳壁,将固态药物或液态药物(统称为囊心物)包裹而成药库型微型胶囊,简称为微囊(microcapsule)。微囊的粒径属微米级,粒径在纳米级的称为纳米囊。

二、囊心物和囊材

1. 囊心物

微囊的囊心物除主药外还可以包括提高微囊化质量而加入的附加剂,如稳定剂、稀释剂以及调整释放速率的促进剂和阻滞剂及改善囊膜可塑性的增塑剂等。通常将主药和附加剂混匀后进行微囊化,亦可先将主药微囊化,再加入附加剂,可根据药物、囊材和附加剂的性质采用不同的方式。

2. 囊材

用于包囊所需的材料统称为囊材。对囊材的一般要求为:性质稳定;有适宜的释药速率;无毒、无刺激性;能与药物配伍,不影响药物的药理作用和含量测定;有一定的强度和可塑性,能完全包封囊心物;具有符合要求的黏度、渗透性、亲水性、溶解性等特性。常用的囊材可分为以下几类:

(1) 天然的高分子囊材　天然高分子材料是最常用的囊材,稳定、无毒、成膜性好。

① 明胶:明胶是最常用的囊材,它是氨基酸与肽交联形成的直链聚合物,通常是平均相对分子质量在15 000到25 000之间不同分子量的混合物,用作囊材的浓度为20~100g/L。

② 阿拉伯胶:阿拉伯胶是由糖苷酸及阿拉伯酸的钾、钙、镁盐所组成。一般常与明胶等量配合使用,用作囊材的浓度为20~100g/L。

③ 海藻酸盐:海藻酸盐为多糖类化合物,常用稀碱从褐藻中提取而得,可溶于水,因海藻酸钙不溶于水,因而海藻酸钠可以用氯化钙固化成囊。

④ 壳聚糖:壳聚糖是由甲壳素脱乙酰化后制得的一种天然的聚阳离子多糖,可溶于不同浓度的酸水,具有良好的生物降解性和成膜性,在体内可溶胀成水凝胶。

(2) 半合成的高分子囊材　作囊材用的半合成高分子材料多为纤维素衍生物,其特点是毒性小、黏度大、成盐后溶解度增大。

① 羧甲基纤维素盐:羧甲基纤维素盐属于阴离子型的高分子电解质,如羧

甲基纤维素钠(CMC－Na)常与明胶配合作复合囊材,一般分别配1～5g/L的CMC－Na和30g/L的明胶,再按体积比2∶1混合。CMC－Na遇水溶胀,体积可增大10倍,在酸性溶液中不溶。水溶液黏度大,有抗盐能力和一定的热稳定性,不会发酵,也可以制成铝盐CMC－Al单独做囊材。

② 醋酸纤维素酞酸酯：醋酸纤维素酞酸酯(CAP)在强酸中不溶解,可溶于pH>6的水溶液,分子中含有游离羧基,其相对含量决定其水溶液的pH及能溶解CAP的溶液的最低pH。用作囊材时可单独使用,浓度一般在30g/L左右,也可与明胶配合使用。

③ 乙基纤维素：乙基纤维素(EC)的化学稳定性高,适用于多种药物的微囊化,不溶于水、甘油和丙二醇,可溶于乙醇,遇强酸易水解,故不宜用于强酸性药物微囊化。

(3) 合成高分子囊材　作囊材用的合成高分子材料,有生物降解和非生物降解两类。非生物降解的又不受pH影响的囊材有聚酰胺、硅橡胶等,生物不降解但在一定pH条件下溶解的囊材有聚丙烯酸树脂、聚乙烯醇等;生物降解的材料有聚碳酯、聚氨基酸、聚乳酸、丙交酯乙交酯共聚物、聚乳酸－聚乙二醇嵌段共聚物,其特点是无毒、成膜性好、化学稳定性高、可用于注射。

三、微囊化方法

微囊化方法可分为物理化学法、物理机械法和化学法三大类。

1. 物理化学法

本法微囊化在液相中进行,囊心物与囊材在一定条件下形成新相析出,故又称为相分离法。根据形成新相方法的不同,又分为单凝聚法、复凝聚法、溶剂－非溶剂法、改变温度法和液中干燥法。

(1) 单凝聚法　单凝聚法是在高分子囊材溶液中加入凝聚剂以降低高分子材料的溶解度而凝聚成囊的方法。例如将药物分散在明胶材料溶液中,然后加入凝聚剂(强亲水性的电解质硫酸钠或硫酸铵的水溶液,或强亲水性的非电解质如乙醇和丙酮),使明胶的溶解性降低,从溶液中析出而凝聚成囊。这个过程是可逆的,如果再加水稀释就可发生解凝聚。在制备过程中,经过数次凝聚与解凝聚,直到形成满意的凝聚囊为止。再交联固化,使之成为不凝结、不粘连、不可逆的球形微囊。

影响高分子囊材胶凝的因素有浓度、温度和电解质。在制备过程中,增加明胶的浓度可加速胶凝,浓度降低到一定程度就不能胶凝,同一浓度时温度越低越容易胶凝,温度高于一定限度便不能产生胶凝,浓度增加,可产生胶凝的温度上限也升高。如5%明胶溶液在18℃以下才胶凝,而15%的明胶溶液在23℃以下胶凝,一般明胶应在37℃以上凝聚成凝聚囊,然后在较低温度下黏度增大而胶凝。

欲制得不可逆的微囊，还必须加入固化剂固化，同时还要求微囊间的粘连越少越好。用明胶作为囊材时，最常用的固化剂是甲醛，通过胺醛缩合反应使明胶分子相互交联而固化。交联的程度受甲醛的浓度、反应的时间、介质的 pH 等因素的影响，交联的最佳 pH 范围为 8 ~ 9。若交联不足微囊易粘连，而交联过度则所得微囊脆性太大。若药物不宜在碱性环境下存在，可改用 25% 的戊二醛代替甲醛，在中性介质中使明胶交联固化。

如以明胶为囊材的微囊制备工艺流程如图 3 – 8 – 1 所示。

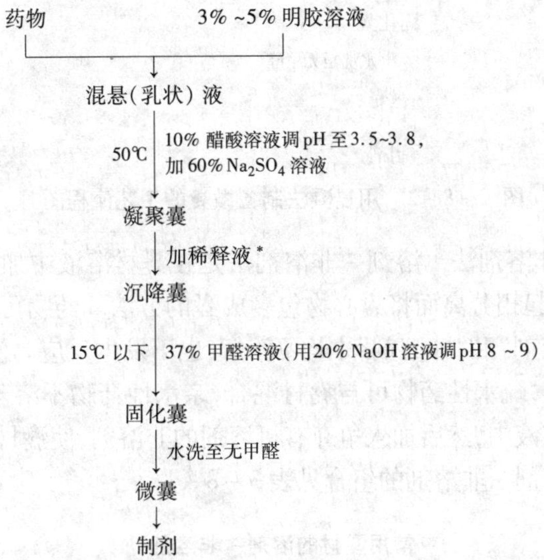

图 3 – 8 – 1　以明胶为囊材的微囊制备工艺流程图

稀释液为 Na_2SO_4 溶液，其浓度为凝聚囊系统中的 Na_2SO_4 浓度增加 1.5%，体积为凝聚囊系统总体积的 3 倍，稀释液温度为 15℃。所用稀释液的浓度过高或过低会导致凝聚囊粘连成团或溶解。

(2) 复凝聚法　复凝聚法系使用两种带相反电荷的高分子材料作为复合囊材，在一定条件下交联且与囊心物凝聚成囊的方法。可作为复合囊材的高分子材料有明胶与阿拉伯胶(或 CMC、CAP 等)、海藻酸盐与聚赖氨酸、海藻酸盐与壳聚糖、海藻酸盐与白蛋白等。

例如，以明胶与阿拉伯胶用复凝聚法制备微囊的流程如图 3 – 8 – 2 所示。

单凝聚法及复凝聚法对固态或液态的难溶性药物均能得到满意的微囊。但药物表面都必须被囊材凝聚相所润湿，从而使药物混悬或乳化于该凝聚相中，才能随凝聚相分散而成囊。因此可根据药物性质加入润湿剂。此外还应使凝聚相保持一定的流动性，如控制温度或加水稀释等，这些措施对得到良好的囊形是必要的。

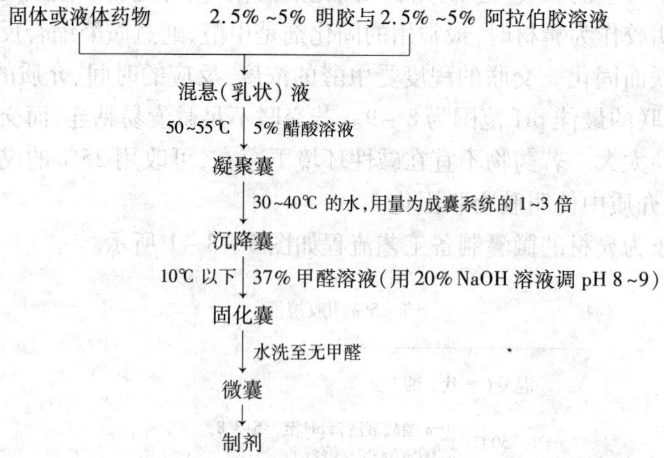

图 3-8-2 用复凝法制备微囊的工艺流程图

(3) 溶剂-非溶剂法 溶剂-非溶剂法是在囊材溶液中加入一种对囊材不溶的“非溶剂”,引起相分离而将囊心物包裹成囊的方法。药物可以是固体或液体药物,但必须在“溶剂”和“非溶剂”中均不溶解,也不发生反应。使用疏水性囊材,要用有机溶剂溶解,疏水性药物可与囊材混合,亲水性药物不溶于有机溶剂,可混悬或乳化在囊材溶液中,然后加入争夺有机溶剂的非溶剂,使囊材降低溶解度而析出。常用囊材的溶剂-非溶剂的组合见表 3-8-1。

表 3-8-1 常用囊材的溶剂-非溶剂

囊材	溶剂	非溶剂
乙基纤维素	四氯化碳	石油醚
苄基纤维素	三氯乙烯	丙醇
醋酸纤维素丁酯	丁酮	异丙醚
聚氯乙烯	四氢呋喃(或环己烷)	水(或乙二醇)
聚乙烯	二甲苯	正己烷
聚醋酸乙烯酯	三氯甲烷	乙醇
苯乙烯马来酸共聚物	乙醇	乙酸乙酯

(4) 改变温度法 本法不用凝聚剂,而通过控制温度成囊。

(5) 液中干燥法 液中干燥法系指从乳状液中除去分散相挥发性溶剂以制备微囊的方法,亦称溶剂挥发法。

2. 物理机械法

本法系将固态或液态药物在气相中进行微囊化,需要一定设备条件。有喷雾干燥法、喷雾凝结法、空气悬浮法、多孔离心法、锅包衣法等，可用于水溶性和脂溶性的药物的微囊化。其中以喷雾干燥法最常用。

3. 化学法

化学法系利用在溶液中单体或高分子通过聚合反应或缩合反应，产生囊膜以制成微囊的方法。本法的特点是不加凝聚剂，常先制成 W/O 型的乳浊液，再利用化学反应交联固化。有界面缩聚法和辐射交联法等。

第四节　举　　例

例1　冰片 - β - 环糊精包合物

取 β - 环糊精 4g，溶于 55℃ 的水 100mL，保温。另取冰片 0.66g，用乙醇 20mL 溶解，在搅拌下缓慢滴加冰片溶液于 β - 环糊精溶液中，滴完后继续搅拌 30min，冰箱放置 24h，抽滤，纯化水洗涤，40℃ 干燥，即可。

例2　片姜黄挥发油 - β - 环糊精包合物

取 β - 环糊精加纯化水适量（1∶50）配成饱和水溶液，在 40℃ 时加入规定量的片姜黄挥发油（挥发油∶β - 环糊精为 1∶9）搅拌 1.5h，冰箱放置 24h，抽滤，即可。

思 考 题

1. β - CD 包合物有哪些制备方法及选择依据？
2. 简述饱和水溶液法制备包合物的步骤和影响因素。

参 考 文 献

谢秀琼. 中药新制剂开发与应用（第二版）. 北京：人民卫生出版社，2002